2024

COMO PASSAR

MELISSA **MESSIAS**
COORDENADORA DA OBRA

CONCURSOS TÉCNICO DE ENFERMAGEM
340
QUESTÕES COMENTADAS

CONCURSOS COM MAIOR NÚMERO DE VAGAS DO BRASIL

DISCIPLINAS

Conhecimentos Específicos • **Enfermagem**

Conhecimentos **Gerais**

Direito **Público**

Informática

Língua **Portuguesa**

Matemática **e Raciocínio Lógico**

Ética **na Administração Pública**

• GABARITO AO FINAL DE CADA QUESTÃO, FACILITANDO O MANUSEIO DO LIVRO

• QUESTÕES COMENTADAS E ALTAMENTE CLASSIFICADAS POR AUTORES ESPECIALISTAS EM APROVAÇÃO

Dados Internacionais de Catalogação na Publicação (CIP) de acordo com ISBD

C735   Como passar em concursos de Técnico de Enfermagem / Cecília Dantas ... [et al.] ; coordenado por Melissa Messias - Indaiatuba, SP : Editora Foco, 2024.
120 p. ; 16cm x 23cm.

Inclui bibliografia e índice.

ISBN: 978-65-5515-924-0

1. Enfermagem. 2. Técnico de Enfermagem. 3. Concursos. I. Dantas, Cecília. II. Garcia, Elson. III. Satin, Helder. IV. Sartori, Luciane. V. Messias, Melissa. VI. Morishita, Paula. VII. Garcia, Wander. VIII. Messias, Melissa. IX. Dompieri, Ana Paula. X. Título.

2023-2625   CDD 610.73   CDU 616.08

Elaborado por Vagner Rodolfo da Silva – CRB-8/9410

Índices para Catálogo Sistemático:

1. Enfermagem 610.73

2. Enfermagem 616.08

MELISSA **MESSIAS**
COORDENADORA DA OBRA

CONCURSOS TÉCNICO DE ENFERMAGEM

340

QUESTÕES COMENTADAS

CONCURSOS COM MAIOR NÚMERO DE VAGAS DO BRASIL

DISCIPLINAS

Conhecimentos Específicos • **Enfermagem**

Conhecimentos **Gerais**

Direito **Público**

Informática

Língua **Portuguesa**

Matemática **e Raciocínio Lógico**

Ética **na Administração Pública**

• GABARITO AO FINAL DE CADA QUESTÃO, FACILITANDO O MANUSEIO DO LIVRO

• QUESTÕES COMENTADAS E ALTAMENTE CLASSIFICADAS POR AUTORES ESPECIALISTAS EM APROVAÇÃO

COMO PASSAR

2024 © Editora Foco

Coordenadora: Melissa Messias

Autores: Cecília Dantas, Elson Garcia, Helder Satin, Luciane Sartori, Melissa Messias e Paula Morishita

Diretor Acadêmico: Leonardo Pereira

Editor: Roberta Densa

Assistente Editorial: Paula Morishita

Revisora Sênior: Georgia Renata Dias

Diagramação: Ladislau Lima e Aparecida Lima

Impressão miolo e capa: META BRASIL

DIREITOS AUTORAIS: É proibida a reprodução parcial ou total desta publicação, por qualquer forma ou meio, sem a prévia autorização da Editora FOCO, com exceção do teor das questões de concursos públicos que, por serem atos oficiais, não são protegidas como Direitos Autorais, na forma do Artigo 8º, IV, da Lei 9.610/1998. Referida vedação se estende às características gráficas da obra e sua editoração. A punição para a violação dos Direitos Autorais é crime previsto no Artigo 184 do Código Penal e as sanções civis às violações dos Direitos Autorais estão previstas nos Artigos 101 a 110 da Lei 9.610/1998. Os comentários das questões são de responsabilidade dos autores.

NOTAS DA EDITORA:

Atualizações e erratas: A presente obra é vendida como está, atualizada até a data do seu fechamento, informação que consta na página II do livro. Havendo a publicação de legislação de suma relevância, a editora, de forma discricionária, se empenhará em disponibilizar atualização futura.

Erratas: A Editora se compromete a disponibilizar no site www.editorafoco.com.br, na seção Atualizações, eventuais erratas por razões de erros técnicos ou de conteúdo. Solicitamos, outrossim, que o leitor faça a gentileza de colaborar com a perfeição da obra, comunicando eventual erro encontrado por meio de mensagem para contato@editorafoco.com.br. O acesso será disponibilizado durante a vigência da edição da obra.

Impresso no Brasil (10.2023) – Data de Fechamento (10.2023)

2024

Todos os direitos reservados à
Editora Foco Jurídico Ltda.
Rua Antonio Brunetti, 593 – Jd. Morada do Sol
CEP 13348-533 – Indaiatuba – SP

E-mail: contato@editorafoco.com.br
www.editorafoco.com.br

Apresentação

A experiência também diz que aquele que quer ser aprovado deve cumprir três objetivos: a) entender a teoria; b) ler a letra da lei, e c) treinar. A teoria é vista em cursos e livros à disposição do candidato no mercado. O problema é que este, normalmente, para nessa providência. A leitura da lei e o treinamento acabam sendo deixados de lado. E é nesse ponto que está o grande erro. Em média, mais de 90% das questões são respondidas a partir do texto da lei. Além disso, as questões de prova se repetem muito.

É por isso que é fundamental o candidato contar com a presente obra. Com ela você poderá ler a letra da lei e treinar. Cada questão vem comentada com o dispositivo legal em que você encontrará a resposta correta. Com isso você terá acesso aos principais dispositivos legais que aparecem nos concursos, de uma maneira lúdica e desafiadora. Além disso, você começará a perceber as técnicas dos examinadores, as 'pegadinhas' típicas de prova e todas as demais características da Banca Examinadora, de modo a ganhar bastante segurança para o momento decisivo, que é o dia da sua prova.

É importante ressaltar que essa obra contempla questões classificadas e comentadas, sendo que o comentário é feito, sempre que necessário, para cada alternativa de cada questão.

Esta obra traz ainda uma grande novidade para nossos leitores: atualização em PDF ou vídeo para complementar os estudos.

É por isso que podemos afirmar com uma exclamação que esta obra vai demonstrar a você COMO PASSAR EM CONCURSOS TÉCNICO DE ENFERMAGEM!

COORDENADORA E AUTORES

SOBRE A COORDENADORA

Melissa Messias

Pós-doutoranda do Departamento de Enfermagem Médico-Cirúrgica da Escola de Enfermagem da Universidade de São Paulo. Mestrado e Doutorado em Ciências pela Escola de Enfermagem da Universidade de São Paulo. Graduação em Enfermagem pela Faculdade de Enfermagem do Hospital Israelita Albert Einstein. Especialista em Educação em Saúde na Diretoria de Educação Permanente e Sustentabilidade na Sociedade Paulista para o Desenvolvimento da Medicina (SPDM).

SOBRE OS AUTORES

Cecília Dantas

Advogada em São Paulo. Pós-graduada em Direito Administrativo pelo IDP. Mestranda em Direito Civil pela Universidade Panthéon-Assas em Paris.

Elson Garcia

Professor e Engenheiro graduado pela Universidade Federal do Rio de Janeiro – UFRJ.

Helder Satin

Graduado em Ciências da Computação, com MBA em Gestão de TI. Professor do IEDI. Professor de Cursos de Pós-graduação. Desenvolvedor de sistemas Web e gerente de projetos.

Luciane Sartori

Graduada em Letras e pós-graduado em Metodologia de Ensino para Terceiro Grau. Especialista em Português – gramática, interpretação de textos, redação discursiva, redação oficial e redação jurídica. Com vinte e sete anos de experiência como revisora e redatora de textos, sendo vinte anos dedicados à área de concursos.

Paula Morishita

Editorial jurídico, autora e organizadora de diversas obras na Editora Foco. Bacharel em Direito pela Pontifícia Universidade Católica de Campinas. Especialista em Direito Previdenciário. Advogada.

SUMÁRIO

APRESENTAÇÃO	V
COORDENADORA E AUTORES	VII
COMO USAR O LIVRO?	XI

1. CONHECIMENTOS ESPECÍFICOS – ENFERMAGEM ... 1

1. VIGILÂNCIA EM SAÚDE/DOENÇAS DE NOTIFICAÇÃO COMPULSÓRIA 1

2. SAÚDE DA CRIANÇA/SAÚDE NEONATAL 1

3. SAÚDE DA MULHER/SAÚDE DA GESTANTE 2

4. FARMACOLOGIA E CÁLCULO/ADMINISTRAÇÃO DE MEDICAMENTOS 2

5. ONCOLOGIA 4

6. IMUNIZAÇÃO/VACINAÇÃO 5

7. SISTEMA ÚNICO DE SAÚDE 9

8. CÓDIGO DE ÉTICA DOS PROFISSIONAIS DE ENFERMAGEM/LEI DO EXERCÍCIO PROFISSIONAL 16

9. NORMAS/ROTINAS E PROCEDIMENTOS DE ENFERMAGEM 18

2. CONHECIMENTOS GERAIS ... 45

3. DIREITO PÚBLICO ... 49

1. CONSTITUIÇÃO FEDERAL 49

2. DIREITO ADMINISTRATIVO 51

3. LEGISLAÇÃO EXTRAVAGANTE 52

4. LEI Nº 11.340/06 – VIOLÊNCIA DOMÉSTICA E FAMILIAR CONTRA A MULHER 58

5. ESTATUTO DA CRIANÇA E DO ADOLESCENTE 58

4. INFORMÁTICA — 59

1. *HARDWARE* 59

2. PACOTE *OFFICE* 59

3. SISTEMAS OPERACIONAIS 66

4. REDE E INTERNET 68

5. LÍNGUA PORTUGUESA — 71

6. MATEMÁTICA E RACIOCÍNIO LÓGICO — 97

1. RACIOCÍNIO LÓGICO 97

2. RAZÕES E PROPORÇÕES 99

3. OPERAÇÕES EM CONJUNTOS NUMÉRICOS 99

4. FUNÇÃO ALGÉBRICA DE PRIMEIRO GRAU 100

5. SEQUÊNCIAS E PROGRESSÕES 101

6. PORCENTAGENS E JUROS 101

7. PLANO CARTESIANO 102

8. ESTATÍSTICA E PROBABILIDADE 103

9. PRINCÍPIOS DE CONTAGEM 103

10. FATORAÇÃO 104

12. CONHECIMENTOS GEOMÉTRICOS 104

7. ÉTICA NA ADMINISTRAÇÃO PÚBLICA — 107

COMO USAR O LIVRO?

Para que você consiga um ótimo aproveitamento deste livro, atente para as seguintes orientações:

1ª Tenha em mãos **livros e anotações** que normalmente utiliza ou **um computador** no qual você possa acessar e aprofundar as citações constantes das respostas.

2º Se você estiver estudando a teoria (fazendo um curso preparatório ou lendo resumos, livros ou apostilas), faça as questões correspondentes deste livro na medida em que for avançando no estudo da parte teórica.

3º Se você já avançou bem no estudo da teoria, leia cada capítulo deste livro até o final, e só passe para o novo capítulo quando acabar o anterior; vai mais uma dica: alterne capítulos de acordo com suas preferências; leia um capítulo de uma disciplina que você gosta e, depois, de uma que você não gosta ou não sabe muito, e assim sucessivamente.

4º Iniciada a resolução das questões, tome o cuidado de ler cada uma delas **sem olhar para o gabarito e para os comentários**; se a curiosidade for muito grande e você não conseguir controlar os olhos, tampe os comentários e os gabaritos com uma régua ou um papel; na primeira tentativa, é fundamental que resolva a questão sozinho; só assim você vai identificar suas deficiências e "pegar o jeito" de resolver as questões; marque com um lápis a resposta que entender correta, e só depois olhe o gabarito e os comentários.

5º **Leia com muita atenção o enunciado das questões**. Ele deve ser lido, no mínimo, duas vezes. Da segunda leitura em diante, começam a aparecer os detalhes, os pontos que não percebemos na primeira leitura.

6º <u>Grife</u> **as palavras-chave, as afirmações e a pergunta formulada.** Ao grifar as palavras importantes e as afirmações você fixará mais os pontos-chave e não se perderá no enunciado como um todo. Tenha atenção especial com as palavras "correto", "incorreto", "certo", "errado", "prescindível" e "imprescindível".

7º Leia os comentários e também **leia também cada dispositivo legal** neles mencionados; não tenha preguiça; abra o *vademecum* e leia os textos de leis citados, tanto os que explicam as alternativas corretas, como os que explicam o porquê de ser incorreta dada alternativa; você tem que conhecer bem a letra da lei, já que mais de 90% das respostas estão nela; mesmo que você já tenha entendido determinada questão, reforce sua memória e leia o texto legal indicado nos comentários.

8º Leia também os **textos legais que estão em volta** do dispositivo; por exemplo, se aparecer, em Direito Penal, uma questão cujo comentário remete ao dispositivo que trata da falsidade ideológica, aproveite para ler também os dispositivos que tratam dos outros crimes de falsidade; outro exemplo: se aparecer uma questão, em Direito Constitucional, que trate da composição do Conselho Nacional de Justiça, leia também as outras regras que regulamentam esse conselho.

9º Depois de resolver sozinho a questão e de ler cada comentário, você deve fazer uma **anotação ao lado da questão**, deixando claro o motivo de eventual erro que você tenha cometido; conheça os motivos mais comuns de erros na resolução das questões:

DL – "desconhecimento da lei"; quando a questão puder ser resolvida apenas com o conhecimento do texto de lei;

DD – "desconhecimento da doutrina"; quando a questão só puder ser resolvida com o conhecimento da doutrina;

DJ – "desconhecimento da jurisprudência"; quando a questão só puder ser resolvida com o conhecimento da jurisprudência;

FA – "falta de atenção"; quando você tiver errado a questão por não ter lido com cuidado o enunciado e as alternativas;

NUT - "não uso das técnicas"; quando você tiver se esquecido de usar as técnicas de resolução de questões objetivas, tais como as da **repetição de elementos** ("quanto mais elementos repetidos existirem, maior a chance de a alternativa ser correta"), das **afirmações generalizantes** ("afirmações generalizantes tendem a ser incorretas" - reconhece-se afirmações generalizantes pelas palavras *sempre, nunca, qualquer, absolutamente, apenas, só, somente exclusivamente* etc.), dos **conceitos compridos** ("os conceitos de maior extensão tendem a ser corretos"), entre outras.

10º Confie no **bom-senso**. Normalmente, a resposta correta é a que tem mais a ver com o bom-senso e com a ética. Não ache que todas as perguntas contêm uma pegadinha. Se aparecer um instituto que você não conhece, repare bem no seu nome e tente imaginar o seu significado.

11º Faça um levantamento do **percentual de acertos de cada disciplina** e dos **principais motivos que levaram aos erros cometidos**; de posse da primeira informação, verifique quais disciplinas merecem um reforço no estudo; e de posse da segunda informação, fique atento aos erros que você mais comete, para que eles não se repitam.

12º Uma semana antes da prova, faça uma **leitura dinâmica** de todas as anotações que você fez e leia de novo os dispositivos legais (e seu entorno) das questões em que você marcar "DL", ou seja, desconhecimento da lei.

13º Para que você consiga ler o livro inteiro, faça um bom **planejamento**. Por exemplo, se você tiver 90 dias para ler a obra, divida o número de páginas do livro pelo número de dias que você tem, e cumpra, diariamente, o número de páginas necessárias para chegar até o fim. Se tiver sono ou preguiça, levante um pouco, beba água, masque chiclete ou leia em voz alta por algum tempo.

14º Desejo a você, também, muita **energia**, **disposição**, **foco**, **organização**, **disciplina**, **perseverança**, **amor** e **ética**!

Wander Garcia

1. CONHECIMENTOS ESPECÍFICOS – ENFERMAGEM

Melissa Messias

1. VIGILÂNCIA EM SAÚDE/DOENÇAS DE NOTIFICAÇÃO COMPULSÓRIA

(**Técnico Enfermagem – Pref. Formiga/MG – 2020 – Consulplan**) Algumas doenças, agravos e eventos de saúde pública são especificados como de notificação compulsória imediata. Isto significa que, a partir da constatação através do primeiro atendimento ao paciente, os profissionais de saúde ou os responsáveis pelas instituições de saúde devem fazê-la no prazo de até:

(A) 2 horas.
(B) 12 horas.
(C) 24 horas.
(D) 48 horas.

De acordo com o art. 2º, VII, da Portaria 204, de 17 de fevereiro de 2016, do Ministério da Saúde, as doenças, agravos e eventos de saúde pública de notificação compulsória imediata devem ter sua notificação realizada em até 24 (vinte e quatro) horas, a partir do conhecimento da ocorrência, pelo meio de comunicação mais rápido disponível.
Gabarito "C".

(**Técnico Enfermagem – Pref. Paulínia/SP – 2021 – FGV**) Um profissional de enfermagem sofreu acidente de trabalho grave durante a realização de um atendimento.

O caso acima é um agravo de notificação

(A) mensal.
(B) imediata.
(C) semanal.
(D) quinzenal.
(E) facultativa.

De acordo com a Lista Nacional de Notificação Compulsória de Doenças, Agravos e Eventos de Saúde Pública, acidente de trabalho grave, fatal e em crianças e adolescentes devem ser notificados imediatamente (até 24 horas).
Gabarito "B".

(**Técnico Enfermagem – GHC/RS – 2021 – FUNDATEC**) A ocorrência de casos novos de uma doença (transmissível ou não) ou agravo (inusitado ou não), passível de prevenção e controle pelos serviços de saúde, indica que a população está sob risco e pode representar ameaças à saúde, assim, precisa ser detectada e controlada ainda em seus estágios iniciais. Mediante isso, são doenças de notificação compulsória, segundo a Portaria nº 264/2020, EXCETO:

(A) Botulismo.
(B) Hantavirose.

(C) Rotavírus.
(D) Hanseníase.
(E) Difteria.

De acordo com a Lista Nacional de Notificação Compulsória de Doenças, Agravos e Eventos de Saúde Pública o botulismo, hantavirose, hanseníase e difteria são doenças de notificação compulsória, exceto rotavírus.
Gabarito "C".

(**Técnico Enfermagem – Pref. Morro Agudo/SP – 2020 – VUNESP**) O técnico de enfermagem, os médicos, entre outros profissionais de saúde ou responsáveis pelos estabelecimentos de saúde, públicos ou privados, que prestam assistência ao paciente, devem obrigatoriamente comunicar à autoridade de saúde a ocorrência de suspeita ou confirmação de doença, agravo ou evento de saúde pública.

São doenças de notificação compulsória imediata:

(A) febre amarela e infecção pelo vírus da imunodeficiência humana.
(B) leptospirose e síndrome de rubéola congênita.
(C) hepatites virais e tétano neonatal.
(D) tuberculose e raiva humana.
(E) hanseníase e sífilis em gestante.

De acordo com a Lista Nacional de Notificação Compulsória de Doenças, Agravos e Eventos de Saúde Pública, a leptospirose deve ser notificada imediatamente (em até 24 horas) para a Secretaria Municipal de Saúde (SMS) e a Síndrome de Rubéola Congênita em até 24 horas para o Ministério da Saúde (MS), Secretaria Estadual de Saúde (SES) e Secretaria Municipal de Saúde (SMS).
Gabarito "B".

2. SAÚDE DA CRIANÇA/SAÚDE NEONATAL

(**Técnico Enfermagem – Pref. Formiga/MG – 2020 – Consulplan**) A Política Nacional de Atenção Integral à Saúde da Criança abrange os cuidados com a criança da gestação aos nove anos de idade com especial atenção à primeira infância e às populações de maior vulnerabilidade, visando à redução da morbimortalidade e um ambiente facilitador à vida com condições dignas de existência e pleno desenvolvimento.

(Disponível em: http://www.saude.gov.br/saude-de-a-z/crianca. Acesso em: 23/12/2019).

O Ministério de Saúde, para fins dessa Política, considera a primeira infância o período compreendido entre a concepção até:

(A) 3 anos.

(B) 4 anos.

(C) 6 anos.

(D) 7 anos.

De acordo com o art. 3º, II, da Portaria 1.130, de 5 de agosto de 3015, do Ministério da Saúde, que institui a Política Nacional de Atenção Integral à Saúde da Criança (PNAISC) no âmbito do Sistema Único de Saúde (SUS) a primeira infância considera a pessoa na faixa etária de 0 (zero) a 5 anos, 12 meses e 29 dias, ou seja, de 0 (zero) a 72 (setenta e dois) meses.
Gabarito "C".

(Técnico Enfermagem – Pref. Formiga/MG – 2020 – Consulplan) No momento do nascimento, o recém-nascido passa por intensa adaptação fisiológica para a vida extrauterina; dessa forma, o médico pediatra ou neonatologista deve aplicar o Boletim de APGAR, um instrumento utilizado para:

(A) Classificar o recém-nascido ao nascimento quanto à idade gestacional, ao peso, à altura e à circunferência cefálica e torácica.

(B) Determinar o início de reanimação e manobras que visam garantir fluxo sanguíneo e oxigenação adequados ao recém-nascido em situações críticas na sala de parto.

(C) Avaliar a capacidade de adaptação do recém-nascido à vida extrauterina através da aplicação de uma pontuação obtida do somatório de escores atribuídos a dois fatores: frequência cardíaca e respiração.

(D) Avaliar a capacidade de adaptação do recém-nascido à vida extrauterina através da aplicação de uma pontuação obtida do somatório de escores atribuídos a cinco características avaliadas no primeiro e no quinto minuto de vida.

A Escala de Apgar foi proposta em 1953 pela médica Virgínia Apgar, inicialmente sendo uma rápida análise clínica do recém-nascido. Após mudanças, a escala tornou-se um padrão de avaliação do bebê, sendo a soma de cinco sinais, determinados nos primeiros um e cinco minutos de vida da criança. É uma avaliação feita na sala de parto e os sinais são avaliados e, para cada um, é aplicada uma nota que varia de zero, nota que indica a ausência do sinal, e dois, nota que indica a plena existência desse sinal. Os sinais avaliados são: força muscular, frequência de batimentos do coração, reflexo, respiração e cor. A somatória desses sinais gera uma nota que varia de 0 a 10.
Gabarito "D".

---

3. SAÚDE DA MULHER/SAÚDE DA GESTANTE

(Técnico Enfermagem – Pref. Paulínia/SP – 2021 – FGV) Ao orientar uma paciente sobre a importância do Preventivo de Câncer de Colo de Útero (PCCU) o profissional de enfermagem enfatizou que, conforme orientações do Ministério da Saúde, este exame deve ser realizado por todas as mulheres com vida sexual ativa que tenham de

(A) 15 a 35 anos.

(B) 20 a 49 anos.

(C) 21 a 50 anos.

(D) 25 a 64 anos.

(E) 35 a 69 anos.

O exame é recomendado para mulheres de 25 a 64 anos que já iniciaram atividade sexual. Inicialmente, deve ser realizado uma vez por ano e, após dois exames normais consecutivos, passa a ser feito a cada 3 anos.
Gabarito "D".

(Técnico Enfermagem – Pref. Formiga/MG – 2020 – Consulplan) É preconizado pelo Ministério da Saúde que a gestante realize, no mínimo, seis consultas de pré-natal. Além de exames laboratoriais e de imagem, alguns procedimentos são feitos nesse período como a vacinação da gestante, o cálculo da idade gestacional, o cálculo da data provável do parto e o controle da pressão arterial. O cálculo da idade gestacional é realizado para descobrir a idade do embrião ou do feto em semanas que são contadas a partir do primeiro dia da última menstruação. É correto afirmar que a gestação normal dura em torno de:

(A) 200 dias.

(B) 240 dias.

(C) 250 dias.

(D) 280 dias.

A gestação normal dura 40 semanas, ou 280 dias, na convenção utilizada no Brasil.
Gabarito "D".

(Técnico Enfermagem – Pref. Boa Vista/RR – 2020 – SELECON) Em relação às intervenções e medidas de rotina no primeiro período do parto, de acordo com as Diretrizes Nacionais de Assistência ao Parto Normal do Ministério da Saúde, NÃO se pode afirmar que:

(A) As mulheres devem ser encorajadas a se movimentarem e adotarem as posições que lhes sejam mais confortáveis no trabalho de parto.

(B) A amniotomia precoce, associada ou não à ocitocina, não deve ser realizada de rotina em mulheres em trabalho de parto que estejam progredindo bem.

(C) A tricotomia pubiana e perineal não deve ser realizada de forma rotineira durante o trabalho de parto.

(D) O enema deve ser realizado de forma rotineira durante o trabalho de parto para evitar contaminação do feto.

De acordo com as Diretrizes Nacionais de Assistência ao Parto Normal do Ministério da Saúde o enema não deve ser realizado de forma rotineira durante o parto.
Gabarito "D".

---

4. FARMACOLOGIA E CÁLCULO/ ADMINISTRAÇÃO DE MEDICAMENTOS

(Técnico Enfermagem – Pref. Formiga/MG – 2020 – Consulplan) Os medicamentos que aumentam a contratilidade do músculo cardíaco são classificados como:

1. CONHECIMENTOS ESPECÍFICOS – ENFERMAGEM

(A) Vasoconstritores.

(B) Betabloqueadores.

(C) Cardiotônicos ou inotrópicos.

(D) Inibidores da Enzima de Conversão da Angiotensina (ECA).

A: Os vasoconstritores são fármacos que contraem os vasos sanguíneos, portanto, controlam a perfusão tecidual; **B:** Os bloqueadores beta-adrenérgicos ou betabloqueadores são uma classe de fármacos que têm em comum a capacidade de bloquear os receptores β da noradrenalina. Possuem diversas indicações, particularmente como antiarrítmicos, anti-hipertensores e na proteção cardíaca após infarto agudo do miocárdio; **D:** os inibidores da enzima conversora de angiotensina (ECA) bloqueiam os efeitos de um hormônio produzido naturalmente pelos rins chamado angiotensina II. Ao bloquear o efeito da angiotensina II, os inibidores da ECA provocam o relaxamento dos vasos sanguíneos, reduzindo a pressão arterial.

Gabarito "C".

(**Técnico Enfermagem – Pref. Paulínia/SP – 2021 – FGV**) Os medicamentos potencialmente perigosos ou de alta vigilância, são aqueles que apresentam grande risco de provocar danos significativos ao paciente quando administrados de maneira incorreta.

Entre esses medicamentos estão

(A) a insulina e o diclofenaco de potássio.

(B) o sulfato de magnésio e o ciprofloxacino.

(C) a dipirona monoidratada e o sulfato de magnésio.

(D) o cloreto de sódio 20% e a glicose hipertônica 25%.

(E) o ibuprofeno e o cloreto de potássio 19,1%.

Os Medicamentos de Alta Vigilância (MAV), ou Medicamentos Potencialmente Perigosos (MPP), são fármacos que possuem maior risco de provocar danos significativos aos usuários. Isso acontece, sobretudo, por falhas no processo de utilização. Apesar dos MAV serem mais propícios a gerarem danos graves, é importante dizer que qualquer medicamento utilizado de maneira inadequada pode causar prejuízo.

Gabarito "D".

(**Técnico Enf. – SES/RS - 2022 – FAURGS**) Apenas uma das situações abaixo NÃO constitui erro cometido por profissionais de enfermagem durante a administração de medicamentos. Assinale-a.

(A) Troca de paciente.

(B) Atraso no horário de administração.

(C) Avaliação prévia do paciente.

(D) Alteração do tempo de infusão.

(E) Troca da via de administração.

A avaliação prévia do paciente antes da administração de medicamentos constitui fator primordial para garantir o êxito da terapia medicamentosa e evitar danos. Como exemplo, podemos citar a importância de realizar a glicemia capilar antes da administração de antidiabéticos ou a verificação da pressão arterial antes da administração de anti-hipertensivos.

Gabarito "C".

(**Técnico Enfermagem – GHC/RS – 2021 – FUNDATEC**) Paciente internado em um centro de terapia intensiva apresenta diagnóstico de diabetes insipidus, que tem como sinais e sintomas poliúria, polidpsia e distúrbio hidroeletrolítico. Devido à perda excessiva de volume pela urina, é prescrito uma reposição volêmica para o paciente. Na prescrição médica consta: administrar SF 0,9 a 50 gts/min por 12h. Qual volume será administrado no paciente para que se cumpra a prescrição médica?

(A) 1.000 ml.

(B) 1.200 ml.

(C) 1.300 ml.

(D) 1.500 ml.

(E) 1.800 ml.

1º passo) Calcular quantas gotas serão administradas em uma hora:
50 gotas ------- 1 minuto
    X ----------- 60 minutos
X= 3000 gotas/hora
2º passo) Calcular quantas gotas serão administradas em 12 horas:
3000 gotas ------- 1 hora
    X ----------- 12 horas
X= 36.000 gotas/12 horas
3º passo) Transformar gotas em ml (20 gotas = 1 ml)
20 gotas ------- 1 ml
36.000 gotas --- x
20X= 36.000
X= $\frac{36.000}{20}$
X= 1.800ml
Será administrado 1.800ml no paciente para que se cumpra a prescrição médica.

Gabarito "E".

(**Técnico Enfermagem – GHC/RS – 2021 – FUNDATEC**) Entre as atribuições do técnico de enfermagem, está a administração de medicamentos e, para que essa técnica seja realizada de forma segura para o paciente, o técnico deve ter conhecimento e habilidade para reconhecer os fármacos que lhe são solicitados através de uma prescrição médica. Sendo assim, relacione a Coluna 1 com a Coluna 2.

Coluna 1

1. Noradrenalina.

2. Nitroprussiato de sódio.

3. Nitroglicerina.

4. Esmolol.

5. Dobutamina.

Coluna 2

( ) É um fármaco da classe dos betabloqueadores utilizado no tratamento de várias doenças do sistema cardiovascular, especialmente taquicardia supraventricular aguda e crise aguda hipertensiva.

( ) É um potente vasodilatador de administração parenteral com ação rápida e de curta duração, sendo bastante eficaz em emergências hipertensivas e no tratamento de pacientes com insuficiência cardíaca aguda descompensada.

( ) Medicamento de uso injetável é indicado para o tratamento de insuficiência cardíaca, uma vez que age aumentando a força das contrações cardíacas, melhorando assim o fluxo sanguíneo no coração.

( ) É indicado para o tratamento de hipertensão perioperatória; para controle de insuficiência cardíaca congestiva, no ajuste do infarto agudo do miocárdio, para tratamento de angina *pectoris* em pacientes que não respondem à nitroglicerina sublingual e betabloqueadores e para indução de hipotensão intraoperatória.

( ) É um hormônio e um neurotransmissor do sistema nervoso simpático. Ela é produzida na medula da glândula suprarrenal, sendo liberada diretamente na corrente sanguínea

A ordem correta de preenchimento dos parênteses, de cima para baixo, é:

(A) 4 – 2 – 5 – 3 – 1.
(B) 2 – 5 – 1 – 3 – 4.
(C) 1 – 3 – 5 – 4 – 2.
(D) 5 – 3 – 1 – 4 – 2.
(E) 4 – 5 – 2 – 3 – 1.

Noradrenalina: Fármaco agonista adrenérgico indicado para hipotensão aguda, choque cardiogênico ou séptico e como coadjuvante na parada cardíaca. Deve ser administrada por via endovenosa com uso de bomba de infusão. Administrar via cateter venoso central (CVC) devido ao alto risco de ulceração e necrose.
Nitroprussiato de sódio: Fármaco vasodilatador indicado para estimular o débito cardíaco e reduzir as necessidades de oxigênio do miocárdio na insuficiência cardíaca secundária ao Infarto Agudo do Miocárdio, redução rápida da pressão arterial no intra e pós-operatório de pacientes submetidos à cirurgia cardíaca e em crises hipertensivas; espasmo arterial grave e correção de isquemia dos vasos periféricos.
Nitroglicerina: Fármaco vasodilatador coronariano indicado no tratamento de hipertensão pré-operatória; controle de insuficiência cardíaca congestiva, no ajuste do infarto agudo do miocárdio; tratamento de angina *pectoris* em pacientes que não respondem à nitroglicerina sublingual e betabloqueadores; indução de hipotensão intraoperatória.
Esmolol: Fármaco beta-bloqueador indicado para o tratamento da taquicardia e hipertensão que ocorrem durante a indução e intubação traqueal, durante a cirurgia, na emergência de anestesia e no período pós-operatório, quando, a critério médico, é considerada indicada tal intervenção específica.
Dobutamina: Fármaco agonista adrenérgico beta-1, inotrópico indicado para o tratamento de pacientes com estados de hipoperfusão ou suporte inotrópico nos quais a pressão de enchimento ventricular anormalmente aumentada pode levar a um risco de congestão pulmonar e edema. Usado para aumentar a contratilidade cardíaca no tratamento de insuficiência cardíaca aguda, na descompensação cardíaca ou na contratilidade deprimida.
Gabarito "A".

(**Técnico Enfermagem – Pref. Contagem/MG – 2022 – IBFC**) Assinale a alternativa correta sobre qual via de administração de medicamentos tem a absorção lenta.

(A) Via sublingual
(B) Via ocular
(C) Via subcutânea
(D) Via respiratória

Na via subcutânea, os medicamentos são administrados embaixo da pele, no tecido subcutâneo. Nessa via, a absorção é lenta.
Gabarito "C".

(**Técnico Enfermagem – Pref. Boa Vista/RR – 2020 – SELECON**) Os radiofármacos são agentes cujo objetivo é mostrar a função fisiológica de órgãos ou sistemas, sendo sua distribuição determinada pela forma como eles são administrados e por processos metabólicos. São vias de administração dos radiofármacos:

(A) retal, ocular e tópica
(B) intramuscular, oral e tópica
(C) oral, inalatória e endovenosa
(D) inalatória, vaginal e subcutâneo

O material radioativo pode ser administrado (radiofármaco) por via oral, por via intravenosa ou ser inalado na forma de gás (inalatória), embora esta última via seja mais rara.
Gabarito "C".

(**Técnico Enfermagem – Pref. Morro Agudo/SP – 2020 – VUNESP**) Para uma prescrição médica de SG 5% 2 000 mL correr em 24 horas, a velocidade de gotejamento deve ser de

(A) 83 gotas/min.
(B) 28 gotas/min.
(C) 41 gotas/min.
(D) 68 gotas/min.
(E) 14 gotas/min.

A fórmula para o cálculo de macrogotas por minuto para T (tempo) em hora inteira é:

N° gts/min = $\dfrac{\text{Vt (volume a ser infundido)}}{\text{T (tempo em horas) x 3 (constante)}}$

Sendo assim,

N° gts/min = $\dfrac{2000}{24 \times 3}$

N° gts/min = 27,7 gotas/min, sendo arredondado para 28 gotas/min
Gabarito "B".

5. ONCOLOGIA

(**Técnico Enfermagem – Pref. Formiga/MG – 2020 – Consulplan**) O estadiamento do câncer é utilizado para auxiliar o médico no planejamento do tratamento, dar alguma indicação do prognóstico da doença, ajudar na avaliação dos resultados de tratamento, facilitar a troca de informações entre os centros de tratamento e contribuir para a pesquisa contínua sobre o câncer. O estadiamento do câncer consiste:

(A) Na verificação do seu grau de malignidade.

(B) No processo de determinação do tamanho e disseminação do tumor.

(C) Na avaliação do comprometimento causado no local de sua instalação.

(D) No procedimento diagnóstico que remove parte do câncer para detectar as células malignas.

Estadiar um caso de câncer significa avaliar seu grau de disseminação. Para tal, há regras internacionalmente estabelecidas, as quais estão em constante aperfeiçoamento. O estádio de um tumor reflete não apenas a taxa de crescimento e a extensão da doença, mas também o tipo de tumor e sua relação com o hospedeiro.

Gabarito "B".

(Técnico Enfermagem – Pref. Boa Vista/RR – 2020 – SELECON) O câncer de tireoide representa 90% das malignidades endócrinas. A modalidade de tratamento da doença, que consiste na irradiação através da administração do radioisótopo na forma líquida, por via oral, sendo eliminado do organismo principalmente pela urina e muito pouco pelas fezes, é a:

(A) quimioterapia

(B) radiodermite

(C) iodoterapia

(D) cirurgia

A: incorreta. A quimioterapia é um tratamento que utiliza medicamentos para destruir as células doentes que formam um tumor ou se multiplicam desordenadamente. Estes medicamentos se misturam com o sangue e são levados a todas as partes do corpo, destruindo as células doentes e impedindo, também, que elas se espalhem pelo corpo; **B:** incorreta. A radiodermite é uma lesão na pele que acontece após a radioterapia, sendo considerada um efeito colateral no tratamento do câncer; **D:** incorreta. A cirurgia é definida como o ramo da medicina que se dedica ao tratamento das doenças, lesões, ou deformidades, por processos manuais denominados operações ou intervenções cirúrgicas.

Gabarito "C".

(Técnico Enfermagem – Pref. Boa Vista/RR – 2020 – SELECON) A quimioterapia que visa à redução parcial do tumor, preparando para o tratamento cirúrgico e/ou radioterapia é chamada de:

(A) neoadjuvante

(B) adjuvante

(C) paliativa

(D) curativa

B: incorreta. A quimioterapia adjuvante é aquela feita após a cirurgia para combater qualquer vestígio de célula doente que possa ter ficado; **C:** incorreta. A quimioterapia paliativa é indicada para tumores em estágio avançado, com o objetivo de melhorar a qualidade de vida e aumentar a sobrevida do paciente, aliviando os sintomas provocados pelo câncer; **D:** incorreta. A quimioterapia curativa é utilizada quando o objetivo é curar o câncer utilizando apenas quimioterápicos específicos.

Gabarito "A".

(Técnico Enfermagem – Pref. Boa Vista/RR – 2020 – SELECON) O linfoma é um termo genérico utilizado para designar um grupo de diversas doenças neoplásicas do sistema linfático que se originam da proliferação clonal de linfócitos B ou T. O tipo que apresenta as células denominadas Reed-Sternberg é chamado de:

(A) linfoma não Hodgkin

(B) linfoma de Hodgkin

(C) mieloma múltiplo

(D) linfoma múltiplo

O tipo de linfoma que apresenta as células denominadas Reed-Sternberg é chamado linfoma de Hodgkin clássico. As células de Reed-Sternberg são geralmente um tipo anormal de linfócito B. Portanto as alternativas A, C e D estão incorretas.

Gabarito "B".

(Técnico Enfermagem – Pref. Morro Agudo/SP – 2020 – VUNESP) O câncer de colo de útero, apesar de prevenível, é um dos cânceres mais frequentes em mulheres no Brasil, com altas taxas de incidência e de mortalidade. Uma importante medida para sua prevenção é a coleta de exame Papanicolau que, segundo o Ministério da Saúde, deve ser realizado em mulheres

(A) a partir do início da sua vida sexual ativa, independentemente de sua idade.

(B) dos 14 aos 50 anos, sem qualquer interferência com a vida sexual.

(C) que tenham ou tiveram vida sexual e que estão entre 25 e 64 anos de idade.

(D) até os 45 anos de idade, desde que tenham apresentado 3 exames consecutivos normais.

(E) que apresentam corrimento vaginal, independentemente da idade ou vida sexual ativa.

O exame citopatológico (Papanicolau) é recomendado para mulheres de 25 a 64 anos que já iniciaram atividade sexual. Inicialmente, deve ser realizado uma vez por ano e, após dois exames normais consecutivos, passa a ser feito a cada 3 anos.

Gabarito "C".

6. IMUNIZAÇÃO/VACINAÇÃO

(Técnico Enfermagem – Pref. Formiga/MG – 2020 – Consulplan) O Ministério da Saúde fez algumas alterações no calendário vacinal de 2020. Uma delas foi em relação à vacinação contra a febre amarela. Esta vacina passa a ser oferecida a todos os estados do território nacional e uma dose de reforço será dada às crianças de quatro anos. Sobre esta vacina é correto afirmar que, EXCETO:

(A) É feita com vírus vivo atenuado.

(B) É administrada por via subcutânea.

(C) É uma das poucas vacinas que não causam eventos adversos.

(D) Após 28 dias da vacina, a pessoa vacinada está apta a doar sangue.

A vacina contra a febre amarela é, em geral, bem tolerada e raramente associada a eventos adversos graves. As reações mais comuns, que afetam mais de 10% dos pacientes, são cefaleia (dor de cabeça) e mialgia (dor no corpo). As reações consideradas comuns, que afetam entre 1% e 10% dos pacientes, são: dor, febre, náuseas e eritema (vermelhidão na pele). Os eventos adversos muito raros, que ocorrem com menos de 0,01% dos pacientes, são: reação de hipersensibilidade (0,0009%), reação anafilática (0,000023%), doença neurológica (0,0004%), doença viscerotrópica (0,0003% em maiores de 60 anos e 0,001% em menores de 60 anos).
Gabarito "C".

(TÉCNICO ENF. – SES/RS - 2022 – FAURGS) Uma das principais medidas de prevenção de doenças é a imunização, que objetiva conferir ao indivíduo vacinado a imunidade contra determinada doença. Logo é correto afirmar que

(A) as vacinas podem ser realizadas simultaneamente, exceto as vacinas atenuadas parenterais, como BCG e a Meningococo, em crianças menores de 1 ano.

(B) as vacinas são preparações contendo microrganismos atenuados ou inativados ou suas frações possuidoras de propriedades antigênicas. Induzem o sistema imunológico a produzir anticorpos.

(C) os imunobiológicos não contêm anticorpos necessários para combater uma doença ou intoxicação e podem se apresentar na forma homóloga (origem humana) ou heteróloga (origem animal).

(D) a imunoglobulina é o estado de resistência, geralmente associado à presença de anticorpos, os quais possuem ação específica sobre o organismo responsável por uma doença infecciosa específica ou sobre suas toxinas.

(E) a prematuridade é uma contraindicação à vacinação, assim como história de alergia não específica, individual ou familiar.

A: incorreta. A vacina BCG que protege contra as formas graves de tuberculose meníngea e miliar é composta de bactéria viva atenuada, administrada por via intradérmica em dose única aos nascer. A vacina Meningocócica C que protege contra a meningite meningocócica tipo C é composta por polissacarídeos capsulares purificados da *Neisseria meningitidis* do sorogrupo C é administrada em duas doses e um reforço, aos 3 meses, 5 meses e 12 meses respectivamente com intervalos entre 30 dias da 1ª para 2ª dose e de 60 dias da 2ª dose para o 1° reforço. Estas vacinas podem ser administradas concomitantemente; **C:** incorreta. O objetivo da imunização é a prevenção de doenças podendo ser ativa ou passiva. Imunização ativa é a que se consegue através das vacinas. Imunização passiva é a que se consegue através da administração de anticorpos. As vacinações visam proteger contra microorganismos específicos, considerados relevantes em saúde pública. A imunização passiva é habitualmente menos específica. Pode ser conferida por imunoglobulinas animais (soros) ou humanas, plasma hiperimune ou concentrado de anticorpos. Pode ser heteróloga, conferida por anticorpos obtidos do plasma de animais previamente vacinados, geralmente equinos, ou homóloga, conferida por anticorpos obtidos do plasma de seres humanos; **D:** incorreta. As imunoglobulinas (anticorpos) são pro-

teínas de importância vital que circulam no sangue e realizam uma grande variedade de tarefas. Eles influenciam significativamente o equilíbrio do nosso sistema imunológico. O tipo de anticorpo predominante no sangue humano é a imunoglobulina G (IgG); **E:** incorreta. A prematuridade ou o baixo peso ao nascer são falsas contraindicações à vacinação. Neste caso as vacinas devem ser administradas na idade cronológica recomendada, com exceção para a vacina BCG, que deve ser administrada nas crianças com peso ≥ 2 kg. História de alergia não específica, individual ou familiar também é uma falsa contraindicação.
Gabarito "B".

(Técnico Enf. – SES/RS - 2022 – FAURGS) Os imunobiológicos, para conferirem proteção, necessitam estar em condições adequadas de armazenamento e conservação; para tanto, faz-se necessário que sejam conservados em equipamento de refrigeração exclusivo. Com relação a esses aspectos, assinale a alternativa INCORRETA.

(A) A temperatura deve estar entre +2°C e +8°C, preferencialmente +5°C.

(B) Vacinas que tenham em sua composição hidróxido de alumínio não podem, em hipótese alguma, sofrer temperaturas negativas.

(C) Conforme recomendações das prefeituras, os profissionais da sala de vacinação não precisam ter cuidado específico com o descarte de resíduos.

(D) As câmaras refrigeradas são os equipamentos específicos recomendados para armazenar os imunobiológicos que compõem o Calendário Nacional de Vacinação.

(E) O Plano Nacional de Imunização orienta expressamente a continuidade na utilização das caixas térmicas nas rotinas diárias de vacinação.

De acordo com o Manual de Normas e Procedimentos para Vacinação, do Ministério da Saúde, 2014 as atividades da sala de vacinação são desenvolvidas pela equipe de enfermagem treinada e capacitada para os procedimentos de manuseio, conservação, preparo e administração, registro e **descarte dos resíduos resultantes das ações de vacinação.**
Gabarito "C".

(Técnico Enfermagem – Pref. Paulínia/SP – 2021 – FGV) De acordo com as orientações do Ministério da Saúde (calendário da criança), assinale a opção que indica todas as vacinas que devem ser aplicadas na dose de 0,5 mL e pela via intramuscular.

(A) Papilomavírus humano (HPV); Rotavírus humano G1P1 (VRH); e DTP+Hib+HB (Penta).

(B) Hepatite B; Pneumocócica 10 valente; e Meningocócica C (conjugada).

(C) Sarampo, Caxumba e Rubéola (SCR); Febre Amarela (Atenuada); e Hepatite A (HA).

(D) Pneumocócica 23-valente (Pncc 23); Febre Amarela (Atenuada); e Sarampo, Caxumba, Rubéola e Varicela (SCRV).

(E) Difteria, Tétano, Pertussis (DTP); Rotavírus humano G1P1 (VRH); e Varicela.

A: incorreta. A vacina contra o rotavírus humano G1P1 (VRH) é administrada por via oral; **C:** incorreta. A vacina contra Sarampo, Caxumba e Rubéola (SCR) e Febre Amarela (Atenuada) são administradas por via subcutânea; **D:** incorreta. A vacina contra a Febre Amarela (Atenuada) e Sarampo, Caxumba, Rubéola e Varicela (SCRV) são administradas por via subcutânea; **E:** incorreta. A vacina contra o Rotavírus humano G1P1 (VRH) é administrada por via oral e a vacina contra a Varicela por via subcutânea.

Gabarito "B".

(Técnico Enfermagem – GHC/RS – 2021 – FUNDATEC) Vacinas são substâncias que têm como função estimular o nosso corpo a produzir respostas imunológicas a fim de nos proteger contra determinadas doenças. Mediante o conhecimento do técnico de enfermagem sobre a instrução normativa referente ao calendário vacinal, assinale a alternativa INCORRETA.

(A) A vacina BCG é administrada em dose única, o mais precocemente possível, de preferência na maternidade, logo após o nascimento.

(B) A vacina Influenza (Gripe) é contraindicada em casos de mulheres em período gestacional.

(C) A vacina da febre amarela (atenuada) é contraindicada em crianças menores de 6 meses, pacientes com neoplasia maligna, e pacientes submetidos a transplante de órgãos.

(D) A vacina do HPV é contraindicada durante a gestação. Caso a mulher engravide após a primeira dose da vacina HPV ou receba a vacina inadvertidamente durante a gravidez, suspender a dose subsequente e completar o esquema vacinal, preferencialmente em até 45 dias após o parto. Nesses casos, nenhuma intervenção adicional é necessária, somente o acompanhamento do pré-natal.

(E) A vacina adsorvida difteria, tétano e pertussis (acelular) tipo adulto – dTpa deve ser administrada em 1 (uma) dose a cada gestação, a partir da vigésima semana de gestação; e, para aquelas que perderam a oportunidade de serem vacinadas durante a gestação, administrar uma dose de dTpa no puerpério, o mais precocemente possível.

A vacina contra a influenza é recomendada a todas as gestantes em qualquer período gestacional. A vacina está recomendada nos meses da sazonalidade do vírus, mesmo no primeiro trimestre de gestação.

Gabarito "B".

(Técnico Enfermagem – Pref. Contagem/MG – 2022 – IBFC) VACINA BCG (Bacillus De Calmette-Guérin) tem em sua composição bacilos vivos, a partir de cepas do Mycobacterium bovis atenuadas sua indicação é a prevenção de formas graves de tuberculose (miliar e meníngea). Em relação a contraindicação da aplicação, analise as afirmativas abaixo e dê valores Verdadeiro (V) ou Falso (F).

( ) Imunodeficiência congênita ou adquirida.

( ) Neoplasia maligna.

( ) Tratamento com corticoide em dose imunossupressora, quimioterapia ou radioterapia.

( ) Peso maior que 2000 quilos.

( ) Gravidez.

Assinale a alternativa que apresenta a sequência correta de cima para baixo.

(A) V - V - V - F - V

(B) V - V - V - F - F

(C) V - V - F - V - V

(D) V - F - V - F – V

A vacina BCG é contraindicada em pessoas imunodeprimidas (imunodeficiência congênita ou adquirida, Tratamento com corticoide em dose imunossupressora, quimioterapia ou radioterapia), neoplasia maligna, recém-nascidos de mães que usaram medicamentos que possam causar imunodepressão do feto durante a gestação. Prematuros, até que atinjam 2 kg de peso e gestantes (por se tratar de bacilo vivo).

Gabarito "A".

(Técnico Enfermagem – Pref. Morro Agudo/SP – 2020 – VUNESP) O Ministério da Saúde recomenda a vacinação universal das crianças contra Hepatite B a partir do nascimento. A aplicação da primeira dose nas primeiras 12-24h de vida resulta em elevada eficácia na prevenção da infecção vertical. Na maternidade, o técnico de enfermagem deve administrar a vacina contra a hepatite B

(A) exclusivamente no músculo deltoide.

(B) preferencialmente em via subcutânea.

(C) preferencialmente em glúteos.

(D) somente em bebês com peso maior que 3kg.

(E) no músculo vasto lateral da coxa.

A vacina contra a hepatite B deve ser administrada por via intramuscular profunda. No caso de recém-nascidos no músculo vasto lateral da coxa. Em crianças com mais de dois anos de idade, pode ser aplicada na região deltoide. Não deve ser aplicada na região glútea, pois a adoção desse procedimento se associa com menor produção de anticorpos, pelo menos em adultos.

A prematuridade ou baixo peso ao nascer constitui-se uma falsa contraindicação à vacinação. As vacinas devem ser administradas na idade cronológica recomendada, não se justificando adiar o início da vacinação, com exceção para a vacina BCG, que deve ser administrada nas crianças com peso ≥ 2 kg.

Gabarito "E".

(Técnico Enfermagem – Pref. Morro Agudo/SP – 2020 – VUNESP) Os imunobiológicos, enquanto produtos termolábeis e/ou fotossensíveis, necessitam de armazenamento adequado para que suas características imunogênicas sejam mantidas.

Em se tratando das vacinas, na sala de vacinação, devem ser armazenadas entre

(A) +2 °C e –8 °C, sendo ideal +5 °C.

(B) +3 °C e +9 °C, sendo ideal +6 °C.

(C) +2 °C e +8 °C, sendo ideal +5 °C.

(D) +3 °C e –9 °C, sendo ideal +6 °C.

(E) +4 °C e 10 °C, sendo ideal +7 °C.

e acordo com o "Manual de Normas e Procedimentos para Vacinação" do Ministério da Saúde, a Rede de Frio é o sistema utilizado pelo Programa Nacional de Imunização (PNI), que tem o objetivo de assegurar que os imunobiológicos disponibilizados no serviço de vacinação sejam mantidos em condições adequadas de transporte, armazenamento e distribuição, permitindo que eles permaneçam com suas características iniciais até o momento da sua administração. Alterações de temperatura (excesso de frio ou calor) podem comprometer a potência imunogênica, o que pode acarretar a redução ou a falta do efeito esperado. Os imunobiológicos, enquanto produtos termolábeis e/ou fotossensíveis, necessitam de armazenamento adequado para que suas características imunogênicas sejam mantidas. Na sala de vacinação, todas as vacinas devem ser armazenadas entre +2°C e +8°C, sendo ideal +5°C.

Gabarito 'C'.

(Técnico Enfermagem – Pref. Morro Agudo/SP – 2020 – VUNESP) Para interromper a cadeia de transmissão do sarampo é preciso vacinar os não vacinados, a partir dos 6 meses de idade, no menor tempo possível, após o contato com o caso suspeito ou confirmado da doença. Esse procedimento é denominado vacinação de bloqueio, que deve ser realizada no prazo máximo de até

(A) 06 horas.
(B) 24 horas.
(C) 48 horas.
(D) 12 horas.
(E) 72 horas.

De acordo com o "Fluxo de Bloqueio Vacinal" do Ministério da Saúde a vacinação de bloqueio (ação de vacinação seletiva de acordo com a situação vacinal dos indivíduos que tiveram contato com caso suspeito ou confirmado para doença exantemática, sarampo ou rubéola) deve ser realizada até 72h após a identificação do caso suspeito ou confirmado de sarampo ou rubéola.

Gabarito 'E'.

(Técnico Enfermagem – Pref. Morro Agudo/SP – 2020 – VUNESP) No que se refere ao esquema de vacinação para a gestante, consta, no Calendário de vacinação para o estado de São Paulo, entre outras recomendações, que

(A) o intervalo mínimo entre a primeira e a segunda dose da vacina hepatite B é de 2 semanas.
(B) o intervalo para a terceira dose da vacina hepatite B pode ser de dois meses após a segunda, desde que o intervalo de tempo decorrido da primeira dose seja, no mínimo, de quatro meses.
(C) caso a gestante tenha recebido duas ou mais doses das vacinas tetravalente, DTP, dTpa, dT, aplicar uma dose de reforço, com a vacina dTpa.
(D) caso a gestante apresente documentação com registro de uma dose da vacina SCR, aplicar a segunda dose até no máximo 28 semanas de gestação.
(E) a vacina dTpa deve ser administrada preferencialmente entre a 20a e 24a semana, a cada gestação.

De acordo com o Calendário Vacinal de Gestantes do Ministério da Saúde deve-se administrar 3 (três) doses da vacina hepatite B, considerando a situação de vacinal anterior e os intervalos preconizados entre as doses (conforme quadro abaixo). Caso não seja possível completar o esquema durante a gestação, deverá concluir após o parto.

Vacinas para a gestante

Vacina	Proteção Contra	Composição	Número de Doses		Idade Recomendada	Intervalo entre as Doses	
			Esquema Básico	Reforço		Recomendado	Mínimo
Hepatite B recombinante (1)	Hepatite B	Antígeno recombinante de superfície do vírus purificado	3 doses (iniciar ou completar o esquema, de acordo com situação vacinal, independentemente da idade gestacional)			2ª dose: 1 mês após 1ª dose / 3ª dose: 6 meses após 1ª dose	2ª dose: 1 mês após 1ª dose / 3ª dose: 4 meses após 1ª dose
Difteria e Tétano (dT)	Difteria e Tétano	Toxoides diftérico e tetânico	3 doses (iniciar ou completar o esquema, de acordo com situação vacinal)	A cada 10 anos. Em caso de ferimentos graves a cada 5 anos		60 dias	30 dias
Difteria, Tétano e Pertussis acelular (dTpa) (2)	Difteria, Tétano e Coqueluche	Toxoides diftérico e tetânico purificados e bactéria da coqueluche, inativada	1 dose para gestantes a partir da 20ª semana de gravidez	1 dose a cada gestação		60 dias após dT	30 dias após dT

Nota:
(1) Administrar 3 (três) doses da vacina hepatite B, considerando a situação de vacinal anterior e os intervalos preconizados entre as doses. Caso não seja possível completar o esquema durante a gestação, deverá concluir após o parto.
(2) Gestantes que perderam a oportunidade de serem vacinadas durante o período gestacional, administrar 1 (uma) dose de dTpa no puerpério (até 45 dias), o mais precocemente possível. A vacina dTpa também será ofertada para todos os profissionais de saúde. Gestantes sem histórico vacinal da dT, administrar 2 (duas) doses de vacina dupla adulto (dT) e 1 (uma) dose da vacina dTpa a partir da 20ª semana de gestação.

Fonte: Calendário de Vacinas para a Gestante, Ministério da Saúde, 2023.

Gabarito 'B'.

7. SISTEMA ÚNICO DE SAÚDE

(Técnico Enf. – SES/RS – 2022 – FAURGS) Assinale a afirmação INCORRETA sobre o Sistema Único de Saúde (SUS).

(A) A estruturação e a organização de oferta e demanda em saúde ocorre com a busca ativa do usuário.

(B) Havendo indisponibilidade de serviços na rede pública que possa prejudicar o acesso universal à saúde da população, é possível recorrer à iniciativa privada.

(C) Para garantir a universalidade do SUS, é preciso dar robustez à Atenção Primária de Saúde (APS), que tem como uma de suas atribuições organizar e articular os atendimentos em outros níveis de complexidade.

(D) Na diretriz de integralidade, há garantia de atenção em todos os níveis de complexidade, mas com ênfase na atenção terciária.

(E) O SUS garante oferta de serviço para todas as pessoas que se encontram no território nacional, não discriminando cidadãos natos ou em processo de migração legalizada.

O princípio da integralidade considera as pessoas como um todo, atendendo a todas as suas necessidades. Para isso, é importante a integração de ações, incluindo a promoção da saúde, a prevenção de doenças, o tratamento e a reabilitação, não havendo ênfase em nenhum nível de atenção, pois, todos são importantes para garantir esse princípio. Juntamente, o princípio de integralidade pressupõe a articulação da saúde com outras políticas públicas, para assegurar uma atuação intersetorial entre as diferentes áreas que tenham repercussão na saúde e qualidade de vida dos indivíduos. Gabarito "D".

(Técnico Enf. – SES/RS - 2022 – FAURGS) Assinale a alternativa correta em relação aos princípios que regem as ações e os serviços públicos de saúde integrantes do Sistema Único de Saúde, conforme disposto na Lei Federal nº 8.080/90.

(A) Seletividade de acesso aos serviços de saúde em todos os níveis de assistência.

(B) Centralização político-administrativa, com direção única em cada esfera de governo.

(C) Sigilo de informações quanto ao potencial dos serviços de saúde e a sua utilização pelo usuário.

(D) Organização dos serviços públicos de modo a garantir a duplicidade de meios para fins idênticos.

(E) Utilização da epidemiologia para o estabelecimento de prioridades, a alocação de recursos e a orientação programática.

De acordo com a Lei nº 8.080/1990, Capítulo II, Dos Princípios e Diretrizes, Art. 7º "As ações e serviços públicos de saúde e os serviços privados contratados ou conveniados que integram o Sistema Único de Saúde (SUS), são desenvolvidos de acordo com as diretrizes previstas no art. 198 da Constituição Federal, obedecendo ainda aos seguintes princípios: VII – utilização da epidemiologia para o estabelecimento de prioridades, a alocação de recursos e a orientação programática. Gabarito "E".

(Técnico Enf. – SES/RS - 2022 – FAURGS) Assinale a alternativa que indica competência atribuída à direção estadual do Sistema Único de Saúde (SUS), conforme a Lei Federal nº 8.080/90.

(A) Coordenar e, em caráter complementar, executar ações e serviços de vigilância epidemiológica.

(B) Controlar e fiscalizar procedimentos, produtos e substâncias de interesse para a saúde.

(C) Estabelecer critérios, parâmetros e métodos para o controle da qualidade sanitária de produtos, substâncias e serviços de consumo e uso humano.

(D) Participar da definição de normas, critérios e padrões para o controle das condições e dos ambientes de trabalho e coordenar a política de saúde do trabalhador.

(E) Formular, avaliar e apoiar políticas de alimentação e nutrição.

Alternativas **B**, **C**, **D** e **E**: Competências da direção nacional do Sistema único de Saúde. Gabarito "A".

(Técnico Enf. – SES/RS - 2022 – FAURGS) Assinale a alternativa correta em relação à participação da comunidade na gestão do Sistema Único de Saúde (SUS), conforme previsto na Lei Federal nº 8.142/1990.

(A) O Conselho de Saúde se reúne a cada quatro anos com a representação dos vários segmentos sociais para avaliar a situação de saúde e propor as diretrizes para a formulação da política de saúde nos níveis correspondentes.

(B) A Conferência de Saúde, em caráter permanente e deliberativo, é órgão colegiado composto por representantes do governo, prestadores de serviço, profissionais de saúde e usuários.

(C) O Conselho Nacional de Secretários de Saúde (CONASS) e o Conselho Nacional de Secretários Municipais de Saúde (CONASEMS) têm representação no Conselho Nacional de Saúde.

(D) A representação dos usuários nos Conselhos de Saúde e nas Conferências é majoritária em relação ao conjunto dos demais segmentos.

(E) As Conferências de Saúde e os Conselhos de Saúde terão sua organização e normas de funcionamento em regime único, homologado pelo Poder executivo.

A: incorreta. A **Conferência de Saúde** reunir-se-á a cada quatro anos com a representação dos vários segmentos sociais, para avaliar a situação de saúde e propor as diretrizes para a formulação da política de saúde nos níveis correspondentes, convocada pelo Poder Executivo ou, extraordinariamente, por esta ou pelo Conselho de Saúde; **B:** incorreta. O **Conselho de Saúde**, em caráter permanente e deliberativo, órgão colegiado composto por representantes do governo, prestadores de serviço, profissionais de saúde e usuários, atua na formulação de estratégias e no controle da execução da política de saúde na instância correspondente, inclusive nos aspectos econômicos e financeiros, cujas decisões serão homologadas pelo chefe do poder legalmente constituído em cada esfera do governo; **D:** incorreta. A representação dos usuários nos Conselhos de Saúde e Conferências será **paritária** em relação ao conjunto dos demais segmentos; **E:** incorreta. O Conselho de Saúde, em caráter permanente e deliberativo, órgão colegiado composto por representantes do governo, prestadores de serviço, profissionais de saúde e usuários, atua na formulação de estratégias e no controle da execução da política de saúde na instância correspondente, inclusive nos aspectos econômicos e financeiros, cujas decisões serão **homologadas pelo chefe do poder legalmente constituído em cada esfera do governo**.

Gabarito "C".

(**Técnico Enf. – SES/RS - 2022 – FAURGS**) Os percentuais mínimos do produto da arrecadação de impostos a serem aplicados anualmente pelos Estados, pelo Distrito Federal e pelos Municípios em ações e serviços públicos de saúde devem ser regulados por

(A) Constituição.

(B) Lei Complementar.

(C) Lei Ordinária.

(D) Decreto Federal.

(E) Portaria do Ministro da Justiça.

Alternativa B correta, de acordo com o art. Art. 198, parágrafo 3º da CF.

Gabarito "B".

(**Técnico Enf. – SES/RS - 2022 – FAURGS**) Assinale a alternativa correta em relação às disposições previstas no Decreto Federal nº 7.508/2011, que regulamenta a Lei Orgânica da Saúde (Lei Federal nº 8.080/90).

(A) Região de saúde é o espaço geográfico descontínuo, constituído por agrupamentos de Municípios limítrofes ou não, delimitado a partir de identidades culturais, econômicas e sociais e de redes de comunicação e infraestrutura de transportes compartilhados.

(B) Contrato Organizativo da Ação Pública da Saúde é o acordo de colaboração firmado entre entes federativos e parceiros privados com a finalidade de organizar e integrar as ações e serviços de saúde na rede regionalizada e hierarquizada.

(C) O SUS é constituído pela conjugação das ações e serviços de promoção, proteção e recuperação da saúde executados pelos entes federativos, de forma direta ou indireta, mediante a participação prioritária da iniciativa privada, sendo organizado de forma centralizada e hierarquizada.

(D) O planejamento da saúde em âmbito estadual deve ser realizado de maneira regionalizada, a partir das necessidades dos Municípios, considerando o estabelecimento de metas de saúde.

(E) A Relação Nacional de Medicamentos Essenciais (RENAME) e a relação específica complementar estadual, distrital ou municipal de medicamentos poderão conter produtos sem registro na Agência Nacional de Vigilância Sanitária (ANVISA).

A: incorreta. Região de Saúde – espaço geográfico **contínuo** constituído por agrupamentos de Municípios limítrofes, delimitado a partir de identidades culturais, econômicas e sociais e de redes de comunicação e infraestrutura de transportes compartilhados, com a finalidade de integrar a organização, o planejamento e a execução de ações e serviços de saúde; **B:** incorreta. Contrato Organizativo da Ação Pública da Saúde – acordo de colaboração firmado entre entes federativos com a finalidade de organizar e integrar as ações e serviços de saúde na rede regionalizada e hierarquizada, com definição de responsabilidades, indicadores e metas de saúde, critérios de avaliação de desempenho, recursos financeiros que serão disponibilizados, forma de controle e fiscalização de sua execução e demais elementos necessários à implementação integrada das ações e serviços de saúde; **C:** incorreta. O SUS é constituído pela conjugação das ações e serviços de promoção, proteção e recuperação da saúde executados pelos entes federativos, de forma direta ou indireta, mediante a **participação complementar** da iniciativa privada, sendo organizado de forma regionalizada e hierarquizada; **E:** incorreta. A RENAME e a relação específica complementar estadual, distrital ou municipal de medicamentos **somente** poderão conter produtos com registro na Agência Nacional de Vigilância Sanitária (ANVISA).

Gabarito "D".

(**Técnico Enf. – SES/RS - 2022 – FAURGS**) Assinale a alternativa correta em relação ao limite de carga horária semanal para os profissionais cadastrados em equipes ou serviços de atenção primária à saúde, conforme disposto na Portaria de Consolidação nº 1 do Ministério da Saúde.

(A) 20 horas

(B) 30 horas

(C) 40 horas

(D) 50 horas

(E) 60 horas

De acordo com a Portaria de Consolidação nº 1, de 2 de junho de 2021 que consolida as normas sobre Atenção Primária à Saúde é vedada a acumulação de carga horária superior a 60 horas semanais ao profissional cadastrado em equipes ou serviços da APS, sob pena de suspensão da transferência do incentivo financeiro.

Gabarito "E".

(**Técnico Enf. – SES/RS - 2022 – FAURGS**) Assinale a alternativa que indica rede temática de atenção à saúde, conforme estabelecido na Portaria de Consolidação nº 3 do Ministério da Saúde.

(A) Redes de Assistência à Saúde do Idoso.

(B) Rede de Atenção às Urgências e Emergências.

(C) Redes de Assistência a Queimados.

(D) Rede de Prevenção da Violência e Promoção da Saúde.

(E) Rede de Atenção Integral à Saúde do Trabalhador.

De acordo com a Portaria de Consolidação nº 3, de 28 de setembro de 2017 do Ministério da Saúde que consolida as normas sobre as redes do Sistema Único de Saúde são redes temáticas: Rede Cegonha, Rede de Atenção às Urgências e Emergências (RUE),

Rede de Atenção à Saúde das Pessoas com Doenças Crônicas, Rede de Atenção Psicossocial (RAPS) e Rede de Cuidados à Pessoa com Deficiência.

Gabarito "B".

(Técnico Enfermagem – GHC/RS – 2021 – FUNDATEC) De acordo com os princípios e diretrizes constantes da Lei nº 8.080/1990 e suas alterações posteriores, é correto afirmar que as ações e serviços públicos de saúde e os serviços privados contratados ou conveniados que integram o Sistema Único de Saúde (SUS) são desenvolvidos de acordo com as diretrizes previstas no artigo 198 da Constituição Federal, obedecendo ainda ao princípio de utilização da:

(A) Epidemiologia para enfatizar a centralização político-administrativa com direção única em cada esfera de governo.

(B) Toxicologia para preservar a autonomia das pessoas e de seus estilos de vida.

(C) Toxicologia para preservar a alimentação saudável e nutritiva.

(D) Toxicologia para estudar a alocação de recursos para insumos, drogas e medicamentos de uso individual.

(E) Epidemiologia para o estabelecimento de prioridades, alocação de recursos e a orientação programática.

De acordo com a Lei nº 8.080/1990, Capítulo II, Dos Princípios e Diretrizes, Art. 7º "As ações e serviços públicos de saúde e os serviços privados contratados ou conveniados que integram o Sistema Único de Saúde (SUS), são desenvolvidos de acordo com as diretrizes previstas no art. 198 da Constituição Federal, obedecendo ainda aos seguintes princípios: VII – utilização da epidemiologia para o estabelecimento de prioridades, a alocação de recursos e a orientação programática.

Gabarito "E".

(Técnico Enfermagem – GHC/RS – 2021 – FUNDATEC) De acordo com a Lei nº 8.080/1990, assinale a alternativa INCORRETA.

(A) A saúde é um direito fundamental do ser humano, devendo o Estado prover as condições indispensáveis ao seu pleno exercício.

(B) O dever do Estado de garantir a saúde consiste na formulação e execução de políticas econômicas e sociais que visem à redução de riscos de doenças e de outros agravos.

(C) A direção do Sistema Único de Saúde é colegiada, de acordo com o artigo 198 da Constituição Federal, sendo exercida, no âmbito da União, pela Agência Nacional de Vigilância Sanitária (ANVISA).

(D) É competência da direção nacional do Sistema Único de Saúde prestar cooperação técnica e financeira aos Estados, ao Distrito Federal e aos Municípios para o aperfeiçoamento da sua atuação institucional.

(E) É competência da direção nacional do Sistema Único de Saúde participar da definição de normas e mecanismos de controle, com órgãos afins, de agravo sobre o meio ambiente ou dele decorrentes, que tenham repercussão na saúde humana.

De acordo com a Lei nº 8.080/1990 que dispõe sobre as condições para a promoção, proteção e recuperação da saúde, a organização e o funcionamento dos serviços correspondentes e dá outras providências, em seu Capítulo III, Da Organização, da Direção e da Gestão, Art. 9º "A direção do Sistema Único de Saúde (SUS) é **única**, de acordo com o inciso I do art. 198 da Constituição Federal, sendo exercida (...): I – no âmbito da União, pelo **Ministério da Saúde**".

Gabarito "C".

(Técnico Enfermagem – GHC/RS – 2021 – FUNDATEC) De acordo com o Decreto nº 7.508/2011, as Redes de Atenção à Saúde estarão compreendidas no âmbito de uma Região de Saúde, ou de várias delas, em consonância com diretrizes pactuadas nas:

(A) Comissões Intergestores.

(B) Secretarias Municipais de Saúde, Cultura e Meio Ambiente.

(C) Associações de Hospitais Públicos e Privados dos municípios de um Estado.

(D) Secretarias Estaduais de Saúde, Meio Ambiente e Transportes.

(E) Comissões de Saúde Públicas, Privadas e Filantrópicas.

De acordo com o Decreto nº 7.508/2011 que regulamenta a Lei nº 8.080, de 19 de setembro de 1990, para dispor sobre a organização do Sistema Único de Saúde – SUS, o planejamento da saúde, a assistência à saúde e a articulação interfederativa, e dá outras providências, Capítulo II – da Organização do SUS, Seção I – Das Regiões de Saúde, Art. 7º – As Redes de Atenção à Saúde estarão compreendidas no âmbito de uma Região de Saúde, ou de várias delas, em consonância com diretrizes pactuadas nas **Comissões Intergestores**.

Gabarito "A".

(Técnico Enfermagem – GHC/RS – 2021 – FUNDATEC) De acordo com a Portaria nº 399/GM/MS/2006, o Pacto pela Saúde 2006 – Consolidação do Sistema Único de Saúde (SUS) tem três componentes integrados: Pacto pela Vida, Pacto em Defesa do SUS e Pacto de Gestão do SUS. Nesse sentido, analise as seguintes assertivas sobre cada componente e suas respectivas prioridades ou diretrizes e assinale V, se verdadeiras, ou F, se falsas.

( ) Pacto pela Vida: entre as prioridades pactuadas estão a saúde do idoso e a promoção da saúde.

( ) Pacto em Defesa do SUS: entre suas diretrizes consta desenvolver e articular ações, no seu âmbito de competência e em conjunto com os demais gestores, que visem qualificar e assegurar o SUS como política pública.

( ) Pacto de Gestão do SUS: busca aprofundar o processo de centralização da gestão do SUS e suspender o aporte de recursos para as doenças emergentes e endemias.

A ordem correta de preenchimento dos parênteses, de cima para baixo, é:

(A) V – V – V.
(B) V – V – F.
(C) V – F – V.
(D) F – F – V.
(E) F – F – F.

De acordo com a Portaria nº 399/GM/MS/2006 que Divulga o Pacto pela Saúde 2006 – Consolidação do SUS e aprova as Diretrizes Operacionais do Referido Pacto, as duas primeiras alternativas estão corretas e a última está incorreta, pois o Pacto de Gestão do SUS busca aprofundar o processo de **descentralização** da gestão do SUS e fortalecer a capacidade de respostas às doenças emergentes e endemias, com ênfase na dengue, hanseníase, tuberculose, malária e influenza.

Gabarito "B".

(Técnico Enfermagem – Pref. Paulínia/SP – 2021 – FGV) Leia o trecho a seguir.

"*Ofertar cuidado, reconhecendo as diferenças nas condições de vida e saúde, de acordo com as necessidades das pessoas, considerando que o direito à saúde passa pelas diferenciações sociais e deve atender à diversidade.*"

Assinale a opção que indica o princípio da Atenção Básica apresentado no trecho acima.

(A) Equidade.
(B) Igualdade.
(C) Integralidade.
(D) Universalidade.
(E) Humanidade.

B: incorreta. Igualdade: não é um princípio da Atenção Básica. No SUS utilizamos o conceito de equidade que se evidencia no atendimento aos indivíduos de acordo com suas necessidades, oferecendo mais a quem mais precisa e menos a quem requer menos cuidados; **C)** incorreta. Integralidade: é o princípio alcançado quando as redes de atenção atendem às necessidades de saúde da população adscrita, preservando sua autonomia. Na Política Nacional da Atenção Básica 9(PNAB – BRASIL, 2017) a integralidade deve atender aos campos da promoção, prevenção, tratamento, reabilitação, redução de danos e cuidados paliativos; **D:** incorreta. Universalidade: definida como o acesso universal e contínuo aos serviços de saúde, é exercida na Atenção Básica pelo acolhimento de todas as pessoas que procuram seus serviços, oferecendo fácil acesso e sem diferenciações, assim como, busca responder as necessidades da população; **E:** incorreta. Humanidade: Esse conceito não faz parte dos princípios da Atenção Básica.

Gabarito "A".

(Técnico Enfermagem – Pref. Boa Vista/RR – 2020 – SELECON) São objetivos do Sistema Único de Saúde (SUS) e estão incluídas ainda no campo de atuação do SUS, respectivamente:

(A) identificação e divulgação dos fatores condicionantes e determinantes da saúde e a participação na formulação da política e na execução de ações de saneamento básico

(B) assistência seletiva às pessoas por intermédio de ações de promoção, proteção e recuperação da saúde e vigilância nutricional e orientação alimentar

(C) fiscalização e inspeção de alimentos, água e bebidas para consumo humano e identificação e divulgação dos fatores condicionantes exceto os determinantes da saúde

(D) formulação de política de saúde destinada a promover lucro e formulação da política de medicamentos, equipamentos, imunobiológicos e outros insumos de interesse para a saúde e a participação na sua produção

A: Correta. De acordo com o Capítulo I, dos Objetivos e Atribuições, Art. 5º, da Lei nº 8.080, de 19 de setembro de 1990 são objetivos do Sistema Único de Saúde (SUS) a identificação e divulgação dos fatores condicionantes e determinantes da saúde. De acordo com o Capítulo I, dos Objetivos e Atribuições, Art. 6º, inciso II, da Lei nº 8.080, de 19 de setembro de 1990 estão incluídas ainda no campo de atuação do Sistema Único de Saúde (SUS) a participação na formulação da política e na execução de ações de saneamento básico; **B:** incorreta. De acordo com o princípio da Universalidade, saúde é um direito de cidadania de **todas** as pessoas e cabe ao Estado assegurar este direito, sendo que o acesso às ações e serviços deve ser garantido a todas as pessoas, independentemente de sexo, raça, ocupação ou outras características sociais ou pessoais; **C:** incorreta. De acordo com o Capítulo I, dos Objetivos e Atribuições, Art. 5º, da Lei nº 8.080, de 19 de setembro de 1990 são objetivos do Sistema Único de Saúde (SUS) a identificação e divulgação dos fatores condicionantes e **determinantes** da saúde; **D:** incorreta. De acordo com o Capítulo I, dos Objetivos e Atribuições, Art. 6º, inciso VI, da Lei nº 8.080, de 19 de setembro de 1990 estão incluídas ainda no campo de atuação do Sistema Único de Saúde (SUS) a formulação de política de medicamentos, equipamentos, imunobiológicos e outros insumos de interesse para a saúde e a participação na sua produção, sem a finalidade de promoção de lucro.

Gabarito "A".

(Técnico Enfermagem – Pref. Boa Vista/RR – 2020 – SELECON) De acordo com a Lei nº 8.142/90, que dispõe sobre a participação da comunidade na gestão do Sistema Único de Saúde (SUS) e sobre as transferências intergovernamentais de recursos financeiros na área da saúde, as conferências de saúde deverão:

(A) reunir-se a cada quatro anos com a representação dos vários segmentos sociais, para avaliar a situação de saúde e propor as diretrizes para a formulação da política de saúde nos níveis correspondentes, convocada pelo Poder Executivo ou, extraordinariamente, por esta ou pelo Conselho de Saúde

(B) reunir-se a cada dois anos com a representação dos vários segmentos sociais, para avaliar a situação de saúde e propor as diretrizes para a formulação da política de saúde nos níveis correspondentes, convocada pelo Poder Legislativo ou, extraordinariamente, por esta ou pelo Conselho de Saúde

(C) reunir-se a cada quatro anos com a representação de alguns segmentos sociais, para avaliar a situação de saúde e propor as diretrizes para a formulação da política de saúde nos níveis correspondentes, convocada pelo Poder Legislativo ou, extraordinariamente, por esta ou pelo Conselho de Saúde

(D) reunir-se a cada três anos com a representação dos vários segmentos sociais, para avaliar a situação de saúde e propor as diretrizes para a formulação da política de saúde nos níveis correspondentes, convocada pelo Poder Executivo ou, extraordinariamente, por esta ou pelo Conselho de Saúde

De acordo com a Lei nº 8.142/90, que dispõe sobre a participação da comunidade na gestão do Sistema Único de Saúde (SUS) e sobre as transferências intergovernamentais de recursos financeiros na área da saúde, as conferências de saúde deverão reunir-se a cada quatro anos com a representação dos vários segmentos sociais, para avaliar a situação de saúde e propor as diretrizes para a formulação da política de saúde nos níveis correspondentes, convocada pelo Poder Executivo ou, extraordinariamente, por esta ou pelo Conselho de Saúde (art. 1º, § 1º).
Gabarito "A".

(Técnico Enfermagem – Pref. Morro Agudo/SP – 2020 – VUNESP) T. S., sexo masculino, 51 anos, vítima de um grave acidente automobilístico, foi levado ao serviço de saúde de urgência, onde teve garantido o atendimento imediato por meio da classificação de risco. No âmbito do Sistema Único de Saúde, a situação descrita é fundamentada pelo princípio da

(A) equidade.

(B) integralidade.

(C) humanização.

(D) hierarquização.

(E) descentralização.

Equidade é um dos princípios doutrinários do Sistema Único de Saúde (SUS) e tem relação direta com os conceitos de igualdade e de justiça. No âmbito do sistema nacional de saúde, se evidencia, por exemplo, no atendimento aos indivíduos de acordo com suas necessidades, oferecendo mais a quem mais precisa e menos a quem requer menos cuidados. Busca-se, com este princípio, reconhecer as diferenças nas condições de vida e saúde e nas necessidades das pessoas, considerando que o direito à saúde passa pelas diferenciações sociais e deve atender a diversidade. Exemplos práticos de equidade ocorrem frequentemente nos hospitais, especialmente naqueles nos quais se implantou a classificação de risco, onde a prioridade no atendimento é definida por critérios combinados de ordem de chegada, urgência e gravidade. Por esse princípio, uma vítima de acidente grave passará na frente de quem necessita de um atendimento menos urgente, mesmo que esta pessoa tenha chegado mais cedo ao hospital.
Gabarito "A".

(Técnico Enfermagem – Pref. Formiga/MG – 2020 – Consulplan) A pactuação tripartite, através da Resolução nº 4, de 19 de julho de 2012, estabelece regras relativas às responsabilidades sanitárias no âmbito do Sistema Único de Saúde (SUS), para fins de transição entre os processos operacionais do Pacto pela Saúde e a sistemática do Contrato Organizativo da Ação Pública da Saúde (COAP). Levando em consideração as Responsabilidades Gerais da Gestão do SUS, relacione adequadamente as colunas a seguir.

1. Municípios.

2. Estados.

3. União.

( ) Apoiar técnica, política e financeiramente a gestão da atenção básica nos municípios, considerando os cenários epidemiológicos, as necessidades de saúde e a articulação regional, fazendo um reconhecimento das iniquidades, oportunidades e recursos.

( ) Garantir a integralidade das ações de saúde prestadas de forma interdisciplinar, por meio da abordagem integral e contínua do indivíduo no seu contexto familiar, social e do trabalho; englobando atividades de promoção da saúde, prevenção de riscos, danos e agravos; ações de assistência, assegurando o acesso ao atendimento às urgências.

( ) Exercer de forma pactuada as funções de normatização e de coordenação no que se refere à gestão nacional da atenção básica no SUS.

A sequência está correta em

(A) 2, 1, 3.

(B) 1, 2, 3.

(C) 3, 1, 2.

(D) 1, 3, 2.

_De acordo com a Resolução nº 4, de 19 de julho de 2012 que dispõe sobre a pactuação tripartite acerca das regras relativas às responsabilidades sanitárias no âmbito do Sistema Único de Saúde (SUS), para fins de transição entre os processos operacionais do Pacto pela Saúde e a sistemática do Contrato Organizativo da Ação Pública da Saúde (COAP), Anexo I, das Responsabilidades Gerais da Gestão do SUS:
item 1.2 cabe aos Estados, letra e "Apoiar técnica, política e financeiramente a gestão da atenção básica nos Municípios, considerando os cenários epidemiológicos, as necessidades de saúde e a articulação regional, fazendo um reconhecimento das iniquidades, oportunidades e recursos."
item 1.1 cabe aos Municípios, letra b "Garantir a integralidade das ações de saúde prestadas de forma interdisciplinar, por meio da abordagem integral e contínua do indivíduo no seu contexto familiar, social e do trabalho; englobando atividades de promoção da saúde, prevenção de riscos, danos e agravos; ações de assistência, assegurando o acesso ao atendimento às urgências."
item 1.4 cabe à União, letra g "Exercer de forma pactuada as funções de normatização e de coordenação no que se refere à gestão nacional da atenção básica no SUS."
Gabarito "A".

(Técnico Enfermagem – Pref. Formiga/MG – 2020 – Consulplan) "Conjunto de atividades que proporcionam conhecimento, detecção, análise e monitoramento de doenças decorrentes, inclusive, de fatores ambientais, com a finalidade de controlar e prevenir problemas na saúde humana." De acordo com o SUS, o trecho se refere à:

(A) Vigilância sanitária.
(B) Promoção da saúde.
(C) Educação em saúde.
(D) Vigilância em saúde.

De acordo com o Glossário do Sistema Único de Saúde (SUS):
A: incorreta. Vigilância sanitária são ações de controle, pesquisa, registro e fiscalização de medicamentos, cosméticos, produtos de higiene pessoal, perfumes, saneantes, equipamentos, insumos, serviços e fatores de risco à saúde e ao meio ambiente; **B:** incorreta. Promoção da saúde é o conjunto de ações sanitárias integradas, inclusive com outros setores do governo e da sociedade, que busca o desenvolvimento de padrões saudáveis de: qualidade de vida, condições de trabalho, moradia, alimentação, educação, atividade física, lazer entre outros; **C:** incorreta. Educação em saúde é o processo para aumentar a capacidade das pessoas no cuidado da saúde e no debate com os profissionais e gestores, a fim de alcançar uma atenção à saúde de acordo com suas necessidades.
Gabarito "D".

(Técnico Enfermagem – Pref. Formiga/MG – 2020 – Consulplan) Considerando os princípios e diretrizes do Sistema Único de Saúde (SUS), previstos no art. 198 da Constituição Federal, analise as afirmativas a seguir.

I. Integralidade de assistência entendida como conjunto articulado e contínuo das ações e serviços preventivos e curativos, individuais e coletivos, exigidos para cada caso em todos os níveis de complexidade do sistema.
II. Igualdade da assistência à saúde, sem preconceitos ou privilégios de qualquer espécie.
III. Utilização da epidemiologia para o estabelecimento de prioridades, a alocação de recursos e a orientação programática.
IV. Ênfase na centralização dos serviços para os municípios.

Está INCORRETO o que se afirma apenas em

(A) IV.
(B) I e II.
(C) II e III.
(D) I, II e III.

De acordo com a Lei 8.080 de 19 de setembro de 1990, Capítulo II, Dos Princípios e Diretrizes, Artigo 7º, as ações e serviços públicos de saúde e os serviços privados contratados ou conveniados que integram o Sistema Único de Saúde (SUS), são desenvolvidos de acordo com as diretrizes previstas no art. 198 da Constituição Federal, obedecendo ainda aos seguintes princípios: (...) IX: descentralização político-administrativa, com direção única em cada esfera de governo com **ênfase na descentralização dos serviços para os municípios** e regionalização e hierarquização da rede de serviços de saúde.
Gabarito "A".

(Técnico Enfermagem – Pref. Formiga/MG – 2020 – Consulplan) "O Pacto pela Vida é o compromisso entre os gestores do SUS em torno de prioridades que apresentam impacto sobre a situação de saúde da população brasileira. Os estados, regiões e municípios devem pactuar as ações para alcançar as metas e os objetivos propostos." São consideradas prioridades pactuadas, EXCETO:

(A) Saúde do idoso.
(B) Implantação do Cartão Nacional de Saúde.
(C) Redução da mortalidade infantil e materna.
(D) Fortalecimento da capacidade de resposta às doenças emergentes e endemias, com ênfase na dengue, hanseníase, tuberculose, malária e influenza.

De acordo com a Portaria n° 399, de 22 de fevereiro de 2006 que Divulga o Pacto pela Saúde – Consolidação do SUS e aprova as Diretrizes Operacionais do Referido Pacto, são consideradas prioridades pactuadas, exceto, a implantação do Cartão Nacional de Saúde. As prioridades do PACTO PELA VIDA e seus objetivos são:
Saúde do Idoso: Implantar a Política Nacional de Saúde da Pessoa Idosa, buscando a atenção integral.
Redução da mortalidade infantil e materna: Reduzir a mortalidade materna, infantil neonatal, infantil por doença diarreica e por pneumonias.
Doenças emergentes e endemias, com ênfase na dengue, hanseníase, tuberculose, malária e influenza: Fortalecer a capacidade de resposta do sistema de saúde às doenças emergentes e endemias.
Gabarito "B".

(Técnico Enfermagem – Pref. Formiga/MG – 2020 – Consulplan) Alta complexidade é o conjunto de procedimentos que, no âmbito do SUS, envolve alta tecnologia e alto custo, objetivando propiciar à população acesso a serviços qualificados, integrando-os aos demais níveis de atenção à saúde (atenção básica e de média complexidade). São consideradas assistências de alta complexidade, EXCETO:

(A) Ultrassonografias.
(B) Cirurgias cardiovasculares.
(C) Laboratórios de eletrofisiologia.
(D) Procedimentos de neurocirurgia.

Segundo o Manual de Média e Alta Complexidade no SUS são consideradas assistências de alta complexidade cirurgias cardiovasculares, laboratório de eletrofisiologia e procedimentos de neurocirurgia, exceto ultrassonografias que são consideradas procedimentos de baixa complexidade em saúde.
Gabarito "A".

(Técnico Enfermagem – Pref. Formiga/MG – 2020 – Consulplan) Sobre a Programação Pactuada e Integrada – PPI, analise as afirmativas a seguir.

I. Envolve as atividades de assistência ambulatorial e hospitalar, de vigilância sanitária e de epidemiologia e controle de doenças, constituindo um instrumento essencial de reorganização do modelo de atenção e da gestão do SUS, de alocação dos recursos e de explicitação do pacto.

1. CONHECIMENTOS ESPECÍFICOS – ENFERMAGEM

II. O processo de elaboração da Programação Pactuada entre gestores e Integrada entre esferas de governo deve respeitar a autonomia de cada gestor: o município elabora sua própria programação, aprovando-a no Conselho Municipal de Saúde.

III. A elaboração da programação observa critérios e parâmetros definidos pelas Comissões Intergestores e aprovados pelos respectivos Conselhos.

Está(ão) correta(s) a(s) afirmativa(s)

(A) I, II e III.

(B) II, apenas.

(C) I e II, apenas.

(D) II e III, apenas.

De acordo com a Norma Operacional Básica (NOB) do Sistema Único de Saúde (SUS) publicada no Diário Oficial da União (DOU) em 06/11/1996:
Capítulo 11, Programação, Controle, Avaliação e Auditoria, item 11.1, subitem 11.1.1, a PPI envolve as atividades de assistência ambulatorial e hospitalar, de vigilância sanitária e de epidemiologia e controle de doenças, constituindo um instrumento essencial de reorganização do modelo de atenção e da gestão do SUS, de alocação dos recursos e de explicitação do pacto estabelecido entre as três esferas de governo. Essa Programação traduz as responsabilidades de cada município com a garantia de acesso da população aos serviços de saúde, quer pela oferta existente no próprio município, quer pelo encaminhamento a outros municípios, sempre por intermédio de relações entre gestores municipais, mediadas pelo gestor estadual.
Capítulo 11, Programação, Controle, Avaliação e Auditoria, item 11.1, subitem 11.1.2, o processo de elaboração da Programação Pactuada entre gestores e Integrada entre esferas de governo deve respeitar a autonomia de cada gestor: o município elabora sua própria programação, aprovando-a no Conselho Municipal de Saúde; o estado harmoniza e compatibiliza as programações municipais, incorporando as ações sob sua responsabilidade direta, mediante negociação na Comissão Intergestores Bipartite (CIB), cujo resultado é deliberado pelo Conselho Estadual de Saúde (CES).
Capítulo 11, Programação, Controle, Avaliação e Auditoria, item 11.1, subitem 11.1.6, a elaboração da programação observa critérios e parâmetros definidos pelas Comissões Intergestores e aprovados pelos respectivos Conselhos. No tocante aos recursos de origem federal, os critérios, prazos e fluxos de elaboração da programação integrada e de suas reprogramações periódicas ou extraordinárias são fixados em ato normativo do Ministério da Saúde e traduzem as negociações efetuadas na Comissão Intergestores Tripartite e as deliberações do Conselho Nacional de Saúde.
Gabarito "A".

(Técnico Enfermagem – Pref. Formiga/MG – 2020 – Consulplan)
O Ministério da Saúde alerta a rede de serviços de saúde de vigilância epidemiológica e ambiental e de imunização para prevenir a ocorrência de febre amarela em humanos. De acordo com as ações recomendadas pelo Ministério da Saúde, analise as afirmativas a seguir.

I. Avaliar as coberturas vacinais nos municípios da Área Com Recomendação de Vacinação (ACRV) e imunizar as populações prioritárias.

II. Estabelecer parcerias com instituições e profissionais dos setores de saúde e extra saúde (meio ambiente, agricultura, pecuária, dentre outros) para a notificação e investigação da morte de primatas não humanos.

III. Notificar e investigar oportunamente os casos humanos suspeitos de febre amarela, atentando para o histórico de vacinação preventiva, deslocamentos para áreas de risco e atividades de exposição para definição do Local Provável de Infecção (LPI).

Está correto o que se afirma em

(A) I, II e III.

(B) IV, apenas.

(C) I e II, apenas.

(D) II e III, apenas.

O Ministério da Saúde ressalta a necessidade de alertar a rede de serviços de saúde de vigilância epidemiológica e ambiental e de imunização para antecipar a resposta e prevenir a ocorrência da doença em humanos. Nesse sentido, recomenda-se:
Avaliar e ampliar as coberturas vacinais em todo o país. A vacinação contra a febre amarela é recomendada em todo o território nacional. Devem ser priorizadas as populações de maior risco, como: residentes em localidades com evidência de circulação viral e viajantes (trabalhadores, turistas/ ecoturistas) que se deslocam para essas áreas; residentes em zona rural e no entorno de parques e unidades de conservação; populações ribeirinhas; trabalhadores rurais, agropecuários, extrativistas, de meio ambiente; indivíduos com exposição esporádica em áreas de risco (rurais e silvestres). Sensibilizar e estabelecer parcerias com instituições e profissionais dos setores de saúde e extra saúde (meio ambiente, agricultura/ pecuária, entre outros) para a notificação e investigação da morte de primatas não humanos.
Notificar e investigar oportunamente os casos humanos suspeitos de Febre Amarela, atentando para o histórico de vacinação preventiva, deslocamentos para áreas de risco e atividades de exposição para definição do Local Provável de Infecção (LPI)
Gabarito "A".

(Técnico Enfermagem – Pref. Formiga/MG – 2020 – Consulplan)
Os Núcleos de Apoio à Saúde da Família (NASFs) foram criados pelo Ministério da Saúde e têm como objetivo apoiar e consolidar a atenção primária no Brasil. Poderão compor os NASFs as seguintes especialidades médicas, EXCETO:

(A) Homeopata.

(B) Acupunturista.

(C) Dermatologista.

(D) Ginecologista/Obstetra.

De acordo com o art. 3º, § 2º, da Portaria nº 154 de 24 de janeiro de 2008 que Cria os Núcleos de Apoio à Saúde da Família (NASF) para efeito de repasse de recursos federais, poderão compor os NASF as seguintes ocupações do Código Brasileiro de Ocupações – CBO: Médico Acupunturista; Assistente Social; Profissional da Educação Física; Farmacêutico; Fisioterapeuta; Fonoaudiólogo; Médico Ginecologista; Médico Homeopata; Nutricionista; Médico Pediatra; Psicólogo; Médico Psiquiatra; e Terapeuta Ocupacional.
Gabarito "C".

(Técnico Enfermagem – Pref. Formiga/MG – 2020 – Consulplan) O "Melhor em Casa" é um programa do Ministério da Saúde destinado a pessoas que apresentam dificuldades temporárias ou definitivas de sair do espaço da casa para chegar até uma Unidade de Saúde, ou ainda para pessoas que estejam em situações nas quais a atenção domiciliar é a mais indicada para o seu tratamento. O atendimento é realizado por equipes multidisciplinares, formadas, prioritariamente, por:

(A) Médicos, Enfermeiros, Nutricionista e Fonoaudiólogos.
(B) Médicos, Enfermeiros, Fonoaudiólogos e Fisioterapeutas.
(C) Médicos, Técnicos em Enfermagem, Auxiliar de Enfermagem e Assistente Social.
(D) Médicos, Enfermeiros, Técnicos em Enfermagem e Fisioterapeuta ou Assistente Social.

De acordo com a Portaria nº 825 de 25 de abril de 2016 que Redefine a Atenção Domiciliar no âmbito do Sistema Único de Saúde (SUS) e atualiza as equipes habilitadas o atendimento é realizado por equipes multidisciplinares, formadas, prioritariamente por Médicos, Enfermeiros, Auxiliares ou Técnicos em Enfermagem e Fisioterapeuta ou Assistente Social.
Gabarito "D".

8. CÓDIGO DE ÉTICA DOS PROFISSIONAIS DE ENFERMAGEM/LEI DO EXERCÍCIO PROFISSIONAL

(Técnico Enf. – SES/RS - 2022 – FAURGS) A Resolução COFEN nº 564/2017 instituiu o novo Código de Ética dos Profissionais de Enfermagem. Considere os itens a seguir.

I. – Ter acesso às informações relacionadas a pessoa, família e coletividade, necessárias ao exercício profissional.
II. – Administrar medicamentos sem conhecer indicação, ação da droga, via de administração e potenciais riscos, respeitados os graus de formação do profissional.
III. – Abster-se de revelar informações confidenciais de que tenha conhecimento em razão de seu exercício profissional.
IV. – Prestar assistência de Enfermagem sem discriminação de qualquer natureza.

Quais estão presentes no capítulo Das Proibições do Código de Ética dos Profissionais de Enfermagem?

(A) Apenas I.
(B) Apenas II.
(C) Apenas III.
(D) Apenas I e III.
(E) Apenas II e IV.

De acordo com o art. 78 da Resolução COFEN 564/2017 "É proibido a administração de medicamentos sem conhecimento da indicação, ação da droga, via de administração e potenciais riscos, pois esta ação coloca em risco a segurança da assistência,

tanto para o paciente quanto para os profissionais de saúde, e facilita que os profissionais incorram em situações de imperícia, imprudência ou negligência".
Gabarito "B".

(Técnico Enf. – SES/RS - 2022 – FAURGS) Conforme a Lei nº 7.498, de 25 de junho de 1986, referente à Regulamentação do Exercício de Enfermagem, o Técnico de Enfermagem exerce atividade de nível médio, envolvendo _____ e _____ do trabalho de enfermagem em grau auxiliar, e _____ no planejamento da assistência de enfermagem, cabendo-lhe participar da _____ da assistência de enfermagem, _____ ações assistenciais de enfermagem, participar da orientação e _____ do trabalho de enfermagem em grau auxiliar e participar da equipe de saúde.

Assinale a alternativa que representa corretamente a ordem das lacunas.

(A) acompanhamento – orientação – programação – supervisão – executar – participação
(B) acompanhamento – orientação – programação – supervisão – programar – supervisão
(C) orientação – acompanhamento – participação – supervisão – executar – programação
(D) orientação – acompanhamento – participação – programação – executar – supervisão
(E) supervisão – orientação – participação – programação – executar – acompanhamento

Conforme a Lei nº 7.498, de 25 de junho de 1986 que dispõe sobre a regulamentação do exercício da enfermagem, e dá outras providências, em seu Art. 12 descreve que o Técnico de Enfermagem exerce atividade de nível médio, envolvendo orientação e acompanhamento do trabalho de enfermagem em grau auxiliar, e participação no planejamento da assistência de enfermagem, cabendo-lhe especialmente:
a) participar da programação da assistência de enfermagem;
b) executar ações assistenciais de enfermagem, exceto as privativas do Enfermeiro;
c) participar da orientação e supervisão do trabalho de enfermagem em grau auxiliar;
d) participar da equipe de saúde.
Gabarito "D".

(Técnico Enfermagem – Pref. Paulínia/SP – 2021 – FGV) De acordo com o Código de Ética, o Profissional de Enfermagem deve

(A) usar o carimbo, com nome completo, número e categoria de inscrição no Coren, juntamente com a assinatura ou rubrica.
(B) recusar-se a executar prescrição de Enfermagem e Médica na qual não constem assinatura e número de registro do profissional prescritor, em qualquer situação.
(C) ter acesso às informações relacionadas a pessoa, família e coletividade, necessárias ao exercício profissional.

(D) participar da prática multiprofissional e interdisciplinar com responsabilidade, autonomia e liberdade, observando os preceitos éticos e legais da profissão.

(E) orientar a pessoa e a família sobre preparo, benefícios, riscos e consequências decorrentes de exames e de outros procedimentos, respeitando o direito de recusa.

Segundo a Resolução COFEN n° 564/2017 que aprova o Novo Código de Ética dos Profissionais de Enfermagem: **A:** incorreta. Capítulo II – Dos Deveres, Artigo 35° é dever do profissional de enfermagem apor nome completo e/ou nome social, ambos legíveis, número e categoria de inscrição no Conselho Regional de Enfermagem, assinatura ou rubrica nos documentos, quando no exercício profissional. Porém, no parágrafo 1° é facultado o uso do carimbo, com nome completo, número e categoria de inscrição no Coren, devendo constar a assinatura ou rubrica do profissional; **B:** incorreta. Capítulo II – Dos Deveres, Artigo 46 é dever do profissional de enfermagem recusar-se a executar prescrição de Enfermagem e Médica na qual não constem assinatura e número de registro do profissional prescritor, **exceto em situação de urgência e emergência**; **C:** incorreta. Capítulo I – Dos Direitos, Artigo 7° **é direito** do profissional de enfermagem ter acesso às informações relacionadas à pessoa, família e coletividade, necessárias ao exercício profissional; **D:** incorreta. Capítulo I – Dos Direitos, Artigo 4° **é direito** do profissional de enfermagem participar da prática multiprofissional, interdisciplinar e transdisciplinar com responsabilidade, autonomia e liberdade, observando os preceitos éticos e legais da profissão.
Gabarito "E".

(Técnico Enfermagem – Pref. Contagem/MG – 2022 – IBFC) Ao Técnico de Enfermagem cabe, especialmente, exercer atividade de nível médio, envolvendo orientação e acompanhamento do trabalho de enfermagem, em grau auxiliar. Sobre o tema, analise as afirmativas abaixo e dê valores Verdadeiro (V) ou Falso (F).

(V) Executar ações assistenciais de enfermagem, exceto as privativas do Enfermeiro.

(V) Participar da programação da assistência de enfermagem.

(V) Participar da orientação e supervisão do trabalho de enfermagem em grau auxiliar.

(F) Classificação de Risco.

Assinale a alternativa que apresenta a sequência correta de cima para baixo.

(A) V – V – V – V

(B) F – F – V – V

(C) V – F – F – F

(D) V – V – V – F

As três primeiras afirmativas estão corretas de acordo com a Lei n° 7.498/86 que dispõe sobre a Regulamentação do Exercício da Enfermagem e dá outras providências. De acordo com a Resolução COFEN n°661/2021 em seu Art. 1° "No âmbito da Equipe de Enfermagem, a classificação de Risco e priorização da assistência é privativa do Enfermeiro, observadas as disposições legais da profissão". Sendo assim, a afirmativa é falsa.
Gabarito "D".

(Técnico Enfermagem – Pref. Boa Vista/RR – 2020 – SELECON) De acordo com a Resolução COFEN n° 564/2017, no capítulo IV, das infrações e penalidades do profissional, é considerada circunstância agravante:

(A) cometer infração dolosamente

(B) ter bons antecedentes profissionais

(C) realizar atos sob emprego real de força física

(D) realizar atos sob coação e/ou intimidação ou grave ameaça

---

De acordo com a Resolução COFEN n° 564/2017, no capítulo IV, das infrações e penalidades do profissional, artigo 113 é considerada circunstância agravante cometer infração dolosamente. Ter bons antecedentes profissionais, realizar atos sob emprego real de força física e realizar atos sob coação e/ou intimidação ou grave ameaça são consideradas circunstâncias atenuantes (Resolução COFEN n° 564/2017, no capítulo IV, das infrações e penalidades do profissional, artigo 112).
Gabarito "A".

(Técnico Enfermagem – Pref. Boa Vista/RR – 2020 – SELECON) É proibido, de acordo com a Resolução COFEN n° 564/2017, ao profissional de enfermagem realizar a seguinte ação:

(A) recusar-se a executar atividades que não sejam de sua competência técnica, científica, ética e legal ou que não ofereçam segurança ao profissional, à pessoa, à família e à coletividade; comunicar formalmente ao Conselho Regional de Enfermagem e aos órgãos competentes fatos que infrinjam dispositivos éticos-legais e que possam prejudicar o exercício profissional e a segurança à saúde da pessoa, família e coletividade

(B) recorrer ao Conselho Regional de Enfermagem, de forma fundamentada, quando impedido de cumprir o presente Código, a Legislação do Exercício Profissional e as Resoluções, Decisões e Pareceres Normativos emanados pelo Sistema Cofen/Conselhos Regionais de Enfermagem

(C) exercer a Enfermagem com liberdade, segurança técnica, científica e ambiental, autonomia, e ser tratado sem discriminação de qualquer natureza, segundo os princípios e pressupostos legais, éticos e dos direitos humanos

(D) aceitar cargo, função ou emprego vago em decorrência de fatos que envolvam recusa ou demissão motivada pela necessidade do profissional em cumprir o presente código e a legislação do exercício profissional, bem como pleitear cargo, função ou emprego ocupado por colega, utilizando-se de concorrência desleal

---

De acordo com a Resolução COFEN n° 564/2017, Capítulo III, das proibições, em seu artigo 65, é vedado ao profissional de enfermagem aceitar cargo, função ou emprego vago em decorrência de fatos que envolvam recusa ou demissão motivada pela necessidade do profissional em cumprir o presente código e a legislação do exercício profissional, bem como pleitear cargo, função ou emprego ocupado por colega, utilizando-se de concorrência desleal. As alternativas A, B e C são direitos dos profissionais de Enfermagem, de acordo com o Capítulo I- Dos Direitos, artigos 22º, 9º e 1º respectivamente.

Gabarito "D".

(Técnico Enfermagem – Pref. Morro Agudo/SP – 2020 – VUNESP) Considerando o Código de Ética dos Profissionais de Enfermagem (Resolução COFEN nº 564/2017), assinale a alternativa correta a respeito das penalidades a serem impostas pelo Sistema COFEN/Conselhos Regionais de Enfermagem no Brasil, de acordo com as infrações éticas e disciplinares cometidas pelos profissionais.

(A) A advertência verbal consiste na admoestação ao infrator, de forma reservada, que será registrada no prontuário do mesmo, na presença de três testemunhas.

(B) A censura consiste na repreensão que será divulgada por um período de sete (7) dias nas publicações oficiais do Sistema COFEN/Conselhos Regionais de Enfermagem e em jornais de grande circulação.

(C) A suspensão consiste na proibição do exercício profissional por um período não superior a 29 (vinte e nove) dias e será divulgada nas publicações oficiais do Sistema COFEN/Conselhos Regionais de Enfermagem, jornais de grande circulação e comunicada aos órgãos empregadores.

(D) A cassação consiste na perda do direito ao exercício da Enfermagem por um período de até 30 anos e será divulgada nas publicações do Sistema COFEN/ Conselhos Regionais de Enfermagem e em jornais de grande circulação.

(E) A multa consiste na obrigatoriedade de pagamento de 01 (um) a 15 (quinze) vezes o valor da anuidade da categoria profissional à qual pertence o infrator, em vigor no ato do pagamento.

A: incorreta. A advertência verbal consiste na admoestação ao infrator, de forma reservada, que será registrada no prontuário do mesmo, na presença de **duas** testemunhas; **B:** incorreta. A censura consiste em repreensão que será divulgada nas publicações oficiais do Sistema COFEN/Conselhos Regionais de Enfermagem e em jornais de grande circulação; **C:** incorreta. A suspensão consiste na proibição do exercício profissional da Enfermagem por um período de **até 90 (noventa) dias** e será divulgada nas publicações oficiais do Sistema COFEN/Conselhos Regionais de Enfermagem, jornais de grande circulação e comunicada aos órgãos empregadores; **E:** incorreta. A multa consiste na obrigatoriedade de pagamento de 01 (um) a **10 (dez) vezes** o valor da anuidade da categoria profissional à qual pertence o infrator, em vigor no ato do pagamento.

Gabarito "D".

9. NORMAS/ROTINAS E PROCEDIMENTOS DE ENFERMAGEM

(Técnico Enfermagem – Pref. Formiga/MG – 2020 – Consulplan) "Diversas são as variáveis que devem ser consideradas ao medir a pressão arterial da gestante, a fim de minimizar possíveis medidas erradas. Essas variáveis estão relacionadas com o equipamento utilizado, com o ambiente, com o profissional que está realizando a aferição e com a gestante. Considerando que devem ser utilizados os mesmos equipamentos e a mesma técnica usada para os adultos, quando a gestante estiver deitada, a pressão arterial deve ser aferida no braço____com a gestante em decúbito lateral ____." Assinale a alternativa que completa correta e sequencialmente a afirmativa anterior.

(A) direito / direito

(B) direito / esquerdo

(C) esquerdo / direito

(D) esquerdo / esquerdo

A posição mais indicada para verificar a pressão arterial (PA) na gestante é posição sentada, com as pernas descruzadas, com os pés apoiados no chão e o dorso recostado na cadeira e relaxado. O braço deve estar na altura do coração (no nível do ponto médio do esterno ou no 4º espaço intercostal), livre de roupas, apoiado, com a palma da mão voltada para cima e o cotovelo ligeiramente fletido. A PA também pode ser medida no braço esquerdo, na posição de decúbito lateral esquerdo, em repouso.

Gabarito "D".

(Técnico Enf. – SES/RS - 2022 – FAURGS) Assinale a afirmação INCORRETA sobre a avaliação dos sinais vitais.

(A) A avaliação da temperatura corporal do paciente pode auxiliar no diagnóstico de diferentes problemas de saúde, bem como avaliar efeitos da terapia medicamentosa adotada. O parâmetro de normalidade da temperatura axilar é 36,5°C.

(B) Os parâmetros de normalidade da frequência respiratória são 12 a 20 respirações por minuto (resp/min ou rpm), devendo-se verificar a respiração por 60 segundos, considerando que cada inspiração e expiração equivalem a um ciclo respiratório.

(C) É importante observar a frequência da respiração (números de ciclos respiratórios), o ritmo (regular ou irregular), a profundidade (superficial, normal ou profunda), o tipo (torácica, tóraco-abdominal ou abdominal) e a simetria torácica (simétrica ou assimétrica) durante os movimentos respiratórios.

(D) Para evitar que o paciente altere voluntariamente o seu padrão respiratório, pode-se avaliar a frequência respiratória após a verificação do pulso, mantendo-se a palpação arterial sem explicitar que a verificação do padrão respiratório está sendo realizada.

(E) Para verificar a pressão arterial, não é necessário se certificar se o paciente está com a bexiga cheia, tampouco se praticou exercícios físicos há pelo menos 60 minutos ou se ingeriu bebidas alcoólicas e café.

Para verificação da pressão arterial o profissional deverá explicar o procedimento ao paciente certificar-se de que o paciente não está com a bexiga cheia, não praticou exercícios físicos, não ingeriu bebidas alcoólicas, café, alimentos, ou fumou até 30 minutos antes da medida.

Gabarito "E".

(Técnico Enf. – SES/RS - 2022 – FAURGS) Ao conjunto de regras ou instruções para fixar procedimentos, métodos, organização, que são utilizados no desenvolvimento das atividades da equipe de enfermagem denomina--se:

(A) Rotina.

(B) Indicadores.

(C) Procedimento.

(D) Norma.

(E) Procedimento operacional padrão-POP.

A: incorreta. Rotina: representa a instrução técnica para execução de uma tarefa específica de assistência em enfermagem. Descrevem sistematicamente todos os passos para a realização de uma tarefa; B: incorreta. Indicadores: representam a relação matemática que mede, numericamente, processos e resultados e que permite compará-los com as metas preestabelecidas. São exemplos de indicadores: incidência de quedas, incidência de úlceras por pressão (UPP), incidência de perda de sonda nasoenteral, incidência de flebites, incidência de não conformidades na administração de medicamentos, incidência de obstrução de cateteres centrais, entre outros; C: incorreta. Procedimento: corresponde às técnicas/procedimentos que a equipe de enfermagem executa na prestação de cuidados ao cliente, utilizando um método/roteiro que pode ser adaptado a realidade e ao cliente, desde que não interfira em seus princípios básicos; D: correta. Norma: conjunto de regras ou instruções para fixar procedimentos, métodos, organização, que são utilizados no desenvolvimento das atividades da equipe de enfermagem; E: incorreta. Procedimento operacional padrão-POP: é um documento que expressa o planejamento do trabalho repetitivo e tem como objetivo padronizar e minimizar a ocorrência de desvios na execução da atividade.

Gabarito "D".

(Técnico Enfermagem – Pref. Contagem/MG – 2022 – IBFC) A aferição da pressão arterial permite guiar condutas terapêuticas individuais, monitorar prevalências populacionais e identificar fatores de risco associados à hipertensão arterial. Em relação ao posicionamento correto do paciente durante a aferição da pressão arterial, assinale a alternativa incorreta.

(A) Posição sentada

(B) Pernas cruzadas

(C) Pés apoiados no chão

(D) Dorso recostado na cadeira

De acordo com a técnica de aferição da pressão arterial da Linha de Cuidado à Hipertensão Arterial do Ministério da Saúde o posicionamento correto é o paciente sentado, com **pernas descruzadas**, pés apoiados no chão, dorso recostado na cadeira e relaxado. O braço deve estar na altura do coração, apoiado, com a palma da mão voltada para cima e as roupas não devem garrotear o membro.

Gabarito "B".

(Técnico Enfermagem – Pref. Contagem/MG – 2022 – IBFC) O cateterismo venoso periférico é amplamente utilizado podendo apresentar algumas complicações. Em relação a complicações locais, assinale a alternativa incorreta.

(A) Flebite

(B) Extravasamento

(C) Hematoma

(D) Sobrecarga circulatória

A sobrecarga circulatória é uma reação transfusional que pode ocorrer devido a uma transfusão rápida ou de um grande volume de sangue, mas também pode ocorrer durante uma única transfusão de glóbulos vermelhos, geralmente ocorrendo após seis horas da conclusão da transfusão, não sendo portanto uma complicação local do cateterismo venoso periférico

Gabarito "D".

(Técnico Enfermagem – Pref. Paulínia/SP – 2021 – FGV) Acerca dos procedimentos de enfermagem, analise as afirmativas a seguir.

I. O cateter nasal é considerado um sistema de baixo fluxo e, a máscara facial simples, um sistema de médio e alto fluxo.

II. A ordem recomendada, na aspiração das vias aéreas, é tubo endotraqueal ou cânula de traqueostomia, cavidade nasal e cavidade oral.

III. Na coleta de urina de 24 horas, o paciente deve ser orientado a desprezar a primeira urina do dia e coletar todas as subsequentes, finalizando no dia seguinte no horário em que foi desprezada a primeira urina.

Está correto o que se afirma em

(A) I, somente.

(B) II, somente.

(C) III, somente.

(D) I e II, somente.

(E) II e III, somente.

I: incorreta. O cateter nasal é considerado um sistema de baixo fluxo, porém a máscara facial simples, não é um sistema de médio e alto fluxo e sim de baixo fluxo.

Gabarito "E".

(Técnico Enfermagem – GHC/RS – 2021 – FUNDATEC) Cada tipo de amostra deve ser coletada em um recipiente específico para cada tipo de análise, sendo de extrema importância que o técnico de enfermagem, ao realizar o procedimento, tenha conhecimento sobre esses recipientes para a realização de uma coleta de material biológico. Assinale a alternativa INCORRETA.

(A) Quando se pretende fazer análise de glicemia, deverá ser colhida uma amostra de plasma. O sangue colhido com anticoagulante deve ser cuidadosamente homogeneizado por inversão para evitar hemólise e coagulação do sangue.

(B) Análises sorológicas devem ser colhidas em uma amostra de soro. A amostra obtida deverá ser colocada em um tubo com anticoagulante. O sangue deve ser homogeneizado por inversão para evitar coagulação do sangue e quebra das hemácias.

(C) Quando se pretende fazer análise de coagulação, deverá ser colhida uma amostra de plasma. O sangue colhido com anticoagulante deve ser cuidadosamente homogeneizado por inversão para evitar hemólise e coagulação do sangue.

(D) Quando se pretende fazer uma análise hematológica, deve ser colhida uma amostra de sangue total. Essa coleta deve ser colocada em um tubo com anticoagulante específico para evitar coagulação do sangue.

(E) Quando se pretende fazer análise bioquímica ou sorológica, deverá ser colhida uma amostra de soro, a qual deve ser obtida por meio da coleta de tubo sem anticoagulante para que ocorra o processo de coagulação. Esse tubo contém ativador de coágulos, e deve-se, imediatamente após a coleta, homogeneizar o tubo por inversão para evitar a hemólise.

As análises sorológicas devem ser colhidas em uma amostra de soro, porém, a amostra obtida deverá ser colocada em um tubo sem anticoagulante e o sangue deve ser homogeneizado por inversão para evitar coagulação do sangue e quebra das hemácias.
Gabarito "B".

(Técnico Enfermagem – Pref. Boa Vista/RR – 2020 – SELECON) O técnico de enfermagem é um profissional importante, na equipe de saúde, para detectar precocemente sinais de instabilidade clínica. Dessa forma, os locais utilizados para mensurar a frequência do pulso são:

(A) axilar e apical

(B) apical e radial

(C) carótida e glúteo

(D) femoral e palmar

A frequência cardíaca pode ser verificada por meio da ausculta do pulso apical, encontrado no quinto espaço intercostal esquerdo na linha hemiclavicular, ou da visualização do monitor/cardioscópio, caso o paciente esteja monitorado ou do pulso radial, localizado medialmente ao processo estiloide do rádio, empregando-se a polpa dos dedos indicador e médio. Polegar se fixa ao dorso do punho. Antebraço apoiado e em supinação.
Gabarito "B".

---

10. GERENCIAMENTO DE RESÍDUOS DE SERVIÇOS DE SAÚDE

(Técnico Enf. – SES/RS - 2022 – FAURGS) Sobre o Gerenciamento de Resíduos de Serviços de Saúde (GRSS) é correto afirmar que

(A) no caso de um perfurocortante contaminado com produto químico ou radioativo, ou de outro tipo, os resíduos presentes não necessitam de tratamento prévio, e a segregação sequer precisa atender os tipos de procedimentos necessários.

(B) no caso de hospitais que possuem serviços como laboratório clínico, radiologia ou outros serviços

de imagem, o GRSS não precisa contemplar todos os geradores de resíduos existentes ali.

(C) em um procedimento como a aplicação de um medicamento injetável, por exemplo, o resíduo perfurocortante pode ser descartado como qualquer outro resíduo, para se segregar depois.

(D) é um conjunto de procedimentos implementado a partir de bases científicas, técnicas, normativas e legais que objetiva minimizar a produção de resíduos e proporcionar àqueles gerados um encaminhamento seguro, visando à proteção dos trabalhadores, à preservação da saúde e do meio ambiente.

(E) não é necessário obedecer aos limites de peso estabelecidos para os sacos de acondicionamento, pois o que garante que os sacos vão permanecer íntegros é a marca do produto. Isso sim garante a proteção e saúde do trabalhador da limpeza, responsável por essa etapa do manejo dos RSS.

A: incorreto. No caso de um perfurocortante contaminado com produto químico ou radioativo, ou de outro tipo, os resíduos presentes necessitam de tratamento prévio, e a segregação precisa atender os tipos de procedimentos necessários; **B:** incorreto. No caso de hospitais que possuem serviços como laboratório clínico, radiologia ou outros serviços de imagem, o GRSS precisa contemplar todos os geradores de resíduos existentes ali; **C:** incorreto. Os materiais perfurocortantes devem ser descartados separadamente, no local de sua geração, imediatamente após o uso ou necessidade de descarte, em recipientes de paredes rígidas, resistentes à punctura, ruptura e vazamento, resistentes ao processo de esterilização, com tampa, devidamente identificados com o símbolo internacional de risco biológico, acrescido da inscrição de "PERFUROCORTANTE" e os riscos adicionais, químico ou radiológico; **E:** incorreto. É necessário obedecer aos limites de peso estabelecidos para os sacos de acondicionamento, pois é esse cuidado que garante que os sacos vão permanecer íntegros e proteger a saúde do trabalhador da limpeza, responsável por essa etapa do manejo dos RSS.
Gabarito "D".

(Técnico Enfermagem – Pref. Paulínia/SP – 2021 – FGV) Sobre o gerenciamento de Resíduos de Serviços de Saúde (RSS) que incluam materiais perfurocortantes, resíduos químicos e resíduos com presença de agentes biológicos, assinale a afirmativa correta.

(A) Os sacos contendo RSS com presença de agentes biológicos de fácil putrefação devem ser substituídos no máximo a cada 24 horas, independentemente do volume.

(B) As agulhas e o conjunto seringa-agulha utilizadas na aplicação de vacinas, quando não desconectadas, devem atender às regras de manejo dos resíduos químicos e biológicos.

(C) Todos os resíduos com agentes biológicos devem obrigatoriamente passar por tratamento específico antes do descarte final.

(D) A utilização das embalagens primárias vazias para acondicionamento de resíduos de saúde, que contenham substâncias químicas, está vedada.

(E) Os medicamentos hemoderivados e as excretas de pacientes tratados com quimioterápicos anti-neoplásicos devem ser manejados como resíduos químicos com periculosidade.

Gabarito controverso, pois, todas as alternativas estão corretas, exceto a alternativa B, pois, as agulhas e o conjunto seringa-agulha utilizadas na aplicação de vacinas, quando não desconectadas, devem atender às regras de manejo dos resíduos perfurocortantes.
Gabarito "A".

(Técnico Enfermagem – Pref. Morro Agudo/SP – 2020 – VUNESP) A equipe de enfermagem manipula uma grande quantidade de materiais ao desempenhar suas funções assistenciais, gerando muitas vezes resíduos com grande potencial de risco para a saúde. Assim, é fundamental que o profissional esteja atento às condições seguras de manipulação e descarte de materiais. Nesse contexto, ao desprezar seringas e agulhas deve

(A) acondicionar apenas as agulhas em recipiente impermeável e resistente específico.

(B) descartar as agulhas e as seringas em lixo hospitalar, desde que as agulhas estejam reencapadas.

(C) utilizar recipiente identificado para material perfurocortante, reencapando as agulhas antes de descartá-las.

(D) descartá-las em recipiente impermeável e resistente específico.

(E) utilizar caixa específica para material perfurocortante para depositar apenas as seringas.

Conforme a Resolução da Diretoria Colegiada, da Agência Nacional de Vigilância Sanitária/ANVISA – RDC Nº 306, de 7 de dezembro de 2004, os resíduos do grupo E são constituídos por materiais perfurocortantes como objetos e instrumentos contendo cantos, bordas, pontos ou protuberâncias rígidas e agudas capazes de cortar ou perfurar. Os materiais perfurocortantes devem ser descartados separadamente, no local de sua geração, imediatamente após o uso ou necessidade de descarte, em recipientes de paredes rígidas, resistentes à punctura, ruptura e vazamento, resistentes ao processo de esterilização, com tampa, devidamente identificados com o símbolo internacional de risco biológico, acrescido da inscrição de "PERFUROCORTANTE" e os riscos adicionais, químico ou radiológico. É expressamente proibido o esvaziamento desses recipientes para o seu reaproveitamento. As agulhas descartáveis devem ser desprezadas juntamente com as seringas, quando descartáveis, sendo proibido reencapá-las ou proceder a sua retirada manualmente. Os recipientes coletores têm capacidade que varia de 3 a 13 litros, são confeccionados em material resistente (papelão couro), especialmente desenvolvido para utilização em serviços de saúde e, de preferência, possuir desconectador de agulhas. Estes recipientes só devem ser preenchidos até os 2/3 de sua capacidade, ou o nível de preenchimento ficar a 5 (cinco) cm de distância da boca do recipiente. Devem estar localizados tão próximo quanto possíveis da área de uso destes materiais.
Gabarito "D".

11. DOENÇAS TRANSMISSÍVEIS/ INFECÇÕES SEXUALMENTE TRANSMISSÍVEIS (IST)

(Técnico Enf. – SES/RS - 2022 – FAURGS) Quais são as medidas preventivas para evitar a contaminação e disseminação do novo coronavírus?

(A) Usar luvas em ambientes externos para tocar em superfícies e objetos; manter distanciamento social sem máscara e cobrir nariz e boca quando espirrar ou tossir.

(B) Cobrir nariz e boca quando espirrar ou tossir; evitar tocar mucosas de olhos, nariz e boca e higienizar as mãos com água e sabão ou álcool gel.

(C) Higienizar as mãos com clorexidina; limpar e higienizar objetos e superfícies tocados com frequência; manter distanciamento social sem máscara.

(D) Limpar e higienizar objetos e superfícies tocados com frequência; distanciamento de 1,5m com máscara e higienização das mãos com clorexidina.

(E) Usar luvas em ambientes externos para tocar em superfícies e objetos; cobrir nariz e boca quando espirrar ou tossir e higienizar as mãos com água e sabão ou álcool gel.

Entre as medidas indicadas pelo Ministério da Saúde, estão as não farmacológicas, como distanciamento social, etiqueta respiratória (cobrir nariz e boca quando espirrar ou tossir) e de higienização das mãos com água e sabão ou álcool gel, uso de máscaras, limpeza e desinfeção de ambientes, isolamento de casos suspeitos e confirmados e quarentena dos contatos dos casos de Covid-19, conforme orientações médicas.
Gabarito "B".

(Técnico Enfermagem – GHC/RS – 2021 – FUNDATEC) As hepatites virais causadas pelos vírus hepatotrópicos (vírus das hepatites A, B, C, D ou Delta e E) são doenças causadas por diferentes agentes etiológicos, que têm em comum o tropismo primário pelo tecido hepático e que constituem um enorme desafio à saúde pública em todo o mundo. Sendo assim, analise as assertivas abaixo e assinale V, se verdadeiras, ou F, se falsas.

( ) A hepatite A é uma doença comumente transmitida por meio de contato oral-fecal, por ingestão de água e/ou alimentos contaminados.

( ) O sangue é o veículo de transmissão mais importante, mas outros fluidos também podem transmitir o HBV, como sêmen e saliva.

( ) A forma mais eficaz de transmissão do vírus da hepatite C (HCV) ocorre por meio da exposição percutânea repetida, ou mediante grandes volumes de sangue infectado.

( ) A transmissão sexual do HBV é menos frequente do que a transmissão da infecção pelo HCV, ocorrendo em pessoas com múltiplas parcerias sexuais e que têm relações sem uso de preservativo.

( ) A história natural do HCV é marcada pela evolução silenciosa. Muitas vezes, a doença é diagnosticada décadas após a infecção, e os sinais e sintomas são comuns às demais doenças parenquimatosas crônicas do fígado, manifestando-se apenas em fases mais avançadas da doença.

A ordem correta de preenchimento dos parênteses, de cima para baixo, é:

- **(A)** V – V – V – F – V.
- **(B)** V – F – F – V – V.
- **(C)** F – V – V – F – F.
- **(D)** V – F – V – V – F.
- **(E)** F – V – F – F – V.

Gabarito controverso, pois, de acordo com o Guia de Vigilância em Saúde do Ministério da Saúde (2019) a transmissão da Hepatite B se dá pelas seguintes vias: sexual (por contato sexual sem o uso de camisinha com uma pessoa que esteja infectada), parenteral (contato com sangue ou hemoderivados), percutânea (inoculação acidental) e vertical (da mãe para a criança durante a gestação, o parto ou a amamentação).
Gabarito 'A'.

(**Técnico Enfermagem – Pref. Formiga/MG – 2020 – Consulplan**) No dia 1º de dezembro é celebrado o Dia Mundial de Luta Contra a Aids. No dia 29 de novembro de 2019, o Ministro da Saúde, Luiz Henrique Mandetta, lançou a nova campanha de Prevenção ao HIV/Aids, que tem como foco incentivar pessoas que não se preveniram em algum momento da vida a procurar uma Unidade de Saúde e realizar o teste rápido. Apesar da queda no número de mortes pela doença, a infecção por HIV cresce mais entre os jovens. Sobre esta doença, assinale a afirmativa INCORRETA.

- **(A)** Na fase aguda da doença, os pacientes infectados podem apresentar sintomas parecidos com os de uma gripe.
- **(B)** Muitas pessoas soropositivas vivem sem apresentar os sintomas da doença e sem desenvolver a doença por muitos anos.
- **(C)** O aparecimento das doenças oportunistas está mais relacionado com o estilo de vida do paciente do que com as funções deficitárias de certos sistemas do seu organismo.
- **(D)** Os testes rápidos para a detecção de anticorpos anti-HIV fornecem o resultado em até trinta minutos com amostra de sangue obtida por punção digital ou com amostra de fluido oral.

O aparecimento das doenças oportunistas são infecções causadas por diversos organismos, como fungos, bactérias e vírus, que acometem indivíduos com a imunidade baixa, por isso, é incorreto afirmar que elas estão mais relacionadas com o estilo de vida do paciente do que com as funções deficitárias de certos sistemas do organismo da pessoa infectada pelo HIV.
Gabarito 'C'.

(**Técnico Enfermagem – Pref. Paulínia/SP – 2021 – FGV**) A respeito das Infecções Sexualmente Transmissíveis (IST), assinale a afirmativa correta.

- **(A)** Todas as IST causam corrimentos como manifestação clínica inicial.
- **(B)** A vaginose bacteriana e a candidíase vaginal são as IST mais comuns.
- **(C)** As feridas genitais são manifestações clínicas exclusivas da sífilis.
- **(D)** O HPV pode ser transmitido da mãe para o filho durante o parto.
- **(E)** A camisinha feminina não é um método eficaz na prevenção das IST.

A: incorreta. As IST podem se manifestar por meio de feridas, corrimentos e verrugas anogenitais, entre outros possíveis sintomas, como dor pélvica, disúria, lesões de pele e linfonodos aumentados; **B:** incorreta. Apesar de não ser definida como uma IST, a vaginose bacteriana pode ser transmitida via relação sexual. A candidíase não é uma IST. Ela é apenas uma infecção comum, quando há algum desequilíbrio na microbiota vaginal; **C:** incorreta. As feridas genitais não são manifestações clínicas exclusivas da sífilis, podendo ser um sinal na herpes genital, gonorreia, tricomoníase, infecção pelo HIV, infecção pelo Papilomavírus Humano (HPV), hepatites virais B e C; **E:** incorreta. A camisinha feminina é um método tão eficaz quanto a camisinha masculina na prevenção das IST.
Gabarito 'D'.

12. ÚLCERAS POR PRESSÃO (UPP)/ FERIDAS/LESÕES/QUEIMADURAS

(**Técnico Enf. – SES/RS - 2022 – FAURGS**) Assinale a alternativa que NÃO apresenta um fator de risco para o desenvolvimento de lesões por pressão.

- **(A)** Mobilidade prejudicada.
- **(B)** Incontinência.
- **(C)** Uso de colchão de fluxo de ar.
- **(D)** Deficiência sensorial.
- **(E)** Estado nutricional alterado.

O uso de colchão de fluxo de ar ou colchão pneumático é um tipo de colchão plástico ou de borracha, cheio de ar, indicado para evitar a formação de úlceras por pressão.
Gabarito 'C'.

(**Técnico Enfermagem – Pref. Paulínia/SP – 2021 – FGV**) Após a realização de um curativo, o técnico de enfermagem registrou, entre outras coisas, "presença de tecido de epitelização no leito da ferida."

Esse tipo de tecido é caracterizado por

- **(A)** revestimento novo, rosado e frágil.
- **(B)** presença de crosta preta ou bem escura.
- **(C)** aspecto amarelo esverdeado, com presença de secreção purulenta.
- **(D)** aspecto vermelho vivo, brilhante, úmido e ricamente vascularizado.

(E) coloração amarela ou branca, que adere ao leito da ferida e se apresenta como crostas grossas.

B: incorreta. Tecido com presença de crosta preta ou bem escura é denominado tecido necrótico de coagulação; **C:** incorreta. Tecido com aspecto amarelo esverdeado, com presença de secreção purulenta é denominado necrose de liquefação ou esfacelo; **D:** incorreta. Tecido com aspecto vermelho vivo, brilhante, úmido e ricamente vascularizado é denominado tecido de granulação; **E:** incorreta. Tecido com coloração amarela ou branca, que adere ao leito da ferida e se apresenta como crostas grossas é denominado tecido fibrinoso ou desvitalizado.

Gabarito "A".

(Técnico Enfermagem – Pref. Contagem/MG – 2022 – IBFC) Paciente internado há 4 dias e devido sua falta de mobilidade, encontra-se apresentando em região sacra uma perda parcial da espessura da derme, que se apresenta como uma ferida superficial com leito vermelho sem esfacelo, flictena aberta, preenchida por líquido serohemático e com uma úlcera brilhante. Assinale a alternativa que apresenta, segundo classificação da UPP (Ulcera por pressão), qual estágio de classificação de lesão a mesma se encontra.

(A) Estágio I
(B) Estágio II
(C) Estágio III
(D) Estágio não classificável

De acordo com o Sistema Internacional de Classificação de Lesão por Pressão da *National Pressure Ulcer Advisory Panel* (NPUAP, 2016) as Lesões por Pressão são categorizadas para indicar a extensão do dano de tecidos.
Lesão por Pressão Estágio 1: Pele íntegra com eritema que não embranquece
Lesão por Pressão Estágio 2: Perda da pele em sua espessura parcial com exposição da derme
Lesão por Pressão Estágio 3: Perda da pele em sua espessura total
Lesão por Pressão Estágio 4: Perda da pele em sua espessura total e perda tissular
Lesão por Pressão Não Classificável: Perda da pele em sua espessura total e perda tissular não visível

Gabarito "B".

(Técnico Enfermagem – Pref. Contagem/MG – 2022 – IBFC) Todo paciente deverá ser avaliado, sistematicamente, na admissão. No caso de um paciente adulto, sua avaliação deve levar em consideração as fragilidades, vulnerabilidades e fatores de risco para o desenvolvimento de alterações de pele. Devem ser utilizadas escalas preditivas, com elevado grau de confiabilidade e especificidade. A avaliação do risco para desenvolvimento de Úlcera Por Pressão (UPP) deverá ser executada através de uma escala. Assinale a alternativa correta sobre esta escala.

(A) Escala de Braden Q
(B) Escala de Morse
(C) Escala de Braden
(D) Escala de RASS

A: incorreta. Escala de Braden Q: avalia a perfusão e a oxigenação tecidual, que englobam a saturação de oxigênio, o nível de hemoglobina e o pH sérico; **B:** incorreta. Escala de Morse: avalia o risco de quedas fisiológicas em pacientes internados; **D:** incorreta. Escala de RASS (*Richmond Agitation-Sedation Scale*): avalia o grau de sedação e agitação de um paciente que necessite de cuidados críticos ou esteja sob agitação psicomotora.

Gabarito "C".

(Técnico Enfermagem – Pref. Boa Vista/RR – 2020 – SELECON) A queimadura consiste na destruição parcial ou total da pele e de seus anexos. Sobre a queimadura classificada como de terceiro grau, é correto afirmar que afeta:

(A) exclusivamente a epiderme e derme com presença de flictenas com a base rósea e úmida
(B) a epiderme, derme, e outras estruturas, porém indolor com presença de flictenas com a base rósea e úmida
(C) a epiderme, derme, e outras estruturas com presença de placa esbranquiçada ou enegrecida
(D) a epiderme, derme, e outras estruturas, porém indolor com presença de flictenas necróticos

---

A queimadura de 3º grau atinge todas as camadas da pele e podem chegar aos ossos. Apresentam pouca ou nenhuma dor e a pele branca ou carbonizada.

Gabarito "C".

(Técnico Enfermagem – Pref. Boa Vista/RR – 2020 – SELECON) O trauma perineal ou genital deve ser definido como aquele provocado por episiotomia ou lacerações. A lesão do períneo envolvendo o complexo do esfíncter anal (esfíncter anal interno e externo) e o epitélio anal é classificada como:

(A) primeiro grau
(B) segundo grau
(C) quarto grau
(D) quinto grau

A: incorreta;. A lesão de primeiro grau envolve apenas a pele e mucosas; **B:** incorreta. A lesão de segundo grau envolve a laceração dos músculos perineais sem atingir o esfíncter anal; **D:** incorreta. Não existe essa classificação.

Gabarito "C".

(Técnico Enfermagem – Pref. Boa Vista/RR – 2020 – SELECON) Há diversas escalas de predição para o desenvolvimento de lesão por pressão. Na escala de Norton é correto afirmar que existem:

(A) 5 fatores de risco e a pontuação total varia de 5 a 20 pontos
(B) 8 fatores de risco e a pontuação total varia de 5 a 25 pontos
(C) 6 fatores de risco e a pontuação total varia de 6 a 23 pontos
(D) 7 fatores de risco e a pontuação total varia de 4 a 25 pontos

13. SAÚDE MENTAL E PSIQUIÁTRICA

(Técnico Enf. – SES/RS - 2022 – FAURGS) Início agudo e curso flutuante, falta de atenção, pensamento desorganizado, e consciência alterada são sinais e sintomas de

(A) delírio.

(B) depressão.

(C) Alzheimer.

(D) transtorno bipolar.

(E) autismo.

B: Depressão: é um transtorno comum, mas sério, que interfere na vida diária, capacidade de trabalhar, dormir, estudar, comer e aproveitar a vida. É causada por uma combinação de fatores genéticos, biológicos, ambientais e psicológicos. Algumas pesquisas genéticas indicam que o risco de depressão resulta da influência de vários genes que atuam em conjunto com fatores ambientais ou outros. Alguns tipos de depressão tendem a ocorrer em famílias. No entanto, a depressão também pode ocorrer em pessoas sem histórico familiar do transtorno. Nem todas as pessoas com transtornos depressivos apresentam os mesmos sintomas. A gravidade, frequência e duração variam dependendo do indivíduo e de sua condição específica; **C:** Alzheimer: é um transtorno neurodegenerativo progressivo e fatal que se manifesta pela deterioração cognitiva e da memória, comprometimento progressivo das atividades de vida diária e uma variedade de sintomas neuropsiquiátricos e de alterações comportamentais; **D:** Transtorno bipolar: define-se por alterações marcantes do humor, da energia e dos níveis de atividade, o que afeta a habilidade do indivíduo em lidar com as tarefas do dia a dia; **E:** Autismo: O transtorno do espectro autista (TEA) se refere a uma série de condições caracterizadas por algum grau de comprometimento no comportamento social, na comunicação e na linguagem, e por uma gama estreita de interesses e atividades que são únicas para o indivíduo e realizadas de forma repetitiva. O TEA começa na infância e tende a persistir na adolescência e na idade adulta. Na maioria dos casos, as condições são aparentes durante os primeiros cinco anos de vida. Indivíduos com transtorno do espectro autista frequentemente apresentam outras condições concomitantes, incluindo epilepsia, depressão, ansiedade e transtorno de déficit de atenção e hiperatividade (TDAH). O nível de funcionamento intelectual em indivíduos com TEA é extremamente variável. Gabarito "A".

(Técnico Enf. – SES/RS - 2022 – FAURGS) O risco de suicídio é considerado uma emergência psiquiátrica na Atenção Primária de Saúde (APS). Assinale a alternativa que descreve a "Tentação de Suicídio".

(A) Comportamento autodestrutivo em que não há intenção de pôr fim à vida.

(B) Ato de autoagressão cuja intenção é a morte, mas que não tem esse desfecho.

(C) Pensamento suicida que pode ocorrer associado ao plano suicida ou não.

(D) Ocorrência que não apresenta uma ferramenta precisa para sua detecção, portanto, não é prevenível.

(E) Trata-se de ocorrência única, sem episódios recorrentes.

A Tentação de Suicídio é um ato de autoagressão cuja intenção é a morte, que acaba não ocorrendo. Sendo assim, as alternativas **A** e **C** estão automaticamente incorretas. A Tentação de Suicídio pode ser prevenida e não se trata de ocorrência única, sem episódios recorrentes. Sendo assim, as alternativas **D** e **E** estão incorretas. Gabarito "B".

(Técnico Enfermagem – GHC/RS – 2021 – FUNDATEC) Transtorno é um termo usado para definir um conjunto de sintomas que geralmente envolvem sofrimento pessoal e interferência nas funções que o indivíduo precisa exercer em sua vida. O transtorno mental precisa ser identificado para que possa ser tratado adequadamente. É importante que o técnico de enfermagem tenha conhecimento sobre os diagnósticos de saúde mental para que possa auxiliar no tratamento. Sendo assim, analise as assertivas abaixo:

I. Transtornos mentais orgânicos são causados por comprometimento orgânico, seja por doença degenerativa ou doença sistêmica que leva a uma disfunção do cérebro, podendo ocorrer em qualquer idade.

II. O transtorno de pânico caracteriza-se por ataques de pânico recorrentes e sem motivo inicial aparente, com diversos sintomas de alteração do sistema nervoso autônomo: taquicardia, sudorese, dormência, tonturas, dor no peito e tremores.

III. O transtornos de humor (depressão) caracteriza-se por um estágio mais prolongado e grave do humor, a pessoa com depressão apresenta tristeza patológica com perda de autoestima, podendo ser classificada nos seguintes tipos: depressão endógena, depressão psicogênica e depressão somatogênica.

IV. Transtorno dissociativos são aqueles em que o paciente parece perder sua memória recente e passada, seu senso de percepção, ideia de si mesmo e movimentos do corpo parciais ou totais, pode ser do tipo: amnesia, estupor, possessão, diminuição do movimento e da sensação, quadro de convulsão incompleta.

Quais estão corretas?

(A) Apenas I.

(B) Apenas I e IV.

(C) Apenas II e III.

(D) Apenas I, III e IV.

(E) I, II, III e IV.

Existem diversos transtornos mentais, com apresentações diferentes. Eles geralmente são caracterizados por uma combinação de pensamentos, percepções, emoções e comportamento anormais, que também podem afetar as relações com outras pessoas. Entre os transtornos mentais, estão a depressão, o transtorno afetivo bipolar, a esquizofrenia e outras psicoses, demência, deficiência intelectual e transtornos de desenvolvimento, incluindo o Transtorno do Espectro Autista (TEA). Existem estratégias eficazes para a prevenção de transtornos mentais como a depressão. Há tratamentos eficazes para os transtornos mentais e maneiras de aliviar o sofrimento causado por eles. O acesso aos cuidados de saúde e aos serviços sociais capazes de proporcionar tratamento e apoio social é fundamental. A carga dos transtornos mentais continua crescendo, com impactos significativos sobre a saúde e as principais consequências sociais, de direitos humanos e econômicas em todos os países do mundo.

Gabarito "E".

14. SEGURANÇA DO PACIENTE

(Técnico Enf. – SES/RS - 2022 – FAURGS) Considere as afirmativas abaixo sobre o protocolo de identificação do paciente no cuidado em saúde e assinale-as com V (verdadeiro) ou F (falso).

( ) A verificação da identidade do paciente deve ocorrer apenas no início de um primeiro contato de cuidado.

( ) A identificação do paciente deve ocorrer antes da administração de sangue e hemoderivados.

( ) A pulseira de identificação do paciente deve conter, no mínimo, dois identificadores.

( ) O método mais recomendado para identificação do paciente internado é por meio de placas identificadoras acima do leito.

( ) Mesmo que o profissional de saúde conheça o paciente, deverá verificar os detalhes de sua identificação para garantir que o paciente correto receba o cuidado correto.

A sequência correta de preenchimento dos parênteses, de cima para baixo, é

(A) V – V – V – F – F.

(B) F – F – V – V – V.

(C) F – V – F – V – F.

(D) F – V – V – F – V.

(E) F – F – V – V – F.

De acordo com o Protocolo de Identificação do Paciente do Ministério da Saúde/ANVISA/FIOCRUZ as afirmativas II, III e VI estão corretas. A alternativa I está incorreta, pois, a verificação da identidade do paciente não deve ocorrer apenas no início de um episódio de cuidado, mas deve continuar a cada intervenção realizada no paciente ao longo de sua permanência no hospital, a fim de manter a sua segurança. A alternativa IV está incorreta, pois, o método mais recomendado para identificação do paciente internado é por meio de pulseira de identificação.

Gabarito "D".

(Técnico Enf. – SES/RS - 2022 – FAURGS) Considere as afirmações a seguir sobre a importância do cuidado com materiais e equipamentos utilizados durante o atendimento de pacientes nas unidades de saúde, com relação à sua limpeza e à sua desinfecção.

I. – A limpeza de equipamentos como monitores, incubadoras e respiradores somente pode ser executada por profissionais de enfermagem.

II. – A limpeza da unidade do paciente deve ser realizada diariamente, especialmente nas superfícies horizontais que tenham maior contato com as mãos dos pacientes e profissionais.

III. – A limpeza terminal é mais completa do que a limpeza concorrente, incluindo superfícies horizontais e verticais, sendo recomendado o registro de sua realização.

Quais estão corretas?

(A) Apenas I.

(B) Apenas II.

(C) Apenas III.

(D) Apenas II e III.

(E) I, II e III.

I: Incorreta. Em alguns serviços de saúde, a equipe de enfermagem é responsável pela limpeza e desinfecção de determinados equipamentos para a saúde (respiradores, monitores, incubadoras, dentre outros) e, em outros, essa atividade é desempenhada pelo profissional de limpeza/higienização mediante capacitação específica; **II:** Correta. A limpeza concorrente é o procedimento de limpeza realizado, diariamente, em todas as unidades dos estabelecimentos de saúde com a finalidade de limpar e organizar o ambiente, repor os materiais de consumo diário e recolher os resíduos, de acordo com a sua classificação. Nesse procedimento estão incluídas a limpeza de todas as superfícies horizontais, de mobiliários e equipamentos, portas e maçanetas, parapeitos de janelas, e a limpeza do piso e instalações sanitárias. Merece maior atenção, a limpeza das superfícies horizontais que tenham maior contato com as mãos do paciente e das equipes, tais como maçanetas das portas, telefones, interruptores de luz, grades de camas, chamada de enfermagem e outras; **III:** Correta. A limpeza terminal trata-se de uma limpeza mais completa, incluindo todas as superfícies horizontais e verticais, internas e externas. É realizada na unidade do paciente após alta hospitalar, transferências, óbitos (desocupação do local) ou nas internações de longa duração (programada). As programadas devem ser realizadas no período máximo de 15 dias quando em áreas críticas. Em áreas semicríticas e não críticas o período máximo é de 30 dias. É importante que o formulário para confirmação da conclusão da limpeza terminal seja preenchido por parte da chefia do setor. Esse formulário auxilia também na programação da terminal, sinalizando impedimentos para a realização ou conclusão dessa.

Gabarito "D".

(Técnico Enfermagem – Pref. Contagem/MG – 2022 – IBFC) Incidentes Relacionados a Medicamentos (IRM) estão entre os mais comuns nos serviços de saúde. Estes podem acarretar prejuízos ao paciente e familiares nos aspectos da saúde física, mental e social, comprometer a imagem e a confiabilidade da instituição e, ainda, implicar os profissionais em processos e ações ético-moral-legais. Os profissionais de Enfermagem devem saber sobre requisitos de conhecimentos. Assinale a alternativa incorreta sobre o exposto.

(A) Que o uso de medicamentos está associado a riscos

(B) Que existem fontes incomuns de erros
(C) Das suas responsabilidades, segundo o Código de Ética dos Profissionais de Enfermagem
(D) Que o domínio de cálculos e diluição de medicamentos é imprescindível para seu uso seguro

As fontes de erros são consideradas, na maioria das vezes, fontes conhecidas e que podem ser prevenidas ao seguindo os 9 certos da administração de medicamentos (segundo o Manual de Práticas Seguras para Prevenção de Erros na Administração de Medicamentos):
1. Paciente certo
2. Medicamento certo
3. Via certa
4. Hora certa
5. Dose certa
6. Documentação certa (registro certo)
7. Razão/orientação correta
8. Forma certa
9. Resposta certa
Segundo a RDC nº 36/2013 da Anvisa, todos os eventos adversos, incluindo os erros de medicação ocorridos nos serviços de saúde do país devem ser notificados, pelo Núcleo de Segurança do Paciente, ao Sistema Nacional de Vigilância Sanitária (SNVS), por meio do sistema Notivisa.

Gabarito "B".

15. RISCOS BIOLÓGICOS/RADIAÇÃO IONIZANTE/RADIAÇÃO NÃO IONIZANTE

(Técnico Enf. – SES/RS - 2022 – FAURGS) Assinale a alternativa INCORRETA sobre a classificação dos agentes biológicos.
(A) Classe 1 – risco individual baixo para o trabalhador e para a coletividade, com baixa probabilidade de causar doença ao ser humano.
(B) Classe 2 – risco individual moderado para o trabalhador, com baixa probabilidade de disseminação para a coletividade. Podem causar doenças ao ser humano, para as quais existem meios eficazes de profilaxia ou tratamento.
(C) Classe 3 – risco individual elevado para o trabalhador e com probabilidade de disseminação para a coletividade. Podem causar doenças e infecções graves ao ser humano, para as quais nem sempre existem meios eficazes de profilaxia ou tratamento.
(D) Classe 4 – risco individual elevado para o trabalhador e com probabilidade elevada de disseminação para a coletividade. Apresenta grande poder de transmissibilidade de um indivíduo a outro. Podem causar doenças graves ao ser humano, para as quais não existem meios eficazes de profilaxia ou tratamento.
(E) Classe 5 – risco individual superelevado para o trabalhador e com alta probabilidade de disseminação para a coletividade. Apresenta enorme poder de transmissibilidade de um indivíduo a outro. Podem causar doenças graves ao ser humano, sem meios eficazes de profilaxia ou tratamento.

De acordo com a Classificação de Risco dos Agentes Biológicos do Ministério da Saúde as classes são 1, 2, 3 e 4, não existindo classe 5, conforme abaixo:

Classe de risco	Risco individual	Risco à coletividade	Profilaxia ou terapia eficaz
1	Baixo	Baixo	Existe
2	Moderado	Baixo	Existe
3	Elevado	Moderado	Usualmente Existe
4	Alto	Alto	Ainda não existe

Gabarito "E".

(Técnico Enfermagem – Pref. Paulínia/SP – 2021 – FGV) Avalie os símbolos de segurança a seguir.

Esses símbolos de segurança correspondem, respectivamente,
(A) à radiação ionizante, a risco biológico e à radiação a laser.
(B) a material infectante, a risco biológico e a barulho excessivo.
(C) a risco biológico, à radiação ionizante e à radiação não ionizante.
(D) à substância corrosiva, a risco biológico e a material radioativo.
(E) à radiação não ionizante, à radiação ionizante e a ondas sonoras.

Os símbolos de segurança servem para lembrar o profissional o risco do manuseio ou exposição a um produto químico, elemento físico (radiação) ou agentes biológicos.

 Risco Biológico

 Risco de radiação ionizante

 Risco de radiação não ionizante

Gabarito "C".

16. DOR E ANALGESIA

(Técnico Enf. – SES/RS - 2022 – FAURGS) Considere as afirmativas abaixo sobre a classificação e localização da dor.

I. – A dor profunda é resultante da estimulação de órgãos internos assumindo qualquer característica em uma parte do corpo.

II. – A dor cutânea tem como característica ser de curta duração e localizada; geralmente é uma sensação aguda.

III. – A dor irradiada se estende do local inicial da lesão a outra parte do corpo com característica intermitente ou constante.

Quais estão corretas?

(A) Apenas I.
(B) Apenas II.
(C) Apenas I e III.
(D) Apenas II e III.
(E) I, II e III.

I: incorreta. A dor profunda é a dor decorrente de ativação de nociceptores de fáscias, músculos, tendões, ligamentos e articulações. Causado por estiramento muscular, contração muscular isquêmica, exercício exaustivo, contusão, ruptura tendinosa e ligamentar, artrite e artrose.
Gabarito "D".

17. REGISTROS DE ENFERMAGEM

(Técnico Enf. – SES/RS - 2022 – FAURGS) Os registros de enfermagem consistem em um importante instrumento de avaliação da qualidade de atuação profissional, representando 50% das informações inerentes ao cuidado do paciente.

Sobre os registros de enfermagem, assinale com V (verdadeiro) ou F (falso) as afirmações abaixo.

( ) As ações registradas no prontuário do paciente, deverão estar legalmente constituídas, ou seja, para serem consideradas autênticas e válidas, devem possuir assinatura do autor do registro (art. 368 do Código de Processo Civil – CPC).

( ) As declarações constantes do documento particular, escrito e assinado, presumem-se verdadeiras em relação a quem o assinou, constituindo-se fator importante na defesa profissional em processos judiciais e éticos.

( ) Como documento legal, os registros terão valor se forem datados e assinados e, evidentemente, se forem legíveis, independentemente de apresentarem rasuras.

( ) As anotações de Enfermagem são fundamentais para o desenvolvimento da Sistematização da Assistência de Enfermagem (SAE – Resolução COFEN nº 358/2009), pois constituem fonte de informações essenciais para assegurar a continuidade da assistência.

( ) As anotações dos sinais e sintomas mensurados ou referidos pelo paciente devem ser registrados pontualmente, e complementados por termos tais como "normotenso", "taquicárdico" etc.

Assinale a alternativa que preenche corretamente os parênteses de cima para baixo.

(A) V – V – F – F – V.
(B) F – V – F – V – F.
(C) F – V – V – F – V.
(D) F – F – V – F – F.
(E) V – V – F – V – F.

As afirmativas I, II e IV estão corretas. III: incorreta, pois, como documento legal, os registros terão valor se forem datados e assinados e, evidentemente, se forem legíveis, e sem rasuras. V: incorreta, pois, sintoma é uma sensação anormal, subjetiva, referida pelo paciente, não avaliada pelo examinador, devendo ser anotado conforme relatado pelo mesmo. O sinal é um dado objetivo que pode ser observado pelo examinador, devendo ser anotado com termos técnicos, como "normotenso", "taquicárdico".
Gabarito "E".

(Técnico Enfermagem – GHC/RS – 2021 – FUNDATEC) Qual a posição em que o paciente fica deitado do lado esquerdo, braço esquerdo para trás do corpo, braço direito flexionado para frente, perna esquerda levemente estendida ao longo da cama, perna direita flexionada e apoiada sobre o colchão, cabeça apoiada com travesseiros e que é indicada para exame retal?

(A) Posição ventral.
(B) Posição de Sims.
(C) Posição de litotomia.
(D) Posição de Fowler.
(E) Posição de Trendelemburg.

A: Posição ventral: é uma posição que indica que o paciente está deitado sobre a parte anterior do corpo, ou seja, sobre o ventre. Esse posicionamento é popularmente descrito como estar deitado de bruços ou de barriga para baixo; C: incorreta. Posição de litotomia: é uma posição em que o corpo está deitado com a face voltada para cima, mas com os pés elevados e com uma flexão de 90 graus do quadril e joelho; D: incorreta. Posição de Fowler: é uma posição que coloca o paciente parcialmente sentado, por meio da elevação da cabeceira da cama/maca a um ângulo entre 45° e 60°; E: incorreta. Posição de Trendelemburg: é uma variação da posição de decúbito dorsal onde a parte superior do dorso é abaixada e os pés são elevados.
Gabarito "B".

(Técnico Enfermagem – GHC/RS – 2021 – FUNDATEC) É importante que o técnico de enfermagem tenha conhecimento sobre as terminologias para que possa realizar um registro de enfermagem adequado e objetivo. Diante disso, relacione a Coluna 1 com a Coluna 2.

Coluna 1

1. Orquite.
2. Tenesmo.
3. Xantelasma.

4. Enurese.

5. Ceratite.

Coluna 2

( ) Espasmo doloroso do esfíncter anal ou vesical com desejo urgente de urinar ou defecar.

( ) Emissão involuntária de urina durante a noite.

( ) Inflamação da córnea.

( ) Manchas ou placas amarelas que surgem na região das pálpebras.

( ) Processo inflamatório do testículo.

A ordem correta de preenchimento dos parênteses, de cima para baixo, é:

(A) 2 – 5 – 3 – 4 – 1.

(B) 1 – 2 – 5 – 3 – 4.

(C) 3 – 2 – 5 – 4 – 1.

(D) 2 – 4 – 5 – 3 – 1.

(E) 5 – 3 – 4 – 1 – 2.

Orquite: A orquite (processo inflamatório do testículo) pode ser classificada em aguda e crônica. A orquite aguda apresenta um início súbito, caracterizado por dor de forte intensidade e aumento de volume. Pode ser secundária à infecção urinária ou à uretrite (inflamação ou infecção da uretra). O termo orquite crônica é utilizado para descrever um quadro doloroso, com duração superior a 6 meses, sem aumento de volume. Frequentemente é rotulada como idiopática (sem causa definida) ou orqualgia (dor nos testículos) crônica.

Tenesmo: Tenesmo retal é uma vontade intensa de evacuar, mas a sensação é de não ocorrer esvaziamento completo ou nem ocorrer a evacuação. Pode acontecer em períodos específicos ou ser um quadro prolongado.

Já o tenesmo vesical é a sensação de não esvaziar completamente a bexiga após urinar, mesmo com a bexiga vazia.

Xantelasma: É um pequeno depósito de gordura e colesterol que ocorre logo abaixo da superfície da pele, especialmente ao redor dos olhos. É relativamente comum e afeta principalmente adultos. Frequentemente, xantelasmas são associados a níveis elevados de colesterol no sangue, sem ser contagiosos.

Enurese: É a incapacidade de conter micção, eliminando a urina. As causas da enurese podem estar relacionadas a alterações nos rins, bexiga, uretra ou qualquer outra região do sistema urinário. Existem dois tipos da doença:

Enurese diurna: também conhecida como incontinência urinária. Como o nome sugere, o paciente não consegue se controlar durante o dia.

Enurese noturna: problemas para segurar a urina durante a noite pelo menos duas vezes por semana, em pacientes acima dos sete anos de idade.

Ceratite: É o nome científico dado para a inflamação da córnea, uma membrana transparente que fica na região frontal do olho. Também conhecida por "ceratomalacia" e "queratite", essa inflamação pode surgir devido a uma série de fatores, sobretudo por lesões ou infecções causadas por vírus, fungos ou bactérias.

Gabarito "D".

(Técnico Enfermagem – Pref. Morro Agudo/SP – 2020 – VUNESP) As anotações de enfermagem têm como objetivo assegurar a comunicação entre os membros da equipe de saúde e possibilitar a continuidade do processo de trabalho multiprofissional, garantindo segurança para o usuário e respaldo do ponto de vista legal e ético. Assim sendo, sua realização deve

(A) se restringir a fatos objetivos, evitando relatos que possam interferir negativamente no ambiente de trabalho.

(B) ser uma atividade restrita ao enfermeiro, uma vez que se trata de um documento de valor administrativo e legal.

(C) fazer parte do prontuário do paciente, servindo de fonte de dados para processo administrativo, legal, de ensino e pesquisa.

(D) ser sempre manual, escrito a tinta ou a lápis, evitando-se rasuras, apresentando sempre a assinatura e/ ou carimbo do enfermeiro responsável pela equipe.

(E) ser realizada por qualquer membro da equipe designado para essa atividade, desde que identifique o responsável pela execução do cuidado descrito.

De acordo com o Guia de Recomendações para "Registro de Enfermagem no Prontuário do Paciente e Outros Documentos de Enfermagem" os registros de enfermagem são elementos imprescindíveis ao processo do cuidar e, quando redigidos de maneira que retratem a realidade a ser documentada, possibilitam a comunicação entre a equipe de saúde, além de servir a diversas outras finalidades, tais como: ensino, pesquisas, auditorias, processos jurídicos, planejamento, fins estatísticos e outros.

Gabarito "C".

(Técnico Enfermagem – Pref. Morro Agudo/SP – 2020 – VUNESP) Ao verificar a frequência respiratória de um paciente internado em unidade de clínica médica, o técnico de enfermagem observa que a mesma se apresenta facilitada com o paciente em posição vertical. A terminologia correspondente a esse achado, que deverá ser registrada pelo profissional no prontuário do paciente, corresponde a

(A) dispneia.

(B) polipneia.

(C) ortopneia.

(D) apneia.

(E) bradipneia.

A: incorreta. Dispneia: termo usado para designar a sensação de dificuldade respiratória, experimentada por pacientes acometidos por diversas moléstias, e indivíduos sadios, em condições de exercício extremo; **B:** incorreta. Polipneia: termo usado para designar o incremento da profundidade e da frequência da respiração; **C:** correta. Ortopneia: termo usado para designar a dificuldade respiratória que ocorre quando a pessoa está deitada, fazendo com que a pessoa tenha que dormir elevada na cama ou sentada; **D:** incorreta. Apneia: termo usado para designar a suspensão momentânea da respiração; **E:** incorreta. Bradipneia: termo usado para designar uma respiração mais lenta que o normal.

Gabarito "C".

18. DOENÇAS NÃO TRANSMISSÍVEIS

(Técnico Enfermagem – Pref. Formiga/MG – 2020 – Consulplan)
As veias varicosas (varizes) aparecem, frequentemente, nos membros inferiores e, geralmente, são superficiais, anormalmente dilatadas e tortuosas. A estase venosa que ocorre nas veias varicosas é decorrente de:

(A) Uso frequente de salto alto.

(B) Funcionamento incompetente das válvulas venosas.

(C) Uso de certos medicamentos que enrijecem as paredes dos vasos sanguíneos.

(D) Enfraquecimento da musculatura dos membros inferiores, dificultando o retorno venoso.

As varizes provocam uma série de alterações na circulação. Um dos principais fatores é o mau funcionamento das válvulas venosas causando lentidão do fluxo sanguíneo na veia doente, o que pode favorecer o acúmulo de sangue (estase venosa) nos membros inferiores.
Gabarito "B".

(Técnico Enf. – SES/RS - 2022 – FAURGS) Em relação ao Pé Diabético, considere as afirmações a seguir.

I. – O Pé Isquêmico apresenta edema de membros.

II. – O Pé Neuropático apresenta pulsos diminuídos ou ausentes.

III. – O Pé Neuropático é caracterizado pela perda progressiva da sensibilidade.

IV. – O Pé Diabético é caracterizado pela presença de infecção, ulceração ou destruição de tecidos profundos.

Quais estão corretas?

(A) Apenas I.

(B) Apenas II.

(C) Apenas II e III.

(D) Apenas III e IV.

(E) I, II, III e IV.

Segundo o Manual do Pé Diabético: estratégias para o cuidado da pessoa com doença crônica, do Ministério da Saúde, o Pé Diabético pode ser classificado, segundo sua etiopatogenia, em: Neuropático, Vascular (também chamado isquêmico) e Misto (neurovascular ou neuroisquêmico).
Classificação fisiopatológica do Pé Diabético, segundo sinais e sintomas:

Sinal/Sintoma	Pé Neuropático	Pé Isquêmico
Temperatura do pé	Quente ou morno	Frio
Coloração do pé	Coloração normal	Pálido com elevação ou cianótico com declive
Aspecto da pele do pé	Pele seca e fissurada	Pele fina e brilhante

Deformidade do pé	Dedo em garra, dedo em martelo, pé de Charcot	Deformidades ausentes
Sensibilidade	Diminuída, abolida ou alterada (parestesia)	Sensação dolorosa, aliviada quando as pernas estão pendentes.
Pulsos pediais	Pulsos amplos e simétricos	Pulsos diminuídos ou ausentes
Calosidades	Presentes, especialmente na planta dos pés	Ausentes
Edema	Presente	Ausente
Localização mais comum da úlcera (se houver)	1° e 5° metacarpos e calcâneo (posterior), redondas, com anel querotásico periulcerativo, não dolorosas	Latero-digital, sem anel querotásico, dolorosas

Fonte: Manual do Pé Diabético: estratégias para o cuidado da pessoa com doença crônica, do Ministério da Saúde, 2016.
De acordo com a classificação acima:
Afirmativa I está incorreta, pois, o Pé Isquêmico não apresenta edema de membros.
Afirmativa II está incorreta, pois o Pé Neuropático apresenta pulsos amplos e simétricos.
Afirmativa III está correta, pois, o Pé Neuropático é caracterizado pela perda progressiva da sensibilidade.
Afirmativa IV está correta, pois denomina-se Pé Diabético a presença de infecção, ulceração e/ou destruição de tecidos profundos associados a anormalidades neurológicas e a vários graus de doença vascular periférica em pessoas com Diabetes Mellitus.
Gabarito "D".

(Técnico Enf. – SES/RS - 2022 – FAURGS) São sinais e sintomas da Diabete Melito tipo 1

(A) polidipsia, polifagia, poliúria e aumento ponderal.

(B) poliúria, polidipsia, polifagia e perda ponderal.

(C) adipsia, poliúria, polifagia, aumento ponderal.

(D) poliúria, adipsia, hiperfagia, perda ponderal.

(E) hiperfagia, polidipsia, polifagia, aumento ponderal.

Os sinais e sintomas do Diabete Melito tipo 1 são:
Poliúria: vontade de urinar diversas vezes
Polidipsia: sede constante
Polifagia: fome frequente
Perda ponderal: perda de peso
Fraqueza
Fadiga
Nervosismo
Mudanças de humor
Náusea
Vômito
Gabarito "B".

(Técnico Enfermagem – GHC/RS – 2021 – FUNDATEC) A Insuficiência Renal Aguda (IRA) pode ser definida como a redução da função renal, potencialmente reversível, independentemente de sua etiologia, sendo ela classificada em três tipos, dependendo do local onde ocorrem as alterações e de suas causas. São classificadas como causas pré-renais, EXCETO:

(A) Desidratação.

(B) Choque hemorrágico.

(C) Choque séptico.

(D) Queimaduras graves.

(E) Nefrites.

A nefrite é um termo utilizado para descrever um conjunto de doenças que causam uma inflamação nos glomérulos. Esta inflamação afeta a capacidade do rim de filtrar os resíduos tóxicos e o líquido em excesso, por isso, é considerada uma causa renal.

Gabarito 'E.

(Técnico Enfermagem – Pref. Contagem/MG – 2022 – IBFC) Paciente M. J, 45 anos, sexo feminino, mora em frente a um Pronto Atendimento na cidade de Cândido Rodrigues interior de São Paulo. A unidade estava realizando o dia de Combate a prevenção da Hipertensão. Ao verificar seu dado vital, verificou-se 145x95 mmHg. Baseado nos parâmetros do Programa de Controle da Hipertensão Arterial do Ministério esses valores correspondem a _____.

Assinale a alternativa que preencha corretamente a lacuna.

(A) pré hipertensão ou limítrofe

(B) hipertensão grave

(C) hipertensão estágio 2

(D) hipertensão estágio 1

Hipertensão Arterial é definida como pressão arterial sistólica maior ou igual a 140 mmHg e uma pressão arterial diastólica maior ou igual a 90 mmHg, em indivíduos que não estão fazendo uso de medicação anti-hipertensiva. De acordo com os parâmetros do Programa de Controle da Hipertensão Arterial do Ministério a pressão arterial de 145x95 mmHg corresponde a Hipertensão Estágio 1, conforme tabela abaixo:

Classificação da pressão arterial em adultos

Classificação	PAS* (mmHg)	PAD** (mmHg)
Normal	< 120	< 80
Pré-hipertensão	120 -139	80 - 89
Hipertensão		
Estágio 1	140 - 159	90 - 99
Estágio 2	≥ 160	≥ 100

*PAS: Pressão Arterial Sistólica

** PAD: Pressão Arterial Diastólica

Gabarito 'D.

19. POLÍTICA NACIONAL DE EDUCAÇÃO PERMANENTE EM SAÚDE/POLÍTICA NACIONAL DE HUMANIZAÇÃO

(Técnico Enf. – SES/RS - 2022 – FAURGS) A Política Nacional de Educação Permanente tem como objetivo formar e capacitar profissionais de saúde para atenderem às reais necessidades da população, conforme os princípios do Sistema Único de Saúde (SUS). Dentre as estratégias de aprendizagem descritas abaixo, assinale a que corresponde ao método "Estudo de Caso".

(A) Representação de papéis para a transferência de conhecimentos e habilidades por meio da representação de acontecimentos reais.

(B) Participação de grupos com interesses afins, com o objetivo de construção compartilhada, que pode ser um produto, programa ou documento que possa trazer resultados concretos para a prática.

(C) Reflexão conjunta dos conhecimentos adquiridos por meio de exposição, leitura e apresentação de casos.

(D) Apresentação de situações, casos, internos e externos, de forma verbal ou escrita, a fim de serem propostas soluções.

(E) Apresentação de conteúdos por meio de exploração oral, de forma organizada, para um grande grupo, em tempo coordenado.

O estudo de caso como estratégia pedagógica tem potencial de intervenção na realidade investigada, visando dentre outros propósitos, desenvolver no discente (aluno) a capacidade de análise (interpretação, julgamento), síntese e planejamento de intervenção (função proativa).

Gabarito 'D.

(Técnico Enf. – SES/RS - 2022 – FAURGS) Uma das estratégias empregadas para criar sistemas mais seguros no cuidado em saúde nas organizações consiste em

(A) intensificar a comunicação.

(B) evitar ações repetitivas.

(C) ignorar erros anteriores.

(D) evitar a padronização.

(E) limitar as informações.

A enfermagem tem como objetivo promover o cuidado que visa manter a saúde e a dignidade humana. Nessa perspectiva, para que o atendimento se alinhe à Política Nacional de Humanização, há que se considerar o estabelecimento de vínculos, a construção de redes de cooperação e a participação coletiva no processo de gestão, e isso será possível quando entendermos a importância de valorizar os sujeitos envolvidos em tais redes.

Nesse sentido, a comunicação entre os profissionais, os gestores e os clientes configura-se em uma peça-chave, conforme estabelecido por uma das diretrizes desta política, a transversalidade. Assim, a comunicação configura-se como um elemento essencial no cuidado. Entendida como o alicerce de nossas relações interpessoais, o cuidado, nessa perspectiva, associa-se à prática de comunicar-se. A comunicação, em suas variadas formas, tem um papel de instrumento de significância humanizadora e, para tal, a equipe precisa estar disposta e envolvida para estabelecer essa relação e entender que é primordial reconhecer o cliente como sujeito do cuidado e não passivo a ele.

Gabarito "A".

20. URGÊNCIA E EMERGÊNCIA

(Técnico Enfermagem – Pref. Boa Vista/RR – 2020 – SELECON) No atendimento de emergência, a relação de compressão torácica e ventilação, até a colocação de uma via aérea avançada pelo médico, são de:

(A) 25 compressões e 10 ventilações

(B) 30 compressões e 4 ventilações

(C) 15 compressões e 2 ventilações

(D) 30 compressões e 2 ventilações

De acordo com as diretrizes da *American Heart Association* (AHA) de 2020 para Ressuscitação Cardiopulmonar (RCP) e Atendimento Cardiovascular de Emergência (ACE) a relação de compressão torácica e ventilação, até a colocação de uma via aérea avançada pelo médico, são de 30 compressões e 2 ventilações.

Gabarito "D".

(Técnico Enf. – SES/RS - 2022 – FAURGS) As ações abaixo são atribuições do técnico de enfermagem na Ressuscitação Cardiopulmonar (RCP), EXCETO uma. Assinale-a.

(A) Instalar a monitorização não invasiva do paciente.

(B) Preparar a medicação.

(C) Aproximar o carro de emergência.

(D) Auxiliar na monitorização e posicionamento do paciente.

(E) Auxiliar o médico e o enfermeiro na ventilação ou na compressão torácica, quando necessário.

Gabarito controverso, pois, todas as atribuições acima são pertinentes ao técnico de enfermagem na Ressuscitação Cardiopulmonar (RCP).

Gabarito "A".

(Técnico Enf. – SES/RS - 2022 – FAURGS) Choque é definido como colapso e falência progressivos do sistema cardiovascular e pode ocorrer de forma gradual ou abrupta. Considere os seguintes sinais e sintomas.

I. – Cefaleia intensa, alteração do nível de consciência, paralisia facial central.

II. – Hematêmese, alteração da temperatura (febre ou hipotermia), disartria.

III. – Alterações neurológicas, pressão sanguínea sistólica inferior a 80mmHg, taquipneia.

Quais estão relacionadas ao choque?

(A) Apenas I.

(B) Apenas II.

(C) Apenas III.

(D) Apenas II e III.

(E) I, II e III.

Os sinais de que o paciente pode estar entrando ou de que já está em estado de choque são: palidez cutânea, pele fria e úmida, sudorese intensa, calafrios, náuseas, vômitos, visão turva, hipotensão (pressão sanguínea sistólica inferior a 80mmHg), pulso filiforme, taquipneia, fraqueza, polidipsia e perda total ou parcial de consciência (alterações neurológicas).

Gabarito "C".

(Técnico Enfermagem – Pref. Paulínia/SP – 2021 – FGV) A avaliação primária, no atendimento a um paciente politraumatizado, deve ser rápida e eficiente com base em uma sequência lógica de ações que visam à manutenção da vida.

Assinale a opção que indica a sequência correta segundo a ordem de prioridades.

(A) Vias aéreas e respiração; circulação; controle de sangramentos externos; estabilização da coluna; avaliação neurológica e exposição com controle de hipotermia.

(B) Controle de hemorragias exsanguinantes; respiração; circulação; vias aéreas; estabilização da coluna; prevenção de hipotermia e controle do ambiente.

(C) Avaliação neurológica; respiração e ventilação; circulação e controle de hemorragias; controle da coluna cervical; prevenção de hipotermia e controle do ambiente.

(D) Vias aéreas e proteção da coluna vertebral; circulação e controle de hemorragias; respiração e ventilação; avaliação neurológica; controle ambiental e de hipotermia.

(E) Hemorragias externas graves; vias aéreas e proteção da coluna vertebral; respiração e ventilação; circulação; avaliação neurológica e exposição e controle de hipotermia.

A ordem para avaliação primária no atendimento a um paciente politraumatizado se caracteriza pelo XABCDE, sendo X (hemorragias externas exsanguinantes), A (vias aéreas e proteção da coluna vertebral), B (respiração e ventilação), C (circulação), D (avaliação neurológica) e E (exposição e controle de hipotermia).

Gabarito "E".

(Técnico Enfermagem – GHC/RS – 2021 – FUNDATEC) O técnico de enfermagem deve ser apto para, em casos de urgências e emergências, identificar alterações básicas de um eletrocardiograma, a fim de prestar um atendimento de qualidade e eficiência ao paciente. Qual imagem eletrocardiográfica abaixo corresponde a uma Taquicardia Sinusal?

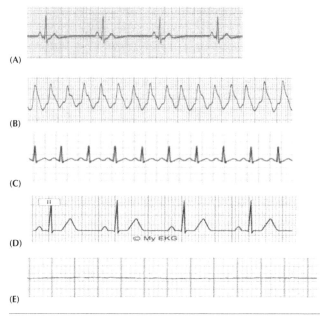

A taquicardia sinusal ocorre quando o estímulo do ritmo cardíaco tem origem no local correto, o nódulo sinusal. A taquicardia sinusal geralmente é uma resposta compensatória, secundária a outro problema clínico: anemia, disfunções valvares e hipertireoidismo são as causas mais comuns. Por convenção, a taquicardia sinusal é aquela que a frequência cardíaca se encontra acima de 100 bpm em cima de um ritmo sinusal (ritmo regular, com ondas "P" positivas em DI, DII e avL, precedendo o complexo QRS).
Gabarito "C".

(Técnico Enfermagem – GHC/RS – 2021 – FUNDATEC) De acordo com a *American Heart Association* (AHA, 2020), para que se possa realizar o atendimento de uma parada cardiorrespiratória (PCR) em gestante e realizar as manobras de ressuscitação de forma efetiva e com melhores taxas de reversibilidade, é necessário ter conhecimento das possíveis etiologias da PCR materna, quais sejam, EXCETO:

(A) B – hemorragia.
(B) A – anestesia (complicações anestésicas).
(C) F – febre.
(D) E – embolia.
(E) H – hipotensão.

Segundo o protocolo da *American Heart Association* (AHA) 2020 as possíveis causas de PCR materna são:
A – Anestesia (complicações anestésicas)
B - Hemorragia ("*Bleeding*")
C – Cardiovascular
D – Medicamentos ("*Drugs*")
E – Embolia
F – Febre
G – Causas gerais não obstétricas de PCR
H – Hipertensão

Gabarito "E".

(Técnico Enfermagem – GHC/RS – 2021 – FUNDATEC) Durante as manobras de Ressuscitação Cardiopulmonar (RCP) em um paciente adulto, foi realizado o procedimento de Intubação Orotraqueal (IOT). Uma vez realizado esse procedimento, qual mudança em relação à frequência de compressões torácicas e das ventilações deve ser seguida?

(A) Deve-se manter a frequência de 30 compressões para cada duas ventilações.
(B) Uma vez intubado, deve-se manter 15 compressões alternando com duas ventilações.
(C) Uma vez intubado, as compressões ficam independentes das ventilações. Deve-se manter uma frequência de compressões entre 100 e 120 por minuto e uma ventilação a cada seis segundos.
(D) Uma vez intubado, deve-se manter uma frequência em torno de 100 compressões por minuto e uma ventilação a cada três segundos.
(E) Deve-se manter a frequência de 30 compressões e uma ventilação a cada seis segundos.

Segundo o protocolo da *American Heart Association* (AHA) 2020 quando houver uma via aérea avançada (Intubação Orotraqueal), devem ser administradas uma ventilação a cada seis segundos com compressões torácicas contínuas.

Gabarito "C".

(Técnico Enfermagem – GHC/RS – 2021 – FUNDATEC) Paciente pós-operatório de cirurgia cardíaca, apresentando arritmia com instabilidade hemodinâmica, que, ao ser avaliado pelo médico, é identificado com uma fibrilação atrial. Qual o tratamento imediato indicado a esse paciente?

(A) Desfibrilação elétrica.

(B) Cardioversão elétrica.

(C) Lidocaína endovenosa.

(D) Deslanosídeo endovenoso.

(E) Amiodarona 150 mg endovenosa.

A: incorreta. Desfibrilação elétrica: este procedimento deve ser realizado nos casos de PCR com ritmos chocáveis – Fibrilação Ventricular (FV) e Taquicardia Ventricular (TV) sem pulso; **C:** incorreta. Lidocaína endovenosa: a lidocaína é um antiarrítmico que pode ser usado para tratamento de arritmia ventricular em casos pós-infarto do miocárdio, intoxicação digitálica, pós--cateterismo ou cirurgia cardíaca; **D:** incorreta. Deslanosídeo endovenoso: indicado para tratamento de insuficiência cardíaca congestiva aguda e crônica de todos os tipos, qualquer que seja sua fase, especialmente as associadas com fibrilação ou flutter supraventricular e aumento da frequência cardíaca em pacientes de todas as idades; **E:** incorreta. Amiodarona 150 mg endovenosa: indicado para os seguintes casos: – distúrbios graves do ritmo cardíaco, inclusive aqueles resistentes a outras terapêuticas; – taquicardia ventricular sintomática; – taquicardia supraventricular sintomática; – alterações do ritmo associadas à síndrome de Wolff-Parkinson-White.

Gabarito "B".

(TÉCNICO ENFERMAGEM – GHC/RS – 2021 – FUNDATEC) Paciente, em hemodiálise venovenosa contínua, apresenta um quadro de hipotensão e taquicardia. Qual a conduta do técnico de enfermagem nessa intercorrência?

(A) Desligar imediatamente a máquina da hemodiálise.

(B) Comunicar imediatamente o enfermeiro de plantão.

(C) Administrar SF 0,9% 1.000 ml endovenoso rápido.

(D) Colocar o paciente em decúbito lateral esquerdo.

(E) Diminuir os parâmetros da ultrafiltração.

Segundo a Lei do Exercício Profissional, Decreto nº 94.406/87 que dispõe sobre o exercício da Enfermagem, e dá outras providências, Artigo 10, o Técnico de Enfermagem exerce as atividades auxiliares, de nível médio técnico, atribuídas à equipe de Enfermagem, cabendo-lhe assistir ao Enfermeiro na prestação de cuidados diretos de Enfermagem a pacientes em estado grave e executar atividades de assistência de Enfermagem, excetuadas as privativas do Enfermeiro. Sendo assim, na situação descrita acima o técnico de enfermagem deve comunicar imediatamente o enfermeiro de plantão.

Gabarito "B".

(Técnico Enfermagem – Pref. Boa Vista/RR – 2020 – SELECON) No infarto agudo do miocárdio (IAM), a intervenção farmacológica inicial visa a diminuição do consumo de oxigênio (O2) pelo músculo cardíaco. Uma droga, fortemente indicada no atendimento de emergência, que combate a dor e ajuda na redução no consumo de O2 é a:

(A) morfina

(B) sinvastativa

(C) nitroglicerina

(D) betabloqueador

B: incorreta. A sinvastatina é indicada para o tratamento de dislipidemias, tendo como objetivo a redução dos níveis de colesterol LDL e triglicerídeos e aumento do colesterol HDL no sangue; **C:** incorreta. A nitroglicerina é indicada para o tratamento de hipertensão perioperatória; para controle de insuficiência cardíaca congestiva, no ajuste do infarto agudo do miocárdio, para tratamento de angina *pectoris* em pacientes que não respondem à nitroglicerina sublingual e betabloqueadores e para indução de hipotensão intraoperatória; **D:** incorreta. Os bloqueadores beta-adrenérgicos ou betabloqueadores são uma classe de fármacos que têm em comum a capacidade de bloquear os receptores β da noradrenalina. Possuem diversas indicações, particularmente como antiarrítmicos, anti-hipertensores e na proteção cardíaca após infarto agudo do miocárdio.

Gabarito "A".

21. SEGURANÇA DO TRABALHO E DO TRABALHADOR

(Técnico Enf. – SES/RS - 2022 – FAURGS) Considere as afirmações a seguir sobre a importância da Ergonomia como um fator-chave para a segurança do trabalho.

I. – Uma determinada postura de trabalho, mantida por tempo prolongado, pode levar à contínua tensão dos músculos mais solicitados e gerar distúrbios circulatórios e metabólicos, além de causar dor ou lesão muscular.

II. – Em determinados postos de trabalho, muitas vezes o trabalhador gera sobrecargas mecânicas em suas estruturas osteomioarticulares, principalmente quando assumem posturas ocupacionais ou funcionais inadequadas, em função de um posto de trabalho mal projetado.

III. – A ergonomia apresentou grande crescimento nos últimos anos em função do aparecimento de muitos casos de Lesão por Esforço Repetitivo (LER) e Doenças Osteomusculares Relacionadas ao Trabalho (DORT).

Quais estão corretas?

(A) Apenas I.

(B) Apenas II.

(C) Apenas III.

(D) Apenas II e III.

(E) I, II e III.

Todas as alternativas estão corretas. A ergonomia é uma ciência que procura fornecer subsídios para adaptar o homem aos meios de produção. Assim, ela busca a produtividade e visa proporcionar o conforto e a segurança nas atividades desempenhadas pelo homem. Teve sua ascensão com o aparecimento de doenças osteomusculares relacionadas ao trabalho e lesões por esforço repetitivo. Ainda, é de fundamental importância dentro das organizações e deve ser desenvolvida e inspecionada por um profissional qualificado, pois promove a segurança e o bem-estar das pessoas, contribuindo assim para a eficácia dos sistemas em que estão envolvidas.
Gabarito "E".

(Técnico Enfermagem – Pref. Morro Agudo/SP – 2020 –VUNESP) O programa de controle médico de saúde ocupacional juntamente com o programa de prevenção de riscos ambientais visa a preservação da saúde e integridade dos trabalhadores. Considera-se como riscos ambientais os agentes físicos, químicos e biológicos existentes nos ambientes de trabalho que, em função de sua natureza, concentração ou intensidade e tempo de exposição, são capazes de causar danos à saúde do trabalhador.

São agentes físicos:

(A) gases, ruídos e vapores.

(B) fungos, névoas e radiações ionizantes.

(C) vibrações, pressões anormais e temperaturas extremas.

(D) ultrassom, ruídos e vapores.

(E) bacilos, fumos, vapores.

Os riscos no ambiente laboral podem ser classificados em cinco tipos, de acordo com a Portaria nº 3.214, do Ministério do Trabalho do Brasil, de 1978. Esta Portaria contém uma série de normas regulamentadoras que consolidam a legislação trabalhista, relativas à segurança e medicina do trabalho. Encontramos a classificação dos riscos na sua Norma Regulamentadora nº 5 (NR-5): Riscos e seus agentes:

1. Riscos de acidentes
Qualquer fator que coloque o trabalhador em situação vulnerável e possa afetar sua integridade, e seu bem-estar físico e psíquico. São exemplos de risco de acidente: as máquinas e equipamentos sem proteção, probabilidade de incêndio e explosão, arranjo físico inadequado, armazenamento inadequado, entre outros.

2. Riscos ergonômicos
Qualquer fator que possa interferir nas características psicofisiológicas do trabalhador, causando desconforto ou afetando sua saúde. São exemplos de risco ergonômico: o levantamento de peso, ritmo excessivo de trabalho, monotonia, repetitividade, postura inadequada de trabalho, entre outros.

3. Riscos físicos
Consideram-se agentes de risco físico as diversas formas de energia a que possam estar expostos os trabalhadores, tais como: ruído, **calor, frio, pressão**, umidade, radiações ionizantes e não-ionizantes, **vibração**, entre outros.

4. Riscos químicos
Consideram-se agentes de risco químico as substâncias, compostos ou produtos que possam penetrar no organismo do trabalhador pela via respiratória, nas formas de poeiras, fumos, gases, neblinas, névoas ou vapores, ou que seja, pela natureza da atividade, de exposição, possam ter contato ou ser absorvido pelo organismo através da pele ou por ingestão.

5. Riscos biológicos
Consideram-se como agentes de risco biológico as bactérias, vírus, fungos, parasitos, entre outros.
Gabarito "C".

(Técnico Enf. – SES/RS - 2022 – FAURGS) Sobre a segurança e saúde no trabalho, assinale a alternativa correta.

(A) Os trabalhadores podem deixar o local de trabalho com os equipamentos de proteção individual (EPIs) e as vestimentas utilizadas em suas atividades laborais.

(B) Os EPIs, descartáveis ou não, podem ser compartilhados entre os profissionais de saúde.

(C) É permitido fumar, usar adornos, consumir alimentos e bebidas, bem como manusear lentes de contato nos postos de trabalho.

(D) Os trabalhadores que utilizarem objetos perfurocortantes devem ser responsáveis pelo seu descarte.

(E) É recomendado o reencape e a desconexão manual de agulhas.

De acordo com o item 32.2.4.14 da Norma Regulamentadora 32 – NR32, devem ser responsabilizados pelo descarte de perfurocortantes, somente os trabalhadores que os utilizarem, estando, portanto, os profissionais de limpeza e desinfecção, isentos dessa responsabilidade.
Gabarito "D".

(Técnico Enf. – SES/RS - 2022 – FAURGS) Qual o principal objetivo da Norma Regulamentadora NR-32 para os profissionais de saúde?

(A) Estabelecer a obrigatoriedade da elaboração e implementação, por parte de todos os empregadores e instituições que admitam trabalhadores como empregados, do Programa de Prevenção de Riscos Ambientais (PPRA), visando à preservação da saúde e da integridade dos trabalhadores.

(B) Estabelecer as diretrizes básicas para a implementação de medidas de proteção à segurança e à saúde dos trabalhadores dos serviços de saúde, bem como daqueles que exercem atividades de promoção e assistência à saúde em geral.

(C) Regular a proteção obrigatória contra acidentes e doenças profissionais, facilitar os primeiros socorros a acidentados e alcançar as melhores condições possíveis de segurança e saúde aos trabalhadores.

(D) Estabelecer os preceitos a serem observados na organização e no ambiente de trabalho, de forma a tornar compatível o planejamento e o desenvolvimento das atividades de trabalho.

(E) Prevenir acidentes, corrigir erros e diminuir riscos; aumentar o conforto, a saúde e a segurança do trabalhador.

A finalidade da NR32 é estabelecer as diretrizes básicas para a implementação de medidas de proteção à segurança e à saúde dos trabalhadores dos serviços de saúde, bem como daqueles que exercem atividades de promoção e assistência à saúde em geral (item 32.1.1). Para fins de aplicação desta NR entende-se por serviços de saúde qualquer edificação destinada à prestação de assistência à saúde da população, e todas as ações de promoção, recuperação, assistência, pesquisa e ensino em saúde em qualquer nível de complexidade.

Gabarito "B".

22. ATENÇÃO PRIMÁRIA À SAÚDE/ ATENÇÃO BÁSICA/ESTRATÉGIA SAÚDE DA FAMÍLIA

(Técnico Enf. – SES/RS - 2022 – FAURGS) A ESF (Estratégia de Saúde da Família), criada em 1994, inicialmente denominada PSF, constituiu um modelo de atenção à saúde que representou além disso uma tentativa de

(A) repressão aos princípios e diretrizes do SUS.

(B) repensar a realidade de saúde dos profissionais e usuários do SUS.

(C) restringir a atuação dos profissionais de saúde no que diz respeito a desenvolver práticas de educação em saúde.

(D) limitar o fornecimento de treinamentos e capacitações para os agentes comunitários de saúde.

(E) limitar a autonomia dos profissionais e usuários na participação ativa na produção de uma vida saudável.

A Estratégia Saúde da Família visa à reorganização da atenção básica no País, de acordo com os preceitos do Sistema Único de Saúde, e é tida pelo Ministério da Saúde e gestores estaduais e municipais, representados respectivamente pelo Conselho Nacional de Secretários de Saúde (CONASS) e Conselho Nacional de Secretarias Municipais de Saúde (CONASEMS), como estratégia de expansão, qualificação e consolidação da atenção básica por favorecer uma reorientação do processo de trabalho com maior potencial de aprofundar os princípios, diretrizes e fundamentos da atenção básica, de ampliar a resolutividade e impacto na situação de saúde das pessoas e coletividades (usuários do SUS), além de propiciar uma importante relação custo-efetividade.

Gabarito "B".

(Técnico Enfermagem – Pref. Paulínia/SP – 2021 – FGV) A população adscrita por equipe de Atenção Básica (eAB) e de Saúde da Família (eSF) recomendada pela Política Nacional de Atenção Básica, é de

(A) 1.000 a 2.000 pessoas.

(B) 1.500 a 2.500 pessoas.

(C) 2.000 a 3.000 pessoas.

(D) 2.000 a 3.500 pessoas.

(E) 3.500 a 4.000 pessoas.

De acordo com a Portaria nº 2.436, de 21 de setembro de 2017 que "Aprova a Política Nacional de Atenção Básica, estabelecendo a revisão de diretrizes para a organização da Atenção Básica, no âmbito do Sistema Único de Saúde (SUS)", Anexo, Capítulo 1 – Das Disposições Gerais da Atenção Básica à Saúde, 3 – Infraestrutura,

Ambiência e Funcionamento da Atenção Básica, 3.3 Funcionamento, como forma de garantir a coordenação do cuidado, ampliando o acesso e resolutividade das equipes que atuam na Atenção Básica, recomenda-se população adscrita por equipe de Atenção Básica (eAB) e de Saúde da Família (eSF) de 2.000 a 3.500 pessoas, localizada dentro do seu território, garantindo os princípios e diretrizes da Atenção Básica.

Gabarito "D".

(Técnico Enfermagem – Pref. Morro Agudo/SP – 2020 –VUNESP) Em uma visita domiciliária, o técnico de enfermagem foi informado pela mãe, E.M.P., que seus filhos, atualmente com 4 e 6 anos, estão apresentando fezes amolecidas, perda de apetite e náuseas há dois dias. O profissional deve, entre outras orientações,

(A) encaminhar imediatamente as crianças ao pronto atendimento.

(B) solicitar a realização do exame protoparasitológico de fezes.

(C) encaminhar para a unidade básica de saúde para receberem terapia de reidratação com supervisão.

(D) orientar a mãe para oferecer líquidos, como sucos, refrigerantes ou bebidas isotônicas.

(E) estimular a oferta de líquido de baixa osmolaridade e fracionar a dieta.

A oferta de líquido de baixa osmolaridade tem como finalidade repor os líquidos que estão sendo perdidos por conta dos episódios de fezes amolecidas. O fracionamento da dieta tem como objetivo melhorar a aceitação alimentar visto que as crianças estão com perda de apetite e náuseas há dois dias.

Gabarito "E".

(Técnico Enfermagem – Pref. Morro Agudo/SP – 2020 –VUNESP) Ao realizar visita domiciliária ao Sr. M.F., 66 anos, hipertenso, que não compareceu a sua consulta médica na semana passada, o técnico de enfermagem identificou uma PA de 140 x 100 mmHg. Ao questionar M.F. quanto ao uso de medicamento e seus hábitos de vida, reconheceu que M.F. apresenta muitas dúvidas em relação à sua condição de saúde. Nesse contexto, o técnico de enfermagem, ao compreender as dificuldades do Sr. M.F, deve prioritariamente

(A) reagendar nova consulta médica na rotina, pois não identifica nenhuma urgência.

(B) encaminhar, imediatamente, para o pronto atendimento, pois seus níveis pressóricos estão muito elevados.

(C) reagendar nova consulta médica na Unidade Básica de Saúde, porém, na urgência, devido ao valor pressórico obtido.

(D) encaminhar para controle pressórico diário na Unidade de Saúde.

(E) propor sua participação em grupos educativos com o enfermeiro para que possa trabalhar suas dificuldades.

A principal função do grupo educativo, dentro da atenção básica, situa-se na educação em saúde que, compreendida em uma prática social, é construída em processos dialógicos entre usuários e profissionais da área, a fim de trabalhar dificuldades dos usuários, produzir novos conhecimentos e transformar o cuidado em saúde, a partir dos diferentes saberes.

Gabarito: E.

(Técnico Enfermagem – Pref. Morro Agudo/SP – 2020 – VUNESP) Um paciente, identificado pela unidade de saúde como caso com suspeita de tuberculose, é encaminhado ao técnico de enfermagem (TE) para que sejam fornecidas recomendações referentes à coleta da amostra de escarro em domicílio. O TE deve, entre outras ações,

(A) entregar o recipiente ao paciente, verificando se a tampa do pote fecha bem e se já está devidamente identificado (nome do paciente e data da coleta na tampa do pote).

(B) orientar quanto ao procedimento de coleta: ao despertar pela manhã, lavar bem a boca, inspirar profundamente, prender a respiração por um instante e escarrar após forçar a tosse, repetindo a operação até obter duas eliminações de escarro, evitando que ele escorra pela parede externa do pote.

(C) orientar que, na impossibilidade de envio imediato da amostra para o laboratório ou unidade de saúde, ela poderá ser conservada em geladeira comum até o dia seguinte.

(D) informar que o pote deve ser tampado, envolto em papel alumínio e depois colocado em saco plástico, com a tampa para cima, cuidando para que permaneça nessa posição durante o transporte até a unidade de saúde.

(E) orientar que uma boa amostra de escarro é a que se obtém da faringe e não por aspiração de secreções nasais, e nem a que contém somente saliva, sendo que o volume ideal é de 2 mL a 8 mL.

Gabarito controverso, pois, de acordo com o Protocolo de Enfermagem "Tratamento Diretamente Observado (TDO) da Tuberculose na Atenção Básica" do Ministério da Saúde na impossibilidade de envio imediato da amostra para o laboratório ou unidade de saúde, esta deverá ser conservada em geladeira comum até no máximo sete dias.

Gabarito: C.

23. CENTRO CIRÚRGICO/CENTRAL DE MATERIAL E ESTERELIZAÇÃO

(Técnico Enfermagem – GHC/RS – 2021 – FUNDATEC) A enfermagem dentro do centro cirúrgico é extremamente importante e é necessário que o técnico tenha habilidade para desempenhar o seu papel em todas as etapas de um procedimento cirúrgico, sendo um deles o posicionamento correto do paciente para a cirurgia. São cuidados/recomendações, EXCETO:

(A) Proteger proeminências ósseas, evitando úlceras por pressão, tromboses e outras complicações circulatórias.

(B) Evitar instrumentais ou pressão sobre o paciente.

(C) Evitar contato do corpo com superfícies metálicas para prevenir queimaduras com bisturi elétrico.

(D) Desconsiderar idade, peso, condições físicas e limitações do paciente antes de iniciar o posicionamento.

(E) Evitar hiperextensão e compressões dos plexos musculares evitando lesões e paralisias locais.

De acordo com o Guia Prático para Atuação da Enfermagem no Centro Cirúrgico todos os membros da Equipe Cirúrgica (Cirurgião, Enfermeiro, Anestesista, Assistentes, Auxiliares, Circulante de Sala) são responsáveis pelo posicionamento correto do paciente e identificação dos riscos para garantir a segurança do paciente e proteger de traumas durante a cirurgia. Uma das recomendações é considerar idade, peso, condições físicas e limitações do paciente antes de iniciar o posicionamento.

Gabarito: D.

(Técnico Enfermagem – Pref. Contagem/MG – 2022 – IBFC) A escolha do posicionamento do paciente cirúrgico é essencial para assegurar a qualidade do processo e depende de diferentes fatores. Assinale a alternativa incorreta sobre essa escolha.

(A) Tipo de procedimento

(B) Localização do sítio operatório

(C) Preferência do paciente

(D) Preferência do cirurgião

O que vai determinar a escolha do posicionamento do paciente cirúrgico é a posição que permita ao cirurgião uma melhor abordagem da área/órgão a ser manipulado (tipo de procedimento, localização do sítio operatório e preferência do cirurgião).

Gabarito: C.

(Técnico Enfermagem – Pref. Contagem/MG – 2022 – IBFC) Dentre os materiais listados abaixo, qual não pode passar pelo processo de esterilização por autoclave. Assinale a alternativa incorreta.

(A) Campos cirúrgicos

(B) Materiais de borracha

(C) Aventais

(D) Materiais de terapia respiratória

A RDC nº 15/2012 da Anvisa, recomenda que os materiais de assistência ventilatória e inaloterapia, após a limpeza, sejam submetidos, ao menos, à desinfecção de nível intermediário. Esta mesma normativa recomenda que esses materiais sejam desinfetados por meio de termodesinfecção ou por submersão em saneantes em conformidade com a normatização sanitária e proíbe a desinfecção com produtos à base de aldeídos, como o caso do glutaraldeído.

De acordo com a Associação Brasileira de Enfermeiros de Centro Cirúrgico, Recuperação Pós-anestésica e Centro de Material e Esterilização (SOBECC) nas Diretrizes de Práticas em Enfermagem Cirúrgica e Processamento de Produtos para Saúde, o hipoclorito de sódio, por se tratar de um desinfetante à base de cloro (pertencente ao grupo dos halogênios) é permitido, contudo ressalte-se que requer enxágue abundante por ser potencialmente irritante às mucosas.

A esterilização de acessórios respiratórios em óxido de etileno (EtO) seguindo as recomendações do processamento (limpeza, secagem, inspeção, acondicionamento, rotulagem, esterilização e aeração) não é contraindicada.

Gabarito "D".

(Técnico Enfermagem – Pref. Paulínia/SP – 2021 – FGV) Sobre o processamento de produtos para a saúde, analise as afirmativas a seguir e assinale (V) para a verdadeira e (F) para a falsa.

( ) A lavadora ultrassônica é um equipamento automatizado de limpeza que utiliza o princípio da cavitação.

( ) Produtos para saúde semicríticos são aqueles que entram em contato com a pele não íntegra ou mucosas íntegras colonizadas.

( ) O ciclo de esterilização a vapor para uso imediato deve ser monitorado por indicador biológico.

As afirmativas são, na ordem apresentada, respectivamente,

(A) F – F – V.
(B) V – V – F.
(C) F – F – F.
(D) V – V – V.
(E) F – V – F.

As duas primeiras alternativas estão corretas e a terceira está incorreta pois, o ciclo de esterilização a vapor para uso imediato deve ser monitorado por integrador ou emulador químico.

Gabarito "B".

(Técnico Enfermagem – Pref. Boa Vista/RR – 2020 – SELECON) Segundo a Resolução nº 15/2012, que dispõe sobre os requisitos de boas práticas para o processamento de produtos para saúde, define-se que a central de material e esterilização (CME) classe II é aquela que realiza o:

(A) processamento somente de produtos para a saúde semicríticos de conformação complexa

(B) processamento de produtos para a saúde e afins críticos de conformação complexa e não complexa

(C) processamento de produtos para a saúde não críticos, semicríticos e críticos de conformação complexa

(D) processamento de produtos para a saúde não críticos, semicríticos e críticos de conformação complexa e não complexa

De acordo com a Resolução da Diretoria Colegiada (RDC) nº 15 de 15 de março de 2012 a central de material e esterilização (CME) classe II é aquela que realiza o processamento de produtos para a saúde não críticos, semicríticos e críticos de conformação complexa e não complexa, passíveis de processamento (art. 5º, § 2º). A CME Classe I é aquela que realiza o processamento de produtos para a saúde não críticos, semicríticos e críticos de conformação não complexa, passíveis de processamento (art. 5º, § 1º).

Gabarito "D".

24. UNIDADE DE TERAPIA INTENSIVA

(Técnico Enfermagem – GHC/RS – 2021 – FUNDATEC) O técnico de enfermagem intensivista é responsável pelas anotações gerais à beira do leito. Para os pacientes em ventilação mecânica, as anotações devem ser criteriosas. Nesse sentido, é primordial a este profissional o entendimento dos modos e parâmetros ventilatórios para uma assistência segura e de qualidade. Referente aos modos ventilatórios, analise as assertivas abaixo:

I. Ventilação por Pressão de Suporte (PS): modo espontâneo em que uma pressão inspiratória prefixada controla a frequência e o volume da ventilação.

II. Ventilação por Pressão Controlada (PC): o gás é distribuído a uma frequência e pressão expiratória prefixadas, sendo o volume determinado pela inspiração.

III. Pressão Positiva Contínua das Vias Aéreas (CPAP): proporciona pressão positiva constante das vias aéreas no modo espontâneo, além de promover troca de gases, abrindo os alvéolos e aumentando a capacidade residual funcional.

IV. Ventilação Mandatória Intermitente Sincronizada (SIMV): distribui volume ou pressão preestabelecida a uma frequência prefixada e em sincronia com o esforço respiratório do próprio paciente.

Quais estão corretas?

(A) Apenas I e III.
(B) Apenas II e IV.
(C) Apenas I, III e IV.
(D) Apenas II, III e IV.
(E) I, II, III e IV.

A afirmativa II está incorreta, pois, na modalidade de Ventilação por Pressão Controlada (PC) o ventilador é ciclado a tempo, limitando a pressão inspiratória. O nível predeterminado é rapidamente alcançado no início da inspiração e se mantém durante toda a fase inspiratória.

Gabarito "C".

(Técnico Enfermagem – GHC/RS – 2021 – FUNDATEC) Paciente, submetida à craniotomia para clipagem de aneurisma cerebral, encontra- se, na unidade de terapia intensiva, entubada, sedada e com cateter para monitorização da pressão intracraniana. Entre todos os cuidados de enfermagem prestados a essa paciente, assinale a alternativa que está indicada para auxiliar no monitoramento da pressão intracraniana.

(A) Aspiração endotraqueal de duas em duas horas.
(B) Manter curativo compressivo da ferida operatória.
(C) Cuidados com a integridade cutânea, hidratando a pele a cada 24h.
(D) Manter a cabeceira elevada a 30° e alinhamento mentoesternal.
(E) Manter paciente em decúbito lateral esquerdo com flexão do quadril a 30°.

Pacientes com risco de PIC elevada (no caso de craniotomia) ou com PIC certamente alta devem ser posicionados para maximizar o retorno venoso cerebral, sem causar queda significativa na pressão de perfusão cerebral. Em geral, nos pacientes hemodinamicamente estáveis, uma elevação da cabeceira a 30° satisfaz estas duas exigências e leva a uma queda da pressão intracraniana. Além disso, a cabeça deve ser mantida numa posição neutra, evitando flexão ou rotação excessiva do pescoço (para não bloquear o fluxo jugular) e minimizando qualquer manobra que acarrete uma resposta de Valsalva (para não aumentar a pressão intratorácica).
Gabarito "D".

(Técnico Enfermagem – GHC/RS – 2021 – FUNDATEC) A Pneumonia Associada à Ventilação Mecânica (PAVM) é a infecção hospitalar que mais comumente acomete pacientes internados em unidades de terapia intensiva. Algumas medidas específicas podem ajudar a prevenir essa complicação, EXCETO:

(A) Manter pacientes com a cabeceira elevada entre 30 a 45°.

(B) Aspirar secreções subglóticas rotineiramente.

(C) Fazer a higiene oral com antissépticos conforme preconizados pela instituição.

(D) Monitorar a pressão de cuff.

(E) Fixar adequadamente o tubo orotraqueal.

A fixação adequada do tubo orotraqueal permite a menor movimentação possível do tubo, conforto para o paciente, higiene oral e preservação da integridade da pele, mas, não é uma medida específica para prevenção da Pneumonia Associada à Ventilação Mecânica (PAVM).
Gabarito "E".

(Técnico Enfermagem – GHC/RS – 2021 – FUNDATEC) Qual a fórmula utilizada para obter o valor da Pressão de Perfusão Cerebral (PPC)?

(A) Subtrair o valor da pressão arterial sistólica do valor da pressão intracraniana.

(B) Subtrair o valor da pressão intracraniana do valor da pressão arterial média.

(C) Subtrair o valor da pressão arterial média do valor da pressão intracraniana.

(D) Somar o valor da pressão intracraniana com o valor da pressão arterial diastólica.

(E) Somar o valor da pressão arterial média com o valor da pressão intracraniana.

Gabarito controverso, pois, a fórmula utilizada para obter o valor da Pressão de Perfusão Cerebral (PPC) é PPC = PAM – PIC (pressão de perfusão cerebral é igual a pressão arterial média menos a pressão intracraniana).
Gabarito "B".

(Técnico Enfermagem – GHC/RS – 2021 – FUNDATEC) A sepse é uma condição clínica resultante de uma desregulada resposta inflamatória a uma infecção, levando a disfunções orgânicas. É uma situação grave, responsável por altas taxas de mortalidade nas Unidades de Terapia Intensiva. Referente à sepse, assinale a alternativa correta.

(A) Diminuição do débito cardíaco.

(B) Aumento do débito cardíaco.

(C) Não altera o débito cardíaco.

(D) Altera somente a pressão arterial diastólica.

(E) Altera somente a pressão arterial sistólica.

Gabarito controverso, pois, dependendo da fase da sepse o débito cardíaco pode estar normal ou pode ocorrer diminuição ou aumento do mesmo.
Gabarito "A".

(Técnico Enfermagem – GHC/RS – 2021 – FUNDATEC) Paciente internado na unidade de terapia intensiva, entubado na ventilação mecânica, infundindo midazolan a 20 ml/h, cetamina a 20 ml/h e atracúrio a 30 ml/h. O médico solicita instalar uma monitorização não invasiva para medir de forma objetiva o nível de consciência e sedação do paciente. Qual equipamento recomendado para esse tipo de monitorização?

(A) Índice Bispectral.

(B) Capnografia.

(C) Cateter de Swan-Ganz.

(D) Cateter de pressão intracraniana.

(E) Oximetria cerebral.

B: incorreta. Capnografia: é o nome dado ao monitoramento em tempo real da concentração ou pressão parcial de CO2 (dióxido de carbono, também conhecido como gás carbônico) nos gases respiratórios expirados pelo paciente durante a ventilação pulmonar mecânica; **C:** incorreta. Cateter de Swan-Ganz: constitui um método rápido para obter informações diagnósticas úteis, sem o uso do Raio-X, através da avaliação das pressões nas cavidades direitas, tronco e Artéria Pulmonar (A.P.), Capilar Pulmonar (C.P.) e débito cardíaco pela termo-diluição; **D:** incorreta. Cateter de pressão intracraniana: são utilizados para mensurar e monitorar continuamente a pressão intracraniana, calcular a pressão de perfusão cerebral (PPC) e avaliar a complacência e a autorregulação cerebral; **E:** incorreta. Oximetria cerebral: monitora a saturação regional de oxigênio da hemoglobina no sangue (rSO2) na região cerebral e/ou somática de pacientes neonatais, pediátricos e adultos.
Gabarito "A".

(Técnico Enfermagem – GHC/RS – 2021 – FUNDATEC) Referente às medicações utilizadas na terapia intensiva, analise as assertivas abaixo e assinale V, se verdadeiras, ou F, se falsas.

( ) Cloridrato de dopamina aumenta o fluxo cardíaco e a pressão arterial sem modificar significativamente as resistências periféricas.

( ) Noradrenalina é um potente vasodilatador que atua nas artérias, auxiliando na estabilização da pressão arterial devido à hipotensão.

( ) Nitroglicerina é um vasodilatador coronariano, indicado para profilaxia de *Angina pectoris*.

( ) Fentanil é um sedativo narcótico de ação lenta e de longa duração.

( ) Propofol é um sedativo que produz depressão do sistema nervoso periférico similar à dos benzodiazepínicos e narcóticos.

A ordem correta de preenchimento dos parênteses, de cima para baixo, é:

(A) V – F – F – F – V.
(B) F – V – V – F – F.
(C) F – F – V – V – V.
(D) V – F – V – F – F.
(E) V – V – F – V – F.

Cloridrato de dopamina: Conceito correto.
Noradrenalina: atua como um importante vasoconstritor, ou seja, na contração dos vasos sanguíneos. Sua ação ocorre principalmente na modulação da pressão sanguínea, sendo utilizada, assim, em tratamentos médicos, como em casos de choque séptico.
Nitroglicerina: Conceito correto.
Fentanil: é um analgésico narcótico que se caracteriza pelas seguintes propriedades: rápida ação, curta duração e elevada potência (100 vezes maior do que a a morfina). A duração da analgesia obtida com Fentanil depende da intensidade do estímulo doloroso.
Propofol: é indicado para indução e manutenção de anestesia geral em procedimentos cirúrgicos. Isto significa que propofol faz com que o paciente fique inconsciente (adormecido) ou sedado durante operações cirúrgicas ou outros procedimentos.
Gabarito "D".

(Técnico Enfermagem – GHC/RS – 2021 – FUNDATEC) Conforme Resolução nº 7/2010, que dispõe sobre os requisitos mínimos para funcionamento de Unidades de Terapia Intensiva (UTI) e dá outras providências, analise as assertivas abaixo:

I. As atribuições e as responsabilidades de todos os profissionais que atuam na unidade devem estar formalmente designadas, descritas e divulgadas aos profissionais que atuam na UTI.
II. Para atuação na UTI, será necessário no mínimo 01 (um) técnico de enfermagem para cada 02 (dois) leitos em cada turno, 1 (um) técnico de enfermagem por UTI para serviços de apoio assistencial em cada turno e 01 (um) auxiliar de enfermagem nos leitos de baixa complexidade.
III. O paciente consciente deve ser informado quanto aos procedimentos a que será submetido e sobre os cuidados requeridos para execução deles.
IV. Todo paciente grave deve ser transportado com o acompanhamento contínuo de, no mínimo, um médico e de um técnico de enfermagem
V. As equipes da UTI e da Comissão de Controle de Infecção Hospitalar (CCIH) são responsáveis pelas ações de prevenção e controle de infecções relacionadas à assistência à saúde (IRAS).

Quais estão corretas?

(A) Apenas I e II.
(B) Apenas II e III.
(C) Apenas I, III e V.
(D) Apenas III, IV e V.
(E) I, II, III, IV e V.

De acordo com a Resolução nº 7 de 24 de fevereiro de 2010 que dispõe sobre os requisitos mínimos para funcionamento de Unidades de Terapia Intensiva e dá outras providências:

II: incorreta, seção III – Recursos Humanos, Art. 14, inciso V para atuação em UTI são necessários técnicos de enfermagem: no mínimo 01 (um) para cada 02 (dois) leitos em cada turno, além de 1 (um) técnico de enfermagem por UTI para serviços de apoio assistencial em cada turno, não contemplando 01 (um) auxiliar de enfermagem nos leitos de baixa complexidade; IV: incorreta, seção VI – Transporte de Pacientes, Art. 29, todo paciente grave deve ser transportado com o acompanhamento contínuo, no mínimo, de um médico e de um enfermeiro, ambos com habilidade comprovada para o atendimento de urgência e emergência.
Gabarito "C".

(Técnico Enfermagem – GHC/RS – 2021 – FUNDATEC) A realização do balanço hídrico é fundamental para o acompanhamento do paciente hospitalizado na terapia intensiva. Analise o caso clínico abaixo:

• Paciente sedado, infundindo dieta enteral a 50 ml/h, em uso de cateter duplo lúmen recebendo: propofol a 10 ml/h, SF 0,9% de 1000 ml a 30 gts/min. Diurese em uso de sonda vesical de demora com drenagem nas últimas 6h de 500 ml, dreno abdominal em bolsa coletora com drenagem nas últimas 6h de 100 ml.

Após a realização do cálculo, o técnico de enfermagem classificou o balanço hídrico de 6 horas em:

(A) + 60 ml.
(B) – 60 ml.
(C) + 300 ml.
(D) – 570 ml.
(E) – 600 ml.

Comentário:
1º passo) Calcular o volume de dieta enteral infundido em 6 horas:
50 ml ------- 1 hora
      X --------- 6 horas
X= 300 ml em 6 horas
2º passo) Calcular o volume de propofol infundido em 6 horas:
10 ml ------- 1 hora
      X --------- 6 horas
X= 60 ml em 6 horas
3º passo) Calcular o volume de SF 0,9% 1000 ml infundido em 6 horas:
30 gotas ------- 1 minuto
      X ------------- 60 minutos
X= 1800 gotas/60 minutos (1 hora)
1 hora ------- 1800 gotas
6 horas ----------- x
X= 10800 gotas/6horas
1 hora ------- 1800 gotas
6 horas ----------- x
X= 10800 gotas/6horas
4º passo) Transformar gotas em ml (20 gotas = 1 ml)
1ml ------- 20 gotas
      X-------- 10800 gotas
20X= 10800
X= 10800
    20
X= 540 ml/6 horas

Entradas	Volume em 6 horas	Saídas	Volume em 6 horas
Dieta Enteral	300 ml	Diurese por SVD	500 ml
Propofol	60 ml	Dreno abdominal	100 ml
SF 0,9%	540 ml		
Total	**900 ml**	Total	**600 ml**

5º passo) Calcular o balanço hídrico
O paciente recebeu 900 ml entre dieta e medicações e eliminou 600 ml entre diurese e drenagem abdominal:
900ml – 600ml = + 300ml
Portanto, o balanço hídrico de 6 horas neste caso é positivo, pois o paciente teve mais ganhos do que perdas.
Gabarito 'C'.

25. CONTROLE DE INFECÇÃO

(Técnico Enfermagem – Pref. Contagem/MG – 2022 – IBFC) O processo de eliminação de quase todos os micro-organismos de objetos inanimados, com exceção de esporos bacterianos corresponde a um conceito. Assinale a alternativa correta sobre ele.

(A) Desinfecção
(B) Assepsia
(C) Limpeza
(D) Esterilização

B: Assepsia: o significado de assepsia é "ausência de germes, entre eles bactérias, vírus e outros microrganismos que podem causar doenças". É claro que é impossível manter um ambiente totalmente livre de germes, absolutamente estéril, por isso, a ideia da assepsia é prevenir a infecção reduzindo esses micro-organismos a uma quantidade insuficiente para causar alguma complicação; C: Limpeza: é a remoção de toda sujidade de qualquer superfície ou ambiente (piso, paredes, teto, mobiliários e equipamentos). O processo deve ser realizado com água, detergente e ação mecânica manual; D: incorreta. Esterilização: é o processo de destruição de todos os micro-organismos, a tal ponto que não seja mais possível detectá-los através de testes microbiológicos padrão. Um artigo é considerado estéril quando a probabilidade de sobrevivência dos micro-organismos que o contaminavam é menor do que 1:1.000.000. Nos estabelecimentos de saúde, os métodos de esterilização disponíveis para processamento de artigos no seu dia a dia são o calor, sob a forma úmida e seca, e os agentes químicos sob a forma líquida, gasosa e plasma.
Gabarito 'A'.

(Técnico Enfermagem – Pref. Contagem/MG – 2022 – IBFC) A flebite é uma lesão complexa. A inflamação pode ser causada pela solução e/ou fármaco administrado, fatores de risco que incluem a administração de soluções hiperosmolares ou com extremos de pH, rápida infusão, diluição inapropriada e presença de partículas na solução infundida. Em se tratando da classificação de flebite, assinale a alternativa correta em relação as causas descritas.

(A) Mecânica
(B) Infecciosa
(C) Pós-infusional

(D) Química

A: incorreta. Flebite Mecânica: resultante do trauma ocasionado pelo cateter na parede do vaso; B: incorreta. Flebite Infecciosa: relacionada à contaminação da solução, do local de inserção do cateter e do dispositivo; C: incorreta. Flebite Pós-infusional: relacionada à inflamação da veia que ocorre após o encerramento da infusão e da retirada do cateter, normalmente identificada dentro de 48 horas após a remoção do cateter intravenoso periférico.
Gabarito 'D'.

(Técnico Enfermagem – Pref. Contagem/MG – 2022 – IBFC) Durante a visita domiciliar a um paciente diagnosticado com Covid-19, a técnica em enfermagem da unidade de saúde da família deve utilizar _____, equipamento adequado para impedir que o profissional respire gotículas provenientes da tosse ou espirro do paciente. Assinale a alternativa que preencha corretamente a lacuna sobre o Equipamento de Proteção Individual (EPI).

(A) Máscara cirúrgica
(B) Máscara N95
(C) Máscara PFF1
(D) Máscara de tecido

As máscaras de proteção respiratória (respirador particulado – máscara N95/PFF2 ou equivalente) são Equipamentos de Proteção Individual (EPIs) que proporcionam uma vedação adequada sobre a face do usuário. Segundo o Núcleo Técnico de Artigos de Saúde (NT AS) do Instituto Nacional de Controle de Qualidade em Saúde (INCQS), as máscaras N95 possuem um filtro eficiente para reduzir a exposição respiratória de eficiência mínima de filtração de 95%, com isso, são recomendadas para prevenção à Covid-19.
Gabarito 'B'.

(Técnico Enfermagem – Pref. Boa Vista/RR – 2020 – SELECON) Segundo a RDC 15/2012, os artigos hospitalares são classificados como:

(A) artigo complexo, quase complexo e não complexo
(B) artigo crítico, semicrítico e não crítico
(C) artigo baixo, intermediário e alto
(D) artigo caro, moderado e baixo

Segundo a RDC 15/2012 da Anvisa, os artigos hospitalares são classificados como artigo crítico, semicrítico e não crítico. Os artigos críticos são produtos utilizados em procedimentos invasivos com penetração de pele e mucosas adjacentes, tecidos subpteliais, e sistema vascular, incluindo também todos os produtos que estejam diretamente conectados com esses sistemas (art. 4º, XV). Os artigos semicríticos são produtos que entram em contato com pele não íntegra ou mucosas íntegras colonizadas (art. 4º, XVI). Os produtos não críticos são produtos que entram em contato com pele íntegra ou não entram em contato com o paciente (art. 4º, XVII).
Gabarito 'B'.

(Técnico Enfermagem – Pref. Boa Vista/RR – 2020 – SELECON) A infecção que é constatada ou em incubação na admissão, não relacionada à internação hospitalar anterior é chamada de:

(A) comunitária
(B) nosocomial
(C) hospitalar
(D) pandemia

B e C: incorretas. Infecção nosocomial e hospitalar são sinônimos e são definidas como qualquer infecção adquirida após a internação do paciente e que se manifeste durante a internação, ou mesmo após a alta, quando puder ser relacionada com a internação ou procedimentos hospitalares; **D:** incorreta. Pandemia é a disseminação mundial de uma nova doença e o termo passa a ser usado quando uma epidemia, surto que afeta uma região, se espalha por diferentes continentes com transmissão sustentada de pessoa para pessoa (Segundo definição da Organização Mundial de Saúde).
Gabarito "A".

(Técnico Enfermagem – Pref. Morro Agudo/SP – 2020 – VUNESP) No que diz respeito às boas práticas para o processamento de produtos para saúde, é correto afirmar que

(A) o processamento de produtos deve seguir um fluxo direcionado da área limpa para a área suja.

(B) o Serviço de Saúde é isento da responsabilidade pela segurança do processamento dos produtos para saúde realizado por empresa processadora por ele contratada.

(C) produtos para saúde classificados como críticos devem ser submetidos ao processo de esterilização, após a limpeza e demais etapas do processo.

(D) produtos para saúde utilizados na inaloterapia devem ser submetidos à desinfecção por métodos de imersão química líquida com a utilização de saneantes a base de aldeídos.

(E) produtos para saúde classificados como não críticos devem ser submetidos, no mínimo, ao processo de desinfecção de alto nível, após a limpeza.

De acordo com a Resolução da Diretoria Colegiada RDC Nº 15, de 15 de março de 2012 da Agência Nacional de Vigilância Sanitária (ANVISA) que dispõe sobre requisitos de boas práticas para o processamento de produtos para saúde e dá outras providências: **A:** incorreta. O processamento de produtos deve seguir um fluxo direcionado sempre da **área suja para a área limpa**; **B:** incorreta. O Serviço de Saúde é **corresponsável** pela segurança do processamento dos produtos para saúde, realizado por empresa processadora por ele contratada; **D:** incorreta. Produtos para saúde utilizados na assistência ventilatória e inaloterapia, **não poderão** ser submetidos à desinfecção por métodos de imersão química líquida com a utilização de saneantes a base de aldeídos; **E:** incorreta. Produtos para saúde classificados como não críticos devem ser submetidos ao **processo de esterilização**, após a limpeza e demais etapas do processo.
Gabarito "C".

(Técnico Enfermagem – Pref. Morro Agudo/SP – 2020 – VUNESP) Precauções padrão são medidas que devem ser utilizadas pelos profissionais de saúde

(A) com o objetivo de prevenir a disseminação de microrganismos no ambiente hospitalar.

(B) exclusivamente em casos de pacientes com suspeita de infecção bacteriana.

(C) com o objetivo de evitar a contaminação de material estéril em ambiente cirúrgico.

(D) visando sempre sua proteção pessoal, uma vez que o contato com paciente traz risco à sua saúde.

(E) somente quando indicadas pelas condições clínicas dos pacientes sob seus cuidados.

Gabarito controverso, pois, as alternativas A e D estão corretas pois as medidas de precaução são um conjunto de ações para prevenir e/ou controlar a transmissão de microrganismos nos ambientes de assistência à saúde, protegendo pacientes, profissionais e comunidade.
Gabarito "A".

(Técnico Enf. – SES/RS - 2022 – FAURGS) Quais são os cinco momentos recomendados para a realização de higiene de mãos no cuidado à saúde?

(A) Antes da realização de procedimentos; após a realização de procedimentos; antes da administração de medicamentos; antes da realização de curativos; após cuidados de higiene.

(B) Antes do contato com o paciente; antes da realização de procedimento asséptico; após risco de exposição a fluidos corporais; após contato com o paciente; após contato com áreas próximas ao paciente.

(C) Antes de tocar o paciente; antes da realização de procedimentos invasivos; após contato com sangue; após contato com fluidos corporais; antes de administrar medicamentos.

(D) Antes de entrar no quarto do paciente; antes da realização de procedimento asséptico; antes de tocar no paciente; antes de realização de curativos; após administrar medicamentos.

(E) Antes do contato com o paciente; antes da realização de cuidados com materiais esterilizados; antes da realização de procedimentos; após contato com áreas adjacentes ao paciente; antes de administrar medicamentos.

Segundo a Organização Mundial de Saúde, os 5 momentos recomendados para a realização da higienização das mãos são:
1. Antes de tocar o paciente
2. Antes de realizar procedimento limpo/asséptico
3. Após risco de exposição a fluídos corporais
4. Após tocar o paciente
5. Após tocar superfícies próximas ao paciente
Gabarito "B".

(Técnico Enf. – SES/RS - 2022 – FAURGS) O uso da máscara PFF2/N95 é aconselhável para proteção de doenças transmissíveis através de partículas de aerossóis, tais como

(A) varicela, sarampo e rotavírus.

(B) SARS-CoV-2, rotavírus e vírus sincicial.

(C) tuberculose, varicela e sarampo.

(D) vírus sincicial, SARS-CoV-2 e herpes.

(E) SARS-CoV-2, herpes e rotavírus.

Gabarito controverso, porque todas as doenças acima têm como forma de transmissão única ou uma forma de transmissão possível a transmissão por partículas de aerossol.

Gabarito 'C'.

(Técnico Enfermagem – Pref. Paulínia/SP – 2021 – FGV) O conjunto de medidas comportamentais dos profissionais de saúde visando à prevenção de contaminação cruzada entre o ambiente sujo e o ambiente limpo, na ausência de barreiras físicas, é denominado

(A) antissepsia.

(B) desinfecção.

(C) barreira técnica.

(D) precaução por contato.

(E) bloqueio preventivo.

A: incorreta. Antissepsia: é o processo que visa reduzir ou inibir o crescimento de microrganismos na pele ou nas mucosas. Os produtos usados para fazer a antissepsia são chamados de antissépticos; **B:** incorreta. Desinfecção: é o processo de eliminação de formas vegetativas, existentes em superfícies inanimadas, mediante a aplicação de agentes químicos e/ou físicos; **D:** incorreta. Precaução por contato: precaução adotada, além das precauções padrão, se a transmissão da doença ocorrer através do contato. Neste caso, além das precauções padrão deve-se utilizar avental e luvas descartáveis para tocar no paciente; **E:** incorreta. Bloqueio preventivo: bloqueio realizado através de vacinação em casos de suspeita ou caso índice de algumas doenças.

Gabarito 'C'.

26. SAÚDE DA PESSOA IDOSA

(Técnico Enfermagem – Pref. Morro Agudo/SP – 2020 – VUNESP) A temperatura corporal é considerada como um importante indicador físico de doença, no entanto, em idosos, esse dado deve ser avaliado de forma cautelosa, uma vez que os idosos

(A) apresentam uma temperatura corporal muito variável.

(B) possuem uma temperatura corporal basal maior do que a de adultos jovens.

(C) apresentam menor capacidade de regular a temperatura corporal.

(D) reagem rapidamente a processos infecciosos, apresentando altas temperaturas.

(E) se agasalham com muita frequência, favorecendo episódios de hipotermia por efeito reflexo.

Os idosos são, por natureza, mais frágeis, têm a imunidade mais baixa, reservas funcionais mais baixas e menor capacidade de regular a temperatura corporal.

Gabarito 'C'.

27. ACOLHIMENTO E CLASSIFICAÇÃO DE RISCO

(Técnico Enfermagem – Pref. Contagem/MG – 2022 – IBFC) O acolhimento surgiu a partir das discussões sobre a reorientação da atenção à saúde, sendo elemento fundamental para a reorganização da assistência em diversos serviços de saúde, direcionando a modificação do modelo tecno- assistencial. Em relação ao acolhimento ao usuário, assinale a alternativa incorreta.

(A) Escuta qualificada não é fator primordial

(B) Facilitador da continuidade de redefinição dos projetos terapêuticos dos usuários

(C) Inclusão do usuário e arranjos organizacionais

(D) Prática presente em todas as relações de cuidado

A escuta qualificada é uma das etapas do acolhimento do usuário onde o mesmo será ouvido por profissionais da equipe de saúde, tendo como objetivo reconhecer sua queixa, problematizá-la e buscar soluções conjuntamente, estimulando o protagonismo do usuário.

Gabarito 'A'.

(Técnico Enfermagem – GHC/RS – 2021 – FUNDATEC) De acordo com o que dispõe o Estatuto do Idoso, é correto afirmar que o direito _____ consiste na inviolabilidade da integridade física, psíquica e moral, abrangendo a preservação da imagem, da identidade, da autonomia, de valores, ideias, e crenças, dos espaços e dos objetos pessoais.

Assinale a alternativa que preenche corretamente a lacuna do trecho acima.

(A) à opinião e expressão

(B) ao acesso ao lazer e à cultura

(C) ao exercício de atividade profissional

(D) ao respeito

(E) à atenção à saúde integral

De acordo com o Estatuto do Idoso do Ministério da Saúde, Capítulo II, Do Direito à Liberdade, ao Respeito e à Dignidade, Art. 10 "É obrigação do Estado e da sociedade assegurar à pessoa idosa a liberdade, o respeito e a dignidade, como pessoa humana e sujeito de direitos civis, políticos, individuais e sociais, garantidos na Constituição e nas leis.

Parágrafo 1º O direito à liberdade compreende, entre outros, os seguintes aspectos:

I – faculdade de ir, vir e estar nos logradouros públicos e espaços comunitários, ressalvadas as restrições legais;

II – opinião e expressão;

III – crença e culto religioso;

IV – prática de esportes e de diversões;

V – participação na vida familiar e comunitária;

VI – participação na vida política, na forma da lei;

VII – faculdade de buscar refúgio, auxílio e orientação.

Parágrafo 2º O direito ao respeito consiste na inviolabilidade da integridade física, psíquica e moral, abrangendo a preservação da imagem, da identidade, da autonomia, de valores, ideias e crenças, dos espaços e dos objetos pessoais.
Parágrafo 3º É dever de todos zelar pela dignidade da pessoa idosa, colocando-a a salvo de qualquer tratamento desumano, violento, aterrorizante, vexatório ou constrangedor.

Gabarito "D".

(Técnico Enfermagem – Pref. Boa Vista/RR – 2020 – SELECON) A classificação de risco é uma ferramenta que garante o atendimento imediato do paciente com grau de risco elevado. Sendo assim, quando o paciente é avaliado pelo profissional e este o classifica com a cor amarela, significa que o atendimento deverá ser:

(A) imediato

(B) o mais rápido possível

(C) de acordo com o horário de chegada

(D) quando a equipe estiver disponível e completa

A classificação de risco é uma atividade privativa do enfermeiro, porém, a equipe de enfermagem deve conhecer as cores e os seus significados. Os protocolos mais conhecidos que utilizam a classificação em cores são a Escala Canadense de Triagem e Acuidade e o Protocolo de Manchester, sendo que o paciente classificado como amarelo necessita de atendimento urgente, em 30 minutos e 60 minutos respectivamente, ou seja, o mais rápido possível.

Gabarito "B".

(Técnico Enfermagem – Pref. Morro Agudo/SP – 2020 – VUNESP) A "triagem classificatória de risco", proposta pelo Ministério da Saúde, a ser implantada no acolhimento das Unidades de Atendimento de Urgência como um instrumento reorganizador dos processos de trabalho, deve

(A) ser capaz de acolher o cidadão e garantir um melhor acesso aos serviços de urgência/emergência, humanizando o atendimento.

(B) ser realizado pelos profissionais da recepção, a partir de treinamento específico e sob a supervisão do enfermeiro.

(C) agilizar o atendimento dos casos de menor gravidade, a fim de que a equipe possa se dedicar mais aos pacientes graves.

(D) atuar como um instrumento de agilidade para o estabelecimento do diagnóstico de uma doença.

(E) selecionar os pacientes que realmente precisam ser atendidos e aqueles que podem ser encaminhados à unidade de saúde.

De acordo com a Política Nacional de Atenção às Urgências do Ministério da Saúde, a falta de triagem classificatória de risco, determina o atendimento por ordem de chegada sem qualquer avaliação prévia do caso, acarreta, muitas vezes, graves prejuízos aos pacientes. Sendo assim, o acolhimento com classificação de risco deve ser capaz de acolher o cidadão e garantir um melhor acesso aos serviços de urgência/emergência, humanizando o atendimento. O processo de triagem classificatória deve ser realizado pelo enfermeiro, mediante treinamento específico e utilização de protocolos preestabelecidos e tem por objetivo avaliar o grau de urgência das queixas dos pacientes, colocando-os em ordem de prioridade para o atendimento. A esta triagem classificatória é vedada a dispensa de pacientes antes que estes recebam atendimento médico. Após a triagem, os pacientes são encaminhados aos consultórios médicos. Uma vez realizado o atendimento, o paciente deve ter sua referência garantida mediante encaminhamento realizado através das centrais de regulação ou, quando estas não existirem, através de fluxos previamente pactuados.

Gabarito "A".

2. CONHECIMENTOS GERAIS

Cecília Dantas

(Técnico Enfermagem – Pref. Formiga/MG – 2020 – Consulplan)
Uber permitirá gravar áudio de corridas para mais segurança na Índia. Passageiros e motoristas poderão gravar o áudio da corrida caso se sintam ameaçados; empresa também lançou verificação de identidade por PIN. A Uber lançou, nesta quinta-feira (9/01/2020), novas medidas de segurança para corridas realizadas na Índia. Em breve, usuários e motoristas poderão gravar o áudio, diretamente no aplicativo, das corridas que julgarem estar em perigo. Além disso, a companhia lançou um PIN para verificação de identidade e irá acompanhar e checar viagens com longas paradas realizadas. No Brasil, a "99" possui uma iniciativa semelhante – a empresa testou a gravação de viagens com o auxílio de câmeras de segurança. Na China, a "Didi Chuxing", controladora da "99", já aposta nas câmeras há algum tempo.

(Disponível em: https://www.startse.com/noticia/nova-economia/71743/uber-gravacao-conversas-seguranca.)

A Uber é uma empresa de tecnologia que, pode-se dizer, transformou a maneira como as pessoas se movimentam pelas cidades. Hoje existem outros serviços similares, mas a Uber surgiu no Brasil:

(A) Desde a década de 1980, quando o país passou por uma crise de combustíveis sem precedentes.

(B) No contexto da Copa do Mundo de 2014, no Rio de Janeiro e, em seguida, em São Paulo, Belo Horizonte e Brasília.

(C) Como parte da logística de organização da ECO92, uma conferência sobre o clima que reuniu, no Brasil, milhares de pessoas do mundo todo.

(D) Especificamente durante os jogos Panamericanos de 2007, quando a demanda de passageiros nas capitais do país extrapolou o quantitativo esperado.

A Uber foi fundada em junho de 2010 na cidade de São Francisco, nos Estados Unidos e chegou ao Brasil em 2014, no Rio de Janeiro, durante a Copa do Mundo daquele ano. Rapidamente, a plataforma passou a ficar disponível em cidades como Belo Horizonte, São Paulo e Brasília.
Gabarito "B".

(Técnico Enfermagem – Pref. Formiga/MG – 2020 – Consulplan)
PISA, na sigla em inglês, trata-se do Programa Internacional de Avaliação de Estudantes: uma pesquisa sobre a educação mundial, divulgada a cada três anos, pela Organização para Cooperação e Desenvolvimento Econômico (OCDE). O exame é aplicado em todos os países-membros do órgão responsável e também em países parceiros, como o Brasil.

(Disponível em: http://portal.inep.gov.br/pisa.)

Podemos afirmar que a prova do PISA analisa as habilidades de alunos de 15 anos em relação à:

(A) Química, Física e Biologia.

(B) Leitura, Matemática e Ciência.

(C) Informática, Inglês e Espanhol.

(D) Geografia, História e Sociologia.

São avaliados três domínios, entre eles, leitura, matemática e ciências, em todas as edições da prova e, a cada edição, um domínio principal é avaliado. Assim, os estudantes respondem a um número maior de itens sobre um determinado domínio diferente a cada ciclo, para que se tenha um maior nível de informações sobre a aprendizagem daquela matéria.
Gabarito "B".

(Técnico Enfermagem – Pref. Formiga/MG – 2020 – Consulplan)
Quebra-sol inteligente protege os olhos do sol na estrada

Visor virtual de alta tecnologia promete corrigir digitalmente um problema flagrante que cega os motoristas há quase um século. O Bosch Virtual Visor usa uma câmera voltada para o motorista e um LCD *flip-down* inteligente para bloquear digitalmente o brilho do sol. O Bosch Virtual Visor apresenta uma tela LCD transparente emparelhada com uma pequena câmera RGB na cabine usada para rastrear o sol que brilha no rosto do motorista. O sistema emprega inteligência artificial para localizar características faciais (incluindo olhos, boca e nariz), a fim de rastrear as sombras enquanto elas se movem pelo rosto do motorista.

(Disponível em: https://www.radiocacula.com.br/quebra-sol-inteligente-protege-os-olhos-do-sol-na-estrada.)

A inteligência artificial é um ramo de pesquisa da ciência da computação muito em pauta nas discussões e estudos acadêmicos. Sobre a inteligência artificial, é correto afirmar que:

(A) O grande obstáculo para um maior desenvolvimento dessas pesquisas é o embate secular entre Igreja e Ciência.

(B) Existem vários ramos de estudo em sistemas inteligentes, que se dedicam a aspectos específicos do comportamento humano.

(C) Esse tipo de pesquisa se limita a imitar, através de símbolos computacionais, as principais capacidades motoras do ser humano.

(D) O grande problema é que esses estudos são muito recentes e ainda incipientes, inaugurados mais especificamente nas duas últimas décadas do século XX.

O propósito da Inteligência Artificial é estudar, desenvolver e empregar máquinas para realizarem atividades humanas de maneira autônoma. O desenvolvimento da Inteligência Artificial só foi possível graças aos estudos avançados das neurociências. Ao estudar o funcionamento do cérebro, os cientistas conseguiram imitar as conexões neurais fazendo com que os algoritmos imitassem as redes neurais humanas. Considera-se, atualmente, pelo menos quatro ramos da Inteligência Artificial: *machine learning* (aprendizado de máquina); processamento de linguagem natural (PLN); visão computacional; redes neurais e sistemas especialistas. São exemplos de utilização da Inteligência Artificial os assistentes de voz (p. ex. Alexa e Siri), algoritmos de redes sociais, ferramentas de reconhecimento facial e, recentemente, o ChatGpt, que utiliza a tecnologia para escrever textos a partir de conhecimento obtido em banco de dados. Os estudos da tecnologia estão avaçados e utilizados largamente tendo sido iniciado com os cientistas Herbert Simon e Allen Newell na década de 1950, quando criaram o primeiro laboratório de Inteligência Artificial na Universidade de Carnegie Mellon.

Gabarito "B".

(Técnico Enfermagem – Pref. Formiga/MG – 2020 – Consulplan) Art. 2º: O disposto nesta Lei e as políticas públicas de juventude são regidos pelos seguintes princípios:

I. Promoção da autonomia e emancipação dos jovens.

II. Valorização e promoção da participação social e política, de forma direta e por meio de suas representações.

III. Promoção da criatividade e da participação no desenvolvimento do país.

IV. Reconhecimento do jovem como sujeito de direitos universais, geracionais e singulares.

V. Promoção do bem-estar, da experimentação e do desenvolvimento integral do jovem; (...)

(Disponível em: http://www.planalto.gov.br/CCIVIL_03/_Ato2011-/Lei/L12852.htm.)

Os princípios anteriormente citados são parte de uma lei que determina os direitos dos 51 milhões de jovens brasileiros: o "Estatuto da Juventude", que estabelece o que o Estado brasileiro deve garantir às pessoas de 15 a 29 anos e induz a criação de políticas públicas para essa população. Esse Estatuto foi sancionado:

(A) No governo da então Presidente da República, Dilma Rousseff.

(B) No contexto da outorga da Constituição de 1988, vigente até hoje.

(C) No governo de Fernando Henrique Cardoso, como parte do pacote neoliberal.

(D) Ainda no período militar, no intuito de angariar a simpatia dos jovens ao regime.

O Estatuto da Juventude no Brasil é a denominação dada à Lei 12.852 de agosto de 2013, e foi sancionada pela então Presidente da República, Dilma Rousseff.

Gabarito "A".

(Técnico Enfermagem – Pref. Formiga/MG – 2020 – Consulplan) Leia os trechos a seguir.

Nós repudiamos terrorismo em qualquer lugar do mundo e ponto final. É um direito deles, como é o meu também.

(Jair Messias Bolsonaro.)

A mensagem do governo foi entendida pela comunidade diplomática como uma clara declaração de apoio do Brasil à ação militar dos Estados Unidos, a ponto de o Irã chamar a encarregada da Embaixada brasileira em Teerã para prestar explicações. Na linguagem diplomática, essa medida é uma manifestação de insatisfação de um país com outro.

(Disponível em: https://www.correiodoestado.com.br/colunista/claudio-humberto/nos-repudiamos-o--terrorismo/365951/.)

Diante de uma crise bastante séria entre EUA e Irã e tendo em vista as relações, tanto diplomáticas quanto econômicas que estabelecem com o Brasil, é correto afirmar que:

(A) O Brasil não manteve e nem mantém acordos econômicos com o Irã, o que facilita o seu posicionamento contrário àquele país.

(B) Em uma crise como essa é muito importante manter a cautela e, acima de tudo, primar por atitudes que favoreçam os acordos de paz.

(C) O Brasil, mesmo dependente do petróleo do Oriente Médio, excluiu o Irã de suas relações comerciais desde a Revolução Iraniana nos anos 70.

(D) A participação do Irã nas exportações brasileiras relacionava-se ao comércio de carnes; mas, antes mesmo dessa crise diplomática, a carne havia sido barrada pela comunidade islâmica.

A: Incorreta. O Brasil sempre manteve uma relação amigável com o Irã e é um dos maiores exportadores de milho e carne do país árabe. **C:** Incorreta. Como dito anteriormente, o Brasil tem uma relação com o Irã e, em 1975 foi assinado um acordo de cooperação econômica e técnica entre os países. Em 1980, o Brasil declarou sua neutralidade na guerra entre Irã e Iraque, mas vendia aviões de guerra produzidos pela Embraer para o Irã. **D:** Como dito anteriormente, atualmente a exportação de milho superou a exportação de carne no país, mas a exportação deste segundo ainda resulta numa renda de US$ 224 milhões para o Brasil.

Gabarito "B".

(Técnico Enfermagem – Pref. Formiga/MG – 2020 – Consulplan) O então deputado federal Tiririca (PR-SP) foi condenado pela paródia da música *"O Portão"*, de Roberto e Erasmo Carlos, na campanha eleitoral de 2014. O parlamentar foi condenado ao pagamento de indenização ao selo EMI, da Sony, por danos materiais. Na propaganda, Tiririca aparecia diante de um piano com uma peruca que imitava o cabelo de Roberto Carlos e disparava os seguintes versos: "Eu votei, de novo eu vou votar / Tiririca, Brasília é o seu lugar". No fim do ano passado (2019), o caso foi julgado pelo Superior Tribunal de Justiça, que decidiu a favor do deputado, contrariando as instâncias anteriores.

(Disponível em: https://veja.abril.com.br/politica/tiririca-e--condenado-por-parodia-de-o-portao-na-eleicao/.)

Nas eleições municipais de 2020, em relação ao uso de paródias nas campanhas eleitorais, é correto afirmar que:

(A) Em linhas gerais, os políticos estão liberados para fazer paródias com qualquer canção – mesmo sem autorização dos autores.

(B) Na prática, as paródias só poderão ser usadas em campanhas menores que, pela baixa exposição, correrão menos risco de sofrer processo.

(C) Permanece a regra rígida de que qualquer paródia, com intuito comercial ou eleitoral, precisa ter a aquiescência prévia e assinada pelo autor.

(D) Poderão ser utilizadas, desde que não tenham menções religiosas, cômicas, ou que descaracterizem de alguma forma a obra original em questão.

A questão foi discutida no Recurso Especial 1.810.440, pelo Ministro do Superior Tribunal de Justiça, Luis Felipe Salomão, que negou o pedido da gravadora EMI, mantendo assim a liberação de versões derivadas da obra original. Como fundamento, foi mencionado o art. 47 da Lei 9.610/1998, que estabelece: "São livres as paráfrases e paródias que não forem verdadeiras reproduções da obra originária nem lhe implicarem descrédito". Dessa forma, de acordo com a decisão, é permitido o uso de paródias em campanhas eleitorais.
Gabarito "A".

(Técnico Enfermagem – Pref. Formiga/MG – 2020 – Consulplan) A possibilidade da cobrança de taxas sobre a energia da chamada Geração Distribuída (GD) tem gerado controvérsia. A Aneel Agência Nacional de Energia Elétrica), porém, afirma que tem motivos técnicos para propor a cobrança de taxas sobre a GD. A modalidade está explícita através de uma resolução da própria Aneel, publicada em 2012.

(Disponível em: https://www.gazetadopovo.com.br/republica/energia-solar-aneel-taxa.)

Em termos técnicos, o que está em jogo é algo chamado Geração Distribuída, ou seja:

(A) Aquele tipo de energia, renovável ou não, destinada à distribuição equitativa em comunidades mais próximas às fontes específicas de produção, sejam elas públicas ou privadas.

(B) Energia exclusivamente rural, produzida por geradores de pequeno porte, na maioria das vezes em propriedades subsidiadas pelo próprio governo através de programas de cunho social.

(C) Aquele quantitativo de energia excedente, que não chegou a ser consumida e que, portanto, é destinada principalmente à parcela desprivilegiada da população, sem acesso a outras fontes energéticas.

(D) Um tipo de fonte de energia elétrica conectada diretamente à rede de distribuição, o que pode ocorrer com diversas fontes de energia sustentáveis como a energia solar, eólica e até proveniente de usinas hidroelétricas.

A Geração Distribuída é uma modalidade de geração de energia elétrica que se caracteriza como uma estratégia de geração descentralizada, que emprega geradores de pequeno porte, contrapondo-se ao modelo tradicional de geração centralizada. Nesse sentido, o modelo centralizado de geração corresponde ao uso de grandes usinas (como hidrelétricas e termelétricas) distantes dos centros de consumo, o que requer o transporte da energia por linhas de transmissão de longa distância. Já na geração distribuída, existem pequenos geradores instalados próximos aos centros de consumo ou no mesmo local onde a energia é gerada. Esse tipo de distribuição pode ocorrer com diversas fontes de energia sustentáveis como a energia solar, eólica e até proveniente de usinas hidroelétricas, e apesar de ter sido criada em 2004, tornou-se amplamente acessível à sociedade a partir da Resolução Normativa 482/2012.
Gabarito "D".

(Técnico Enfermagem – Pref. Formiga/MG – 2020 – Consulplan)
Tema de sustentabilidade é definido para Olimpíadas de Tóquio, em 2020

O objetivo é mostrar que os Jogos podem ser sustentáveis e contribuir com soluções no Japão e no mundo. As Olimpíadas e Paralimpíadas são festividades esportivas que envolvem diversas nações, consideradas uma das maiores do mundo. Com isso, os organizadores criaram o conceito de Sustentabilidade para Tóquio 2020 – "Seja melhor, juntos, para o planeta e as pessoas". As Olimpíadas de Tóquio serão disputadas de 25 de agosto até 6 de setembro, com a participação de 22 modalidades. Dessa forma, as Nações Unidas aderiram à "Agenda 2030 para o Desenvolvimento Sustentável". Nela, constam 17 Objetivos de Desenvolvimento Sustentável (ODS), desde 2015, mencionando que "o esporte é um importante facilitador do desenvolvimento sustentável".

(Disponível em: https://www.torcedores.com/noticias/2020/01/tema-sustentabilidade-olimpiadas-japao.)

A agenda 2030, com seus ODS (Objetivos de Desenvolvimento Sustentável), é e será, por muito tempo, pauta não só no setor esportivo. Assinale, a seguir, a alternativa que contém apenas ODSs.

(A) Redução das desigualdades e reforma agrária.

(B) Erradicação da pobreza e cidadania equitativa.

(C) Igualdade de gênero e educação de qualidade.

(D) Vida na água e divisão internacional do trabalho.

Os Objetivos de Desenvolvimento Sustentável fazem parte da chamada "Agenda 2030", um pacto global assinado durante a Cúpula das Nações Unidas em 2015, pelos 193 países membros. Os 17 Objetivos de Desenvolvimento Sustentável abarcam diferentes temas, sejam de aspectos ambientais ou sociais. São eles: erradicação da pobreza; fome zero e agricultura sustentável; saúde e bem-estar; educação de qualidade; igualdade de gênero; água potável e saneamento; energia limpa e acessível; trabalho decente e crescimento econômico; indústria, inovação e infraestrutura; redução das desigualdades; cidades e comunidades sustentáveis; consumo e produção responsáveis; ação contra a mudança global do clima; vida na água; vida terrestre; paz, justiça e instituições eficazes; parcerias e meios de implementação.

Gabarito "C".

(Técnico Enfermagem – Pref. Formiga/MG – 2020 – Consulplan) Leia os trechos a seguir.

I. "A fumaça dos incêndios florestais na Austrália chegou ao Brasil. A Divisão de Sensoriamento Remoto do Instituto Nacional de Pesquisas Espaciais (Inpe) publicou, no Twitter, imagens de satélites que indicam o avanço da nuvem sobre o estado do Rio Grande do Sul."

II. "Os focos de incêndio de 2019 na Amazônia se concentram em propriedades privadas, de acordo com estudo do Ipam (Instituto de Pesquisa Ambiental da Amazônia) divulgado nesta quarta (4). Essas áreas cobrem 18% da Amazônia e concentram 33% dos focos de fogo registrados pelo Inpe (Instituto Nacional de Pesquisas Espaciais) entre 1º de janeiro e 29 de agosto deste ano."

Tendo em vista os incêndios anteriormente citados (Amazônia e Austrália), analise as afirmativas a seguir.

I. Os incêndios tanto da Austrália quanto da Amazônia ocorreram por causas exclusivamente naturais.

II. Na Amazônia, a floresta é tropical úmida; na Austrália, os incêndios se espalham principalmente pela floresta tropical seca.

III. Na vegetação da Austrália, a flora e a fauna têm melhores adaptações para se recuperarem mais rápido depois de incêndios.

IV. Na Amazônia, a maior parte dos incêndios se inicia por ação humana, realizados como método de limpeza do terreno.

Estão corretas apenas as afirmativas

(A) I e II.

(B) II e IV.

(C) I, III e IV.

(D) II, III e IV.

I: Incorreta. Os incêndios nas florestas ocorrem por ações humanas através de fogueiras, queimas de lixo, entre outros, como também por fenômenos naturais, como por exemplo, queimadas ocasionadas por raios. II: Correta. III: Correta. Tendo em vista que os incêndios na Austrália também ocorrem de forma natural, devido ao tipo de vegetação, a flora e fauna são mais adaptadas ao fogo e, dessa forma, se recuperam mais rápido de incêndios. IV: Correta. A maior parte dos incêndios na Amazônia se inicia por ação humana, na limpeza de terreno, e, dessa forma, estão altamente correlacionados com o desmatamento.

Gabarito "D".

(Técnico Enfermagem – Pref. Formiga/MG – 2020 – Consulplan) O famoso autor de "Morte e Vida Severina" faria 100 anos em janeiro de 2020. Foi um poeta cuja obra se notabilizou sobretudo pela exatidão com as palavras. Tamanho era seu zelo com os versos que o pernambucano ficou conhecido como o "poeta-engenheiro". A escrita lhe parecia como a lapidação de diamantes brutos – que só se tornam joia preciosa após submetidos a minucioso processo de tratamento. Esse verdadeiro ícone da literatura brasileira chegou a integrar o quadro de diplomatas brasileiros, sendo também reconhecido internacionalmente. Trata-se de:

(A) Zuenir Ventura.

(B) Vinicius de Moraes.

(C) Alceu Amoroso Lima.

(D) João Cabral de Melo Neto.

João Cabral de Melo Neto foi um poeta, escritor e diplomata brasileiro, que fez parte da terceira geração modernista no Brasil, conhecida como Geração de 45. Morte e Vida Severina foi a obra que o consagrou, levando ao reconhecimento internacional: suas obras foram traduzidas para diversas outras línguas, como alemão, espanhol, inglês, italiano, francês e holandês.

Gabarito "D".

3. DIREITO PÚBLICO

Paula Morishita

1. CONSTITUIÇÃO FEDERAL

(Técnico Enf. – SES/RS - 2022 – FAURGS) Assinale a alternativa correta em relação às regras sobre saúde na Constituição da República Federativa do Brasil.

(A) São de livre nomeação e exoneração os cargos ocupados pelos agentes comunitários de saúde.

(B) É vedada a utilização de recursos do orçamento da seguridade social para financiamento do Sistema Único de Saúde.

(C) A União deve aplicar, anualmente, em ações e serviços públicos de saúde, percentual mínimo de 10% (dez por cento) sobre a receita corrente líquida do respectivo exercício financeiro.

(D) É vedada a destinação de recursos públicos para auxílios ou subvenções às instituições privadas com fins lucrativos.

(E) Somente em casos excepcionais é admitida a comercialização de órgãos, tecidos e substâncias humanas para fins de transplante.

A: Incorreta, está em desacordo com o art. 198, parágrafo 4º da CF: *Os gestores locais do sistema único de saúde poderão admitir agentes comunitários de saúde e agentes de combate às endemias por meio de **processo seletivo público**, de acordo com a natureza e complexidade de suas atribuições e requisitos específicos para sua atuação*. **B:** Incorreta, é permitida a utilização de recursos do orçamento da seguridade social para o SUS, nos termos do art. 194, CF: A seguridade social compreende um conjunto integrado de ações de iniciativa dos Poderes Públicos e da sociedade, destinadas a assegurar os direitos relativos à saúde, à previdência e à assistência social. **C:** Incorreta, o percentual não poderá ser inferior a 15%, conforme art. 198, parágrafo 2º, inciso I da CF: *no caso da União, a receita corrente líquida do respectivo exercício financeiro, não podendo ser inferior a 15% (quinze por cento)*. **D:** Correta, de acordo com o art. 199, parágrafo 2º da CF: *É vedada a destinação de recursos públicos para auxílios ou subvenções às instituições privadas com fins lucrativos*. **E:** Incorreta, não é admitida comercialização, nos termos do art. 199, parágrafo 4º da CF: *A lei disporá sobre as condições e os requisitos que facilitem a remoção de órgãos, tecidos e substâncias humanas para fins de transplante, pesquisa e tratamento, bem como a coleta, processamento e transfusão de sangue e seus derivados, sendo vedado todo tipo de comercialização*. PM

Gabarito "D".

(Técnico Enf. – SES/RS - 2022 – FAURGS) Assinale a alternativa correta em relação ao disposto no artigo 5º da Constituição da República Federativa do Brasil.

(A) Qualquer pessoa é parte legítima para propor ação popular que vise a anular ato lesivo ao patrimônio público.

(B) Não se admite prisão civil por dívida, salvo a do responsável pelo inadimplemento voluntário e inescusável de obrigação alimentícia e a do depositário infiel.

(C) As entidades associativas têm legitimidade para representar seus filiados judicial ou extrajudicialmente, independentemente de autorização.

(D) É plena a liberdade de associação para fins lícitos, inclusive a de caráter paramilitar.

(E) Aos autores pertence o direito exclusivo de utilização, publicação ou reprodução de suas obras, transmissível aos herdeiros em caráter perpétuo.

Como o enunciado foi explícito ao pedir o disposto da Constituição Federal, o gabarito é a letra **B**, pois traz a literalidade do art. 5º, inciso LXVII da CF: *"não haverá prisão civil por dívida, salvo a do responsável pelo inadimplemento voluntário e inescusável de obrigação alimentícia e a do depositário infiel"*. Contudo, é preciso ter cautela com a súmula vinculante 25 que prevê: *"É ilícita a prisão civil de depositário infiel, qualquer que seja a modalidade de depósito"*. Dessa forma, atente-se para o enunciado da questão; na prática, é proibida a prisão civil por dívida. A: Incorreta, não está em conformidade com o previsto no art. 5º, inciso LXXIII da CF: *"qualquer **cidadão** é parte legítima para propor ação popular que vise a anular ato lesivo ao patrimônio público ou de entidade de que o Estado participe, à moralidade administrativa, ao meio ambiente e ao patrimônio histórico e cultural, ficando o autor, salvo comprovada má-fé, isento de custas judiciais e do ônus da sucumbência"*; **C**: Incorreta, deve haver autorização, conforme art. 5º, inciso XXI da CF: *"as entidades associativas, **quando expressamente autorizadas**, têm legitimidade para representar seus filiados judicial ou extrajudicialmente"*; **D**: Incorreta, não está nos termos do art. 5º, inciso XVII da CF: *"é plena a liberdade de associação para fins lícitos, **vedada a de caráter paramilitar**"*; **E**: Incorreta, não condiz com o art. 5º, inciso XXVII da CF: *"aos autores pertence o direito exclusivo de utilização, publicação e reprodução de suas obras, **transmissível aos herdeiros pelo tempo que a lei fixar**"*. PM

Gabarito "B".

(Técnico Enf. – SES/RS - 2022 – FAURGS) Considere as afirmações abaixo segundo a Constituição da República Federativa do Brasil.

I. – A República Federativa do Brasil é um Estado Democrático de Direito, formado pela associação voluntária dos Estados e do Distrito Federal.

II. – Os direitos sociais são garantidos ao cidadão na forma das Constituições dos Estados que compõem a confederação brasileira.

III. – A soberania popular, exercida pelo sufrágio universal, pode ser exercida pelo poder de impeachment do governante, mediante voto direto e secreto da maioria absoluta dos cidadãos com mais de 35 anos.

IV. – Os Estados podem incorporar-se entre si, sub-dividir-se ou desmembrar-se para se anexarem a outros, ou formarem novos Estados ou Territórios Federais, mediante aprovação da população diretamente interessada, através de plebiscito, e do Congresso Nacional, por lei complementar.

Quais estão corretas?

(A) Apenas I.

(B) Apenas II.

(C) Apenas III.

(D) Apenas IV.

(E) Apenas II e III.

Item I incorreto, pois conforme prevê a Constituição Federal em seu art. 1º: "A República Federativa do Brasil, formada pela união indissolúvel dos Estados e Municípios e do Distrito Federal, constitui-se em Estado Democrático de Direito". Item II incorreto, os direitos sociais são garantidos ao cidadão na forma da Constituição da República Federativa do Brasil, Item III incorreto, de acordo com a CF em seu art. 14: "A soberania popular será exercida pelo sufrágio universal e pelo voto direto e secreto, com valor igual para todos, e, nos termos da lei, mediante: I – plebiscito; II – referendo; III – iniciativa popular". Item IV correto nos termos do art. 18, § 3º da CF que prevê: § 3º Os Estados podem incorporar-se entre si, subdividir-se ou desmembrar-se para se anexarem a outros, ou formarem novos Estados ou Territórios Federais, mediante aprovação da população diretamente interessada, através de plebiscito, e do Congresso Nacional, por lei complementar. **PM**

Gabarito 'D'.

(Técnico Enf. – SES/RS - 2022 – FAURGS) Considere as afirmações abaixo segundo a Constituição da República Federativa do Brasil.

I. – Os Estados organizam-se e regem-se pelas Constituições e leis que adotarem, observados os princípios desta Constituição.

II. – Compete aos Municípios prestar, com a cooperação técnica e financeira da União e do Estado, serviços de atendimento à saúde da população.

III. – A administração pública dos Estados e dos territórios federados, por suas peculiaridades, obedecerá também aos princípios da contingência e da virtude, que obrigam o governante a ser um bom administrador público.

IV. – O Estado intervirá em seus Municípios, quando não tiver sido aplicado o mínimo exigido da receita municipal na manutenção e no desenvolvimento do ensino e nas ações e nos serviços públicos de saúde.

Quais estão corretas?

(A) Apenas I, II e III.

(B) Apenas II, III e IV.

(C) Apenas I, II e IV.

(D) Apenas I e II.

(E) Apenas II e IV.

Item I correto conforme art. 25 da CF: "Os Estados organizam-se e regem-se pelas Constituições e leis que adotarem, observados os princípios desta Constituição". Item II correto conforme a CF em seu art. 30, VII: "Art. 30. Compete aos Municípios: VII – prestar, com a cooperação técnica e financeira da União e do Estado, serviços de atendimento à saúde da população". Item III incorreto, não há previsão na Constituição Federal sobre os princípios da contingência e da virtude, de acordo com o art. 37 da CF, a administração pública direta e indireta de qualquer dos Poderes da União, dos Estados, do Distrito Federal e dos Municípios obedecerá aos princípios de legalidade, impessoalidade, moralidade, publicidade e eficiência. Item IV correto conforme prevê a CF no art. 35, III: O Estado não intervirá em seus Municípios, nem a União nos Municípios localizados em Território Federal, exceto quando: III – não tiver sido aplicado o mínimo exigido da receita municipal na manutenção e desenvolvimento do ensino e nas ações e serviços públicos de saúde. **PM**

Gabarito 'C'.

(Técnico Enf. – SES/RS - 2022 – FAURGS) Considere as afirmações abaixo segundo a Constituição da República Federativa do Brasil.

I. – A Câmara dos Deputados compõe-se de representantes do povo, eleitos, pelo sistema proporcional, em cada Estado, em cada Território e no Distrito Federal, e o Senado Federal compõe-se de representantes dos Estados e do Distrito Federal, eleitos segundo o princípio majoritário.

II. – O processo legislativo compreende a elaboração de atos adicionais, leis complementares, leis ordinárias, instruções legislativas e decretos-leis.

III. – Em caso de relevância e urgência, o Presidente da República poderá adotar medidas provisórias, com força de lei, devendo submetê-las de imediato ao Congresso Nacional.

IV. – São funções essenciais à Justiça, o Ministério Público, a Advocacia Pública, a Advocacia e a Defensoria Pública.

Quais estão corretas?

(A) Apenas I, II e III.

(B) Apenas II e IV.

(C) Apenas I, III e IV.

(D) Apenas II e III.

(E) Apenas III e IV.

---

tem I correto de acordo com a CF, arts. 45 e 46: "Art. 45. A Câmara dos Deputados compõe-se de representantes do povo, eleitos, pelo sistema proporcional, em cada Estado, em cada Território e no Distrito Federal". "Art. 46. O Senado Federal compõe-se de representantes dos Estados e do Distrito Federal, eleitos segundo o princípio majoritário". O Item II está incorreto pois "atos adicionais" não está no rol do art. 59, CF: "Art. 59. O processo legislativo compreende a elaboração de: I – emendas à Constituição; II – leis complementares; III – leis ordinárias; IV – leis delegadas; V – medidas provisórias; VI – decretos legislativos; VII – resoluções." Item III correto, pois é o que prevê o art. 62 da CF: "Art. 62. Em caso de relevância e urgência, o Presidente da República poderá adotar medidas provisórias, com força de lei, devendo submetê-las de imediato ao Congresso Nacional." Item IV correto de acordo com o Título IV, Capítulo IV da Constituição Federal, as instituições

Ministério Público, Advocacia Pública, Defensoria Pública e a Advocacia são funções essenciais à justiça. [PM]

Gabarito "C".

(Técnico Enf. – SES/RS - 2022 – FAURGS) Considere as afirmações abaixo segundo a Constituição da República Federativa do Brasil.

I. – Em caso de relevância e urgência e em absoluto caráter precário, e por despacho fundamentado do governante, Estados e Municípios poderão aumentar impostos, por período não superior a um ano.

II. – A União, os Estados, o Distrito Federal e os Municípios poderão instituir impostos, taxas e contribuição de melhoria.

III. – A seguridade social compreende um conjunto integrado de ações de iniciativa dos Poderes Públicos e da sociedade, destinadas a assegurar os direitos relativos à saúde, à previdência e à assistência social.

IV. – A saúde é direito de todos e dever do Estado, garantido mediante políticas sociais e econômicas que visem à redução do risco de doença e de outros agravos e ao acesso universal e igualitário às ações e serviços para sua promoção, proteção e recuperação.

Quais estão corretas?

(A) Apenas I e II.

(B) Apenas II e III.

(C) Apenas I e III.

(D) Apenas II, III e IV.

(E) Apenas III e IV.

Item **I** incorreto, conforme prevê a Constituição Federal em seu art. 62, §2°: Medida provisória que implique instituição ou majoração de impostos, exceto os previstos nos arts. 153, I, II, IV, V, e 154, II, só produzirá efeitos no exercício financeiro seguinte se houver sido convertida em lei até o último dia daquele em que foi editada. *Art. 153. Compete à União instituir impostos sobre: I – importação de produtos estrangeiros; II – exportação, para o exterior, de produtos nacionais ou nacionalizados; IV – produtos industrializados; V – operações de crédito, câmbio e seguro, ou relativas a títulos ou valores mobiliários; Art. 154. A União poderá instituir: II – na iminência ou no caso de guerra externa, impostos extraordinários, compreendidos ou não em sua competência tributária, os quais serão suprimidos, gradativamente, cessadas as causas de sua criação.* Item **II** correto, está de acordo com a CF, Art. 145: *A União, os Estados, o Distrito Federal e os Municípios poderão instituir os seguintes tributos: I – impostos; II – taxas, em razão do exercício do poder de polícia ou pela utilização, efetiva ou potencial, de serviços públicos específicos e divisíveis, prestados ao contribuinte ou postos a sua disposição; III – contribuição de melhoria, decorrente de obras públicas.* Item **III** correto, está de acordo com o art. 194, CF: *A seguridade social compreende um conjunto integrado de ações de iniciativa dos Poderes Públicos e da sociedade, destinadas a assegurar os direitos relativos à saúde, à previdência e à assistência social.* Item **IV** correto, está de acordo com o art. 196, CF: *A saúde é direito de todos e dever do Estado, garantido mediante políticas sociais e econômicas que visem à redução*

do risco de doença e de outros agravos e ao acesso universal e igualitário às ações e serviços para sua promoção, proteção e recuperação. [PM]

Gabarito "D".

2. DIREITO ADMINISTRATIVO

> *A atuação da Administração Pública deve ocorrer sem prejuízo ou benefício de parte do público atendido, mantendo um tratamento isonômico, para realizar o interesse coletivo.*

(Técnico Enf. – SES/RS - 2022 – FAURGS) Analise as afirmações abaixo sobre a licitação na modalidade de pregão segundo a Lei Federal n° 10.520, de 17 de julho de 2002, que institui (no âmbito da União, dos Estados, do Distrito Federal e dos municípios, nos termos do art. 37, inciso XXI, da Constituição Federal) a referida modalidade para aquisição de bens e serviços comuns, e dá outras providências.

I. – É instituída apenas no âmbito da União.

II. – Tem sua aplicação limitada à aquisição de bens com padrão de alta complexidade.

III. – Destina-se à aquisição de bens e serviços comuns.

IV. – Admite que o pregão seja realizado por meio da utilização de recursos de tecnologia da informação, nos termos de regulamentação específica.

Quais estão corretas?

(A) Apenas I e II.

(B) Apenas II e III.

(C) Apenas I e IV.

(D) Apenas II, III e IV.

(E) Apenas III e IV.

Item **I** incorreto, pois é instituída no âmbito da União, Estados, Distrito Federal e Municípios e não apenas da União. Item **II** incorreto, pois sua aplicação abrange bens e serviços comuns, que são aqueles cujos padrões de desempenho e qualidade possam ser objetivamente definidos pelo edital, por meio de especificações usuais no mercado, ou seja, não fala-se em alta complexidade. Item **III** correto, conforme art. 1° da Lei 10.520/02. Item **IV** correto, de acordo com o art. 2°, § 1° da Lei 10.520/02. [PM]

Gabarito "E".

(Técnico Enf. – SES/RS - 2022 – FAURGS) Considere os resultados a seguir.

I. – Assegurar a seleção da proposta apta a gerar o resultado de contratação mais vantajoso para a Administração Pública, inclusive no que se refere ao ciclo de vida do objeto.

II. – Assegurar o tratamento isonômico entre os licitantes, bem como a justa competição.

III. – Evitar contratações com sobrepreço ou com preços manifestamente inexequíveis e superfaturamento na execução dos contratos.

IV. – Incentivar a inovação e o desenvolvimento nacional sustentável.

Quais constituem objetivos da Lei Federal nº 14.133 – Lei de Licitações e Contratos Administrativos, de 1º de abril de 2021?

(A) Apenas I e II.

(B) Apenas II e III.

(C) Apenas I e IV.

(D) Apenas II, III e IV.

(E) I, II, III e IV.

Todos os itens estão corretos, pois estão em conformidade com o art. 11 da Lei 14.133/21. **PM**

Gabarito "E".

(**Técnico Enfermagem – Pref. Paulínia/SP – 2021 – FGV**) O atendimento à população por órgãos públicos deve pautar-se em um conjunto de princípios morais elevados, como o descrito a seguir.

O princípio descrito é o de

(A) legalidade.

(B) publicidade.

(C) moralidade.

(D) impessoalidade.

(E) eficiência.

Princípio da impessoalidade: Esse princípio pode ser conceituado como aquele que impõe tratamento igualitário às pessoas, respeito à finalidade e também a ideia de que os atos dos agentes públicos devem ser imputados diretamente à Administração Pública e nunca à pessoa do agente (Wander Garcia, Super-Revisão Jurídico). **PM**

Gabarito "D".

3. LEGISLAÇÃO EXTRAVAGANTE

(**Técnico Enfermagem – Pref. Paulínia/SP – 2021 – FGV**) O funcionário nomeado e empossado em cargo de provimento efetivo sob o regime da Lei Complementar nº 17/01, ao entrar em exercício, ficará sujeito a

(A) estágio probatório por período 3 (três) anos.

(B) regime de avaliação por período de 2 (dois) anos.

(C) avaliação teórico-prática por provas semestrais.

(D) análise de desempenho por período de 5 (cinco) anos.

(E) exames médicos para avaliar sua produtividade e eficiência.

Alternativa correta letra **A**, está de acordo com a LC 17/01, art. 16 que prevê: Ao entrar em exercício, o funcionário nomeado e empossado em cargo de provimento efetivo sob o regime desta lei complementar, ficará sujeito a estágio probatório por período 3 (três) anos, durante o qual sua aptidão e capacidade serão, sistematicamente, objetos de avaliação para o desempenho do cargo. **PM**

Gabarito "A".

(**Técnico Enfermagem – Pref. Paulínia/SP – 2021 – FGV**) À luz do Art. 80 do Estatuto do Servidor Público de Paulínia, avalie as afirmativas a seguir.

I. É dever do funcionário exercer com zelo e dedicação as atribuições do cargo.

II. É dever do funcionário cumprir as ordens superiores, exceto quando manifestadamente ilegais.

III. É dever do funcionário levar ao conhecimento da autoridade superior as irregularidades de que tiver ciência em razão do cargo.

Está correto o que se afirma em

(A) I, apenas.

(B) I e II, apenas.

(C) I e III, apenas.

(D) II e III, apenas.

(E) I, II e III.

Alternativa **E** correta, todos os itens estão em conformidade com o Estatuto do Servidor Público de Paulínia que prevê: São deveres do funcionário: I – exercer com zelo e dedicação as atribuições do cargo; II – ser leal às instituições a que servirem; III – observar as normas legais e regulamentares; IV – cumprir as ordens superiores, exceto quando manifestadamente ilegais; V – atender com presteza: a) ao público em geral, prestando as informações requeridas, ressalvadas as protegidas por sigilo; b) as requisições para a defesa da Fazenda Pública Municipal; VI – levar ao conhecimento da autoridade superior, as irregularidades e ilicitudes de que tiver ciência em razão do cargo; VII – zelar pela economia do material e a conservação do patrimônio público; VIII – guardar sigilo sobre assunto da repartição; IX – manter conduta compatível com a moralidade administrativa; X – ser assíduo e pontual ao serviço; XI – tratar com urbanidade as pessoas; XII – representar contra ilegalidade, omissão ou abuso de poder.

Gabarito "E".

(**Técnico Enfermagem – Pref. Contagem/MG – 2022 – IBFC**) Em conformidade com o disposto na Lei nº 5178, de 07 de outubro de 2021, a qual autoriza o Poder Executivo municipal a instituir Serviço Social Autônomo com atuação na área da saúde, assinale a alternativa incorreta.

(A) O Serviço Social Autônomo – SSA tem natureza jurídica paraestatal, qualificando-se como entidade de cooperação com o Município de Contagem

(B) O Serviço Social Autônomo – SSA tem como finalidade manter e prestar ações e serviços de assistência à saúde, observadas as competências municipais, as diretrizes e políticas do SUS – Sistema Único de Saúde – e as demais políticas públicas de saúde adotadas pelo Município de Contagem, excluindo-se as políticas de saúde animal e de controle de zoonoses

(C) A atuação do Serviço Social Autônomo – SSA se verifica prioritariamente no âmbito do SUS – Sistema Único de Saúde, estando autorizada a desenvolver formação profissional e educação permanente, além de desempenhar outras atividades correlatas às de saúde

(D) O Serviço Social Autônomo – SSA é uma pessoa jurídica de direito privado, sem fins lucrativos, de interesse coletivo e utilidade pública, com prazo de duração indeterminado, sede e foro no Município de Contagem, e atuação voltada à área da saúde

---

Alternativa B está incorreta, sendo o gabarito, pois não corresponde ao texto da Lei 5.178/21 que prevê em seu *Art. 2º O SSA tem como finalidade manter e prestar ações e serviços de assistência à saúde, observadas as competências municipais, as diretrizes e políticas do SUS – Sistema Único de Saúde – e as demais políticas públicas de saúde adotadas pelo Município de Contagem, **inclusive** as políticas de saúde animal e de controle de zoonoses.* As demais alternativas estão em consonância com a Lei. PM

Gabarito "B".

(Técnico Enfermagem – Pref. Contagem/MG – 2022 – IBFC) No que se refere às disposições contidas na Lei nº 5178, de 07 de outubro de 2021, a qual autoriza o Poder Executivo municipal a instituir Serviço Social Autônomo com atuação na área da saúde, assinale a alternativa incorreta.

(A) O Serviço Social Autônomo – SSA poderá celebrar contrato de gestão, convênios, contratos e instrumentos congêneres, em especial com o Município de Contagem, por intermédio da Secretaria Municipal de Saúde, observados os princípios e diretrizes do SUS

(B) Os membros do Conselho Fiscal do Serviço Social Autônomo – SSA deverão ser remunerados, sendo escolhidos preferencialmente entre os servidores efetivos do Município de Contagem

(C) O Serviço Social Autônomo – SSA se sujeita às atividades de controle interno e externo previstas na Constituição da República, nas leis e no contrato de gestão

(D) Os serviços de assistência à saúde prestados pelo Serviço Social Autônomo – SSA poderão servir de campo de prática para ensino e pesquisa, mediante contratos e convênios com o Poder Público, com instituições de ensino e pesquisa, e demais entidades públicas e privadas

---

Alternativa B incorreta, sendo o gabarito. O texto não condiz com a Lei 5.178/21, art. 10, § 1º: Os membros do Conselho Fiscal **não serão remunerados**, sendo escolhidos preferencialmente entre os servidores efetivos do Município de Contagem.

Gabarito "B".

(Técnico Enfermagem – Pref. Contagem/MG – 2022 – IBFC) No que diz respeito ao contido no Decreto nº 341 de 08/10/2021, assinale a alternativa incorreta.

(A) Admite-se a acumulação de posições nos Conselhos de Administração e Fiscal e na Diretoria Executiva do Serviço Social Autônomo – SSA Contagem

(B) Integra a competência do Conselho Fiscal do Serviço Social Autônomo – SSA Contagem a prerrogativa de examinar livros e documentos, assim como, quando necessário, indicar a contratação de peritos, auditores e consultores, mediante aprovação do Conselho de Administração

(C) Eventuais alterações do estatuto do Serviço Social Autônomo – SSA Contagem deverão ser aprovadas pelo Conselho de Administração, antes de serem levadas a registro no cartório competente

(D) O Poder Executivo Municipal, no exercício de seu poder discricionário, pode realizar cessão especial de servidores e empregados públicos para o exercício de suas atividades junto ao Serviço Social Autônomo – SSA Contagem

---

Alternativa **A** incorreta, sendo o gabarito. Não acompanha o previsto no Decreto 341/21 em seu Art. 12. É **vedada** a acumulação de posições nos Conselhos de Administração e Fiscal e na Diretoria Executiva do SSA Contagem. PM

Gabarito "A".

(Técnico Enfermagem – Pref. Contagem/MG – 2022 – IBFC) No que se refere às disposições do Decreto nº 341 de 08/10/2021, assinale a alternativa incorreta.

(A) O Conselho Fiscal, órgão de fiscalização e controle interno do Serviço Social Autônomo – SSA Contagem, é composto por 5 (cinco) membros titulares e respectivos suplentes, todos nomeados pelo Chefe do Poder Executivo municipal, preferencialmente entre servidores efetivos do Município, para mandato de 2 (dois) anos

(B) São órgãos do Serviço Social Autônomo – SSA Contagem: o Conselho de Administração; a Diretoria Executiva e o Conselho Fiscal

(C) Para a execução das suas atividades, o Serviço Social Autônomo – SSA Contagem pode celebrar contratos de prestação de serviços com quaisquer pessoas físicas ou jurídicas, sempre que considere ser essa a solução adequada para atingir os objetivos previstos no contrato de gestão

(D) Os serviços de assistência à saúde prestados pelo Serviço Social Autônomo – SSA Contagem poderão servir de campo de prática para ensino e pesquisa, mediante contratos e convênios com o Poder Público, com instituições de ensino e pesquisa, e demais entidades públicas e privadas

---

Alternativa **A** incorreta, sendo o gabarito, o texto não está de acordo com o Decreto 341/21, Art. 10. O Conselho Fiscal, órgão de fiscalização e controle interno, será composto por **3 (três) membros** titulares e respectivos suplentes, todos nomeados pelo Chefe do Poder Executivo municipal, preferencialmente entre servidores efetivos do Município, para mandato de 2 (dois) anos. PM

Gabarito "A".

(Técnico Enfermagem – Pref. Contagem/MG – 2022 – IBFC) Assinale a alternativa que apresenta uma definição que encontra amparo normativo na Resolução – RDC Nº 63, de 25 de novembro de 2011, cujo texto dispõe sobre os requisitos de boas práticas de funcionamento para os serviços de saúde.

(A) Política de qualidade: totalidade das ações sistemáticas necessárias para garantir que os serviços prestados estejam dentro dos padrões de qualidade exigidos, para os fins a que se propõem

(B) Gerenciamento de tecnologias: conjunto de ações voltadas à proteção do paciente contra riscos, eventos adversos e danos desnecessários durante a atenção prestada nos serviços de saúde

(C) Relatório de transferência: documento que deve acompanhar o paciente em caso de remoção para outro serviço, contendo minimamente dados de identificação, resumo clínico com dados que justifiquem a transferência e descrição ou cópia de laudos de exames realizados, quando existentes

(D) Garantia de qualidade: refere-se às intenções e diretrizes globais relativas à qualidade, formalmente expressa e autorizada pela direção do serviço de saúde

---

Alternativa **A** incorreta, pois a política de qualidade refere-se às intenções e diretrizes globais relativas à qualidade, formalmente expressa e autorizada pela direção do serviço de saúde. Alternativa **B** incorreta, gerenciamento de tecnologias: procedimentos de gestão, planejados e implementados a partir de bases científicas e técnicas, normativas e legais, com o objetivo de garantir a rastreabilidade, qualidade, eficácia, efetividade, segurança e em alguns casos o desempenho das tecnologias de saúde utilizadas na prestação de serviços de saúde, abrangendo cada etapa do gerenciamento, desde o planejamento e entrada das tecnologias no estabelecimento de saúde até seu descarte, visando à proteção dos trabalhadores, a preservação da saúde pública e do meio ambiente e a segurança do paciente. Alternativa **C** correta, está de acordo com a Resolução 63/11, art. 4º, IX. Alternativa **D** incorreta, garantia da qualidade: totalidade das ações sistemáticas necessárias para garantir que os serviços prestados estejam dentro dos padrões de qualidade exigidos, para os fins a que se propõem. PM

Gabarito "C".

(Técnico Enfermagem – Pref. Boa Vista/RR – 2020 – SELECON) Pietro Putin deseja integrar o quadro de servidores efetivos do município de Boa Vista, sendo que somente possui o ensino fundamental completo. Nos termos da Lei nº 712/2003 do município de Boa Vista, poderá, caso aprovado em concurso público, ser nomeado para o cargo de:

(A) Auxiliar Técnico

(B) Assessor Técnico

(C) Profissional Técnico

(D) Operador Técnico

Alternativa correta letra **A**, de acordo com Lei nº 712/2003, Art. 6º: O PCCR do Quadro Efetivo da Prefeitura de Boa Vista fica constituído por quatro grupos ocupacionais, a saber: I Grupo Ocupacional I – Grupo de Apoio Operacional, com requisito de escolaridade correspondente ao ensino fundamental completo para o cargo de Auxiliar Técnico Municipal. PM

Gabarito "A".

(Técnico Enfermagem – Pref. Boa Vista/RR – 2020 – SELECON) Amadeus Mozart, após ser aprovado em concurso público e tomar posse perante a autoridade competente, deixa de comparecer ao serviço por dias seguidos sem comunicar à sua chefia imediata. Diante dos fatos, houve abertura de processo administrativo. Nos termos da Lei nº 712/2003 do município de Boa Vista, o servidor que não preencher os requisitos necessários, obtendo avaliações negativas, será exonerado do cargo, desde que lhe seja dada a oportunidade do seu:

(A) acompanhamento

(B) recurso

(C) contraditório

(D) conhecimento

Alternativa correta letra C, de acordo com a Lei nº 712/2003, Art. 20. O servidor que não preencher os requisitos necessários, obtendo avaliações negativas, será exonerado do cargo, desde que lhe seja dada a oportunidade do **contraditório** e ampla defesa em processo administrativo. PM

Gabarito "C".

(Técnico Enfermagem – Pref. Boa Vista/RR – 2020 – SELECON) Márcia N. é servidora municipal e requer progressão funcional, aduzindo ter preenchido os requisitos legais. Nos termos da Lei nº 712/2003 do município de Boa Vista, um dos requisitos para a progressão funcional consiste em ter, no mínimo, tempo de efetivo serviço como servidora na prefeitura correspondente a:

(A) seis meses

(B) doze meses

(C) vinte e quatro meses

(D) trinta e seis meses

Alternativa **D** correta, conforme previsto na Lei nº 712/2003, art. 32, I. PM

Gabarito "D".

(Técnico Enfermagem – Pref. Boa Vista/RR – 2020 – SELECON) Daniel B. foi aprovado em concurso público para cargo de provimento efetivo do município CF e não pode comparecer pessoalmente para tomar posse. Nos termos da Lei Complementar nº 003/2012 do município de Boa Vista, poderá ocorrer a posse mediante procuração:

(A) geral

(B) condicionada

(C) emergencial

(D) específica

Alternativa **D** correta, nos termos da LC 003/2012, Art. 13. A posse dar-se-á pela assinatura do respectivo termo, no qual deverão constar as atribuições, os deveres, as responsabilidades e os direitos inerentes ao cargo ocupado, que não poderão ser alterados unilateralmente por qualquer das partes, ressalvados os atos de ofício previstos em lei. § 3º A posse poderá ocorrer mediante procuração específica. PM

Gabarito "D".

(Técnico Enfermagem – Pref. Boa Vista/RR – 2020 – SELECON) Poltergeist Sauro, servidor público, veio a ser processado judicialmente, sendo o pedido inicial julgado improcedente em primeira instância. Posteriormente, a decisão veio a ser modificada, sendo decretada a perda do cargo. Nos termos da Lei Complementar nº 003/2012 do município de Boa Vista, o servidor estável perderá o cargo após o:

(A) julgamento do recurso

(B) início do processo

(C) trânsito em julgado

(D) término da investigação

Alternativa C correta, é o que prevê a LC 003/12, Art. 23. O servidor estável só perderá o cargo em virtude: I – em virtude de sentença judicial transitada em julgado; II – mediante processo administrativo em que lhe seja assegurada ampla defesa e contraditório; III – mediante procedimento de avaliação periódica de desempenho, assegurada ampla defesa. **PM**

Gabarito "C".

(Técnico Enfermagem – Pref. Boa Vista/RR – 2020 – SELECON) Hans W. ingressou no serviço público ocupando cargo com escolaridade correspondente ao nível médio. Posteriormente, o cargo que ocupava foi transformado em outro com exigência de nível de escolaridade diverso. Nesse período, Hans formou-se em engenharia. Nos termos da Lei nº 712/2003 do município de Boa Vista, não será exigido do servidor que tiver seu cargo transformado o atendimento aos requisitos de escolaridade ou habilitação diferentes do exigido à época do seu ingresso no serviço público, salvo quando se tratar de atribuições correspondentes à profissão:

(A) qualificada

(B) especializada

(C) regulamentada

(D) técnica

Alternativa **C** correta, nos termos da Lei 712/03 que prevê no art. 24: Não será exigido do servidor que tiver seu cargo transformado o atendimento aos requisitos de escolaridade ou habilitação diferentes do exigido à época do seu ingresso no serviço público, salvo quando se tratar de atribuições correspondentes ao nível superior ou profissão regulamentada. **PM**

Gabarito "C".

(Técnico Enfermagem – Pref. Boa Vista/RR – 2020 – SELECON) Marcos Ot, após longo processo seletivo, logrou aprovação em concorrido concurso público para ocupar cargo de nível superior no município TR. No curso do seu estágio probatório, ficou constatado que, em todos os dias da semana laboral, o servidor ingressava na repartição com uma hora de atraso em relação ao horário normal de serviço. Desde o primeiro mês, sofreu advertências quanto a esse ponto pela chefia imediata. Nos termos da Lei Complementar nº 003/2012 do município de Boa Vista, o servidor não obteria aprovação para o desempenho do cargo no item:

(A) assiduidade

(B) pontualidade

(C) disciplina

(D) responsabilidade

Alternativa **B** correta, é o que dispõe a LC 003/12 em seu Art. 19. Ao entrar em exercício, o servidor nomeado para cargo de provimento efetivo ficará sujeito a estágio probatório por período três anos, durante o qual a sua aptidão e capacidade serão objeto de avaliação para o desempenho do cargo, observados os seguinte fatores: I – assiduidade; II – pontualidade; III – disciplina; IV – capacidade de iniciativa; V – produtividade; VI – responsabilidade. **PM**

Gabarito "B".

(Técnico Enf. – SES/RS - 2022 – FAURGS) Considere as afirmações a seguir.

I. – Em razão do império do princípio da legalidade no âmbito da Administração Pública, fica vedada a autocomposição administrativa.

II. – O procedimento administrativo tributário, por força da subsidiariedade vinculatória, passa a tramitar segundo as regras da lei do processo administrativo.

III. – O requerimento inicial do interessado prescinde do reconhecimento de firma e da autenticação de cópia de documento e deve conter a formulação do pedido com exposição dos fatos e de seus fundamentos.

IV. – Estando incorretamente apresentados, deve o servidor público recusar documentos manifestamente impertinentes ao processo, devolvendo-os ao requerente.

Quais estão de acordo com a Lei Estadual/RS 15.612, de 06 de maio de 2021, que dispõe sobre o processo administrativo do Estado do Rio Grande do Sul?

(A) Apenas I.

(B) Apenas I e III.

(C) Apenas II e III.

(D) Apenas III.

(E) Apenas III e IV.

Item **I** incorreto, pois de acordo com o art. 2º, parágrafo único da Lei Estadual/RS 15.612/21, a autocomposição não é vedada. Item **II** incorreto, diante da redação do art. 4º, parágrafo único da Lei Estadual/RS 15.612/21: *Art. 4º Os processos administrativos específicos continuarão a reger-se por lei própria, aplicando-se-lhes subsidiariamente os preceitos desta Lei, naquilo que for compatível. Parágrafo único. A subsidiariedade prevista no "caput" deste* artigo não se aplica ao procedimento tributário administrativo. Item **III** correto, está de acordo com o art. 25 da Lei Estadual/RS 15.612/21. Item **IV** incorreto, está em desacordo com a Lei Estadual/RS 15.612/21 em seu art. 8º, § 2º É vedada à Administração a recusa imotivada de recebimento de documentos, devendo o servidor orientar o interessado quanto ao suprimento de eventuais falhas. **PM**

Gabarito "D".

(Técnico Enf. – SES/RS - 2022 – FAURGS) Considere as afirmações a seguir.

I. – A Administração não tem o dever de emitir decisão explícita nos processos administrativos em caso de manifesta improcedência.

II. – As decisões administrativas observarão, dentre outras hipóteses, as decisões do Supremo Tribunal Federal ou do Tribunal de Justiça do Estado do

Rio Grande do Sul em controle concentrado de constitucionalidade e os enunciados de súmula vinculante.

III. – A autoridade administrativa, pelo princípio da autonomia individual do gestor, pode não observar parecer da Procuradoria-Geral do Estado ao qual ato do Governador do Estado tenha atribuído efeitos vinculantes no âmbito do Poder Executivo Estadual, sem que haja qualquer sanção em decorrência dessa inobservância.

IV. – Para eliminar irregularidade, incerteza jurídica ou situação contenciosa na aplicação do direito público, a autoridade administrativa poderá celebrar compromisso com os interessados, observada a legislação aplicável.

Quais estão de acordo com a Lei Estadual/RS 15.612, de 06 de maio de 2021, que dispõe sobre o processo administrativo do Estado do Rio Grande do Sul?

(A) Apenas II e IV.
(B) Apenas II e III.
(C) Apenas I e III.
(D) Apenas II, III e IV.
(E) Apenas III e IV.

Item I incorreto, está em desacordo com a Lei Estadual/RS 15.612/21: Art. 52. A Administração tem o dever de explicitamente emitir decisão nos processos administrativos e sobre solicitações ou reclamações, em matéria de sua competência. Itens II e IV corretos, estão de acordo com os arts. 58 e 59 da Lei Estadual/RS 15.612/21. Item III incorreto, a autoridade deverá observar parecer da Procuradoria-Geral do Estado, conforme prevê o art. 58, § 2º da Lei Estadual/RS 15.612/21: § 2º A autoridade administrativa que não observar parecer da Procuradoria-Geral do Estado, ao qual ato do Governador do Estado tenha atribuído efeitos vinculantes no âmbito do Poder Executivo Estadual, responderá civil e administrativamente pelas consequências dos seus atos. **PM**
Gabarito "A".

(Técnico Enf. – SES/RS - 2022 – FAURGS) Considere as afirmações a seguir.

I. – A Administração deve anular seus próprios atos, quando eivados de vício de legalidade, e pode revogá-los por motivo de conveniência ou oportunidade, respeitados os direitos adquiridos.

II. – O direito de a Administração invalidar os atos administrativos nulos ou anuláveis de que decorram efeitos favoráveis para os destinatários decai em 10 (dez) anos, contados da data em que foram praticados.

III. – Das decisões administrativas cabe recurso, dirigido ao Governador do Estado e sempre acompanhado de caução legal.

IV. – O recurso interposto perante órgão incompetente não será conhecido, independentemente da causa, e deverá ser imediatamente arquivado.

Quais estão de acordo com a Lei Estadual/RS 15.612, de 06 de maio de 2021, que dispõe sobre o processo administrativo do Estado do Rio Grande do Sul?

(A) Apenas I.
(B) Apenas II.
(C) Apenas III.
(D) Apenas II, III e IV.
(E) Apenas I e IV.

Item I correto, está de acordo com o art. 63 da Lei Estadual/RS 15.612/21. Item II incorreto, pois o prazo é de 05 anos, conforme art. 68 da Lei Estadual/RS 15.612/21. Item III incorreto, não está de acordo com a Lei Estadual/RS 15.612/21 que prevê: Art. 72. Das decisões administrativas cabe recurso, em face de razões de legalidade e de mérito. § 1º O recurso será dirigido à autoridade que proferiu a decisão, a qual, se não a reconsiderar no prazo de 5 (cinco) dias, o encaminhará à autoridade superior. § 2º Salvo exigência legal, a interposição de recurso administrativo independe de caução. Item IV incorreto, os requisitos para o não conhecimento do recurso são: Lei Estadual/RS 15.612/21, Art. 79. O recurso não será conhecido quando interposto: I – fora do prazo; II – perante órgão incompetente; III – por quem não seja legitimado; IV – após exaurida a esfera administrativa. **PM**
Gabarito "A".

(Técnico Enf. – SES/RS - 2022 – FAURGS) Considere as afirmações abaixo.

I. – Dentre as áreas de competência da Secretaria da Saúde, incluem-se o controle e a prevenção das zoonoses e a fiscalização das ações de vigilância sanitária animal e vegetal.

II. – O Conselho Estadual de Saúde é um dos órgãos colegiados da Secretaria da Saúde.

III. – A Comissão Intergestores Bipartite é um dos órgãos colegiados da Secretaria da Saúde.

IV. – O Fundo Estadual de Saúde é vinculado à Secretaria da Saúde.

Quais estão de acordo com o Decreto Estadual/RS 55.718, de 12 de janeiro de 2021, que dispõe sobre a estrutura básica da Secretaria da Saúde?

(A) Apenas I e II.
(B) Apenas II e III.
(C) Apenas I e IV.
(D) Apenas II, III e IV.
(E) Apenas III e IV.

Item I incorreto, não está de acordo com o art. 2º do Decreto Estadual/RS 55.718/21: Art. 2º A Secretaria da Saúde atuará nas seguintes áreas de competência: I – propor, promover e executar políticas de saúde no Estado do Rio Grande do Sul; II – cofinanciar a saúde em âmbito estadual; III – atuar na proteção, promoção, prevenção e recuperação da saúde; IV – exercer a vigilância em saúde; V – promover e executar a pesquisa científica, tecnológica e inovação em saúde; VI – executar a regulação, o controle, a avaliação, a auditoria das políticas e das ações e serviços de saúde; VII – promover a qualificação profissional, visando a eficiência na gestão do trabalho; VIII – monitorar e avaliar informações em saúde visando promover a qualidade de vida da população; IX – promover a regionalização da saúde em conjunto com os Municípios para a execução das políticas e das ações em saúde; X – acompanhar, controlar e avaliar as redes de atenção do Sistema Único de Saúde – SUS, e a rede de saúde suplementar em situações de impacto na saúde pública. Itens II e III corretos, é o que dispõe o art. 3º, § 1º do Decreto Estadual/RS 55.718/21. Item **IV** correto, conforme art. 3º, § 2º do Decreto Estadual/RS nº 55.718/21. **PM**

Gabarito "D".

(**Técnico Enf. – SES/RS - 2022 – FAURGS**) Considere as afirmações abaixo segundo a Lei Complementar Estadual/RS nº 10.098 – Estatuto e Regime Jurídico Único dos Servidores Públicos Civis do Estado do Rio Grande do Sul, de 3 de fevereiro de 1994.

I. – A nomeação ocorrerá em comissão quando se tratar de candidato aprovado em concurso público para provimento em cargo efetivo de carreira ou isolado e em caráter efetivo quando se tratar de cargo de confiança de livre exoneração.

II. – Posse é a aceitação expressa do cargo, formalizada com a assinatura do termo respectivo.

III. – Exercício é o efetivo desempenho das atribuições do cargo.

IV. – Ao servidor é proibido participar de gerência ou administração de empresa privada, de sociedade civil ou de exercer comércio, ainda que no exercício da presidência de associação, na direção ou gerência de cooperativas e entidades de classe, ou como sócio.

Quais estão corretas?

(**A**) Apenas I, II e III.

(**B**) Apenas II e III.

(**C**) Apenas I e III.

(**D**) Apenas II e IV.

(**E**) Apenas I e IV.

Item **I** incorreto, pois a nomeação, neste caso, não é em comissão e sim em caráter efetivo quando se tratar se candidato aprovado em concurso público, é o que dispõe o art. 16, I e II do Estatuto e Regime Jurídico Único dos Servidores Públicos civis do Estado do Rio Grande do Sul. Item **II** correto, está de acordo com o art. 18 do Estatuto. Item **III** correto, está de acordo com o art. 22 do Estatuto. Item **IV** incorreto, conforme prevê o art. 178, XII do Estatuto, ao servidor público é possível participar de gerência ou administração de empresa privada, de sociedade civil ou exercer comércio, se na qualidade de acionista, cotista ou comanditário, salvo quando se tratar de função de confiança de empresa, da qual participe o Estado, caso em que o servidor será considerado como exercendo cargo em comissão. **PM**

Gabarito "B".

(**Técnico Enf. – SES/RS - 2022 – FAURGS**) Considere as afirmações abaixo segundo a Lei Complementar Federal nº 101, de 04 de maio de 2000, que estabelece normas de finanças públicas voltadas para a responsabilidade na gestão fiscal e dá outras providências.

I. – Por força de suas peculiaridades e das regras constitucionais de competência, as disposições da Lei Complementar obrigam apenas a União e os Estados.

II. – O projeto de lei orçamentária será elaborado de forma semestral, sendo autônomo e independente das regras do plano plurianual e da lei de diretrizes orçamentárias, desde que haja compa-

tibilidade com as regras da Lei Complementar 101/2000.

III. – Entende-se por transferência voluntária a entrega de recursos correntes ou de capital a outro ente da Federação, a título de cooperação, auxílio ou assistência financeira, que não decorra de determinação constitucional, legal ou os destinados ao Sistema Único de Saúde.

IV. – Os orçamentos e as leis de diretrizes orçamentárias, as prestações de contas e seu respectivo parecer prévio e o Relatório de Gestão Fiscal são, dentre outros, instrumentos de transparência da gestão fiscal.

Quais estão corretas?

(**A**) Apenas I e II.

(**B**) Apenas II e III.

(**C**) Apenas I e IV.

(**D**) Apenas II, III e IV.

(**E**) Apenas III e IV.

Item **I** incorreto, pois as disposições da Lei Complementar obrigam a União, os Estados, o Distrito Federal e os Municípios (art. 1º, § 2º, LC 101/00). Item **II** incorreto, o projeto de lei orçamentária será elaborado anualmente e não semestralmente como trouxe o item (art. 5º, LC 101/00). Item **III** correto, em conformidade com o art. 25 da LC 101/00. Item **IV** correto, está de acordo com o art. 48 da LC 101/00. **PM**

Gabarito "E".

(**Técnico Enf. – SES/RS - 2022 – FAURGS**) Conforme a Lei Estadual/RS 13.694, de 19 de janeiro de 2011 – Estatuto Estadual da Igualdade Racial, os órgãos de saúde estadual monitorarão as condições da população negra para subsidiar o planejamento de ações. Com base na referida Lei, analise as ações a seguir.

I. – A promoção da saúde integral da população negra, priorizando-se a redução das desigualdades étnicas e o combate à discriminação nas instituições e serviços do SUS.

II. – A melhoria da qualidade dos sistemas de informação do SUS no que tange à coleta, ao processamento e à análise dos dados por cor, etnia e gênero.

III. – A inclusão do conteúdo da saúde da população negra nos processos de formação e de educação permanente dos trabalhadores da saúde.

IV. – A inclusão da temática "saúde da população negra" nos processos de formação das lideranças de movimentos sociais para o exercício de participação e controle social no SUS.

Quais estão previstas no escopo da Lei Estadual 13.694?

(**A**) Apenas I e II.

(**B**) Apenas II e III.

(**C**) Apenas I e IV.

(**D**) Apenas III e IV.

(**E**) I, II, III e IV.

Todos os itens estão corretos e encontram-se no art. 5º da Lei Estadual/RS 13.694/11: Art. 5º Os órgãos de saúde estadual monitorarão as condições da população negra para subsidiar o planejamento mediante, dentre outras, as seguintes ações: I – a promoção da saúde integral da população negra, priorizando a redução das desigualdades étnicas e o combate à discriminação nas instituições e serviços do SUS; II – a melhoria da qualidade dos sistemas de informação do SUS no que tange à coleta, ao processamento e à análise dos dados por cor, etnia e gênero; III – a inclusão do conteúdo da saúde da população negra nos processos de formação e de educação permanente dos trabalhadores da saúde; IV – a inclusão da temática saúde da população negra nos processos de formação das lideranças de movimentos sociais para o exercício da participação e controle social no SUS. **PM**

Gabarito "E".

4. LEI Nº 11.340/06 – VIOLÊNCIA DOMÉSTICA E FAMILIAR CONTRA A MULHER

(Técnico Enf. – SES/RS - 2022 – FAURGS) Considere as afirmações abaixo.

I. – Para os efeitos da Lei, configura violência doméstica e familiar contra a mulher qualquer ação ou omissão baseada no gênero que lhe cause morte, lesão, sofrimento físico, sexual ou psicológico e dano moral ou patrimonial.

II. – Para os efeitos da Lei, apenas configura violência doméstica contra a mulher a ação praticada pelo marido, no espaço restrito do âmbito familiar.

III. – A política pública que visa a coibir a violência doméstica e familiar contra a mulher far-se-á por meio de um conjunto articulado de ações da União, dos Estados, do Distrito Federal e dos Municípios e de ações não governamentais.

IV. – Constatada a prática de violência doméstica e familiar contra a mulher, o Delegado poderá suspender a posse de armas do agressor, sendo vedadas, sempre, medidas arbitrárias como o afastamento do lar, pelo princípio constitucional de proteção da família.

Quais estão de acordo com a Lei Federal nº 11.340, de 07 de agosto de 2006, que cria mecanismos para coibir a violência doméstica e familiar contra a mulher e dá outras providências?

(A) Apenas I, II e III.
(B) Apenas II e IV.
(C) Apenas II e III.
(D) Apenas I e III.
(E) Apenas III e IV.

Item **I** correto, está de acordo com o art. 5º da Lei 11.340/06. Item **II** incorreto, pois não é apenas na situação do enunciado, mas também nas seguintes hipóteses trazidas pela Lei 11.340/06: I – no âmbito da unidade doméstica, compreendida como o espaço de convívio permanente de pessoas, com ou sem vínculo familiar, inclusive as esporadicamente agregadas; II – no âmbito da família,

compreendida como a comunidade formada por indivíduos que são ou se consideram aparentados, unidos por laços naturais, por afinidade ou por vontade expressa; III – em qualquer relação íntima de afeto, na qual o agressor conviva ou tenha convivido com a ofendida, independentemente de coabitação. Item **III** correto, é o que dispõe o art. 8º da Lei 11.340/06. Item **IV** incorreto, não reproduziu o previsto no art. 22 e incisos da Lei 11.340/06: Art. 22. Constatada a prática de violência doméstica e familiar contra a mulher, nos termos desta Lei, o **juiz** poderá aplicar, de imediato, ao agressor, em conjunto ou separadamente, as seguintes medidas protetivas de urgência, entre outras: I – suspensão da posse ou restrição do porte de armas, com comunicação ao órgão competente; II – afastamento do lar, domicílio ou local de convivência com a ofendida. **PM**

Gabarito "D".

5. ESTATUTO DA CRIANÇA E DO ADOLESCENTE

(Técnico Enfermagem – GHC/RS – 2021 – FUNDATEC) De acordo com a Lei nº 8.069/1990, que dispõe sobre o Estatuto da Criança e do Adolescente, analise as seguintes assertivas:

I. A adoção de criança ou adolescente é medida excepcional e pode ser feita por procuração, desde que o adotante seja emancipado e tenha, pelo menos, 15 anos mais velho do que o adotado.

II. É proibida a venda à criança ou ao adolescente de fogos de artifício e de bebidas alcoólicas, porém é permitido às casas de jogos de apostas vender-lhes bilhetes lotéricos ou equivalentes.

III. Os casos de suspeita ou de confirmação de maus-tratos contra criança ou adolescente serão obrigatoriamente comunicados ao Conselho Tutelar da respectiva localidade, sem prejuízo de outras providências legais.

Quais estão corretas?

(A) Apenas I.
(B) Apenas II.
(C) Apenas III.
(D) Apenas II e III.
(E) I, II e III.

I: Incorreta. É vedada a adoção por procuração (art. 39, § 2º, do ECA); **II:** Incorreta. Nos termos do art. 81 do ECA "É proibida a venda à criança ou ao adolescente de: I – armas, munições e explosivos; II – bebidas alcoólicas; III – produtos cujos componentes possam causar dependência física ou psíquica ainda que por utilização indevida; IV – fogos de estampido e de artifício, exceto aqueles que pelo seu reduzido potencial sejam incapazes de provocar qualquer dano físico em caso de utilização indevida; V – revistas e publicações a que alude o art. 78; VI – bilhetes lotéricos e equivalentes". **III:** Correta. Nos exatos termos do art. 13 do ECA. **PM**

Gabarito "C".

4. Informática

Helder Satin

1. HARDWARE

(Técnico Enfermagem – Pref. Paulínia/SP – 2021 – FGV) Maria tem uma coleção de fotos, com um tamanho médio de 500 KB por foto. Considerando essa média, assinale o maior número de fotos que poderiam ser armazenadas num pendrive de 8 GB.

(A) 8.000
(B) 16.000
(C) 32.000
(D) 64.000
(E) 160.000

8 Gygabytes equivalem a aproximadamente 8.000 Megabytes que por sua vez equivalem a cerca de 8.000.000 Kilobytes, portanto 8.000.000 divido por 500 resulta em 16.000, logo apenas a alternativa B está correta.
Gabarito "B".

(Técnico Enfermagem – Pref. Paulínia/SP – 2021 – FGV) Analise as afirmativas a seguir referentes à comparação entre discos rígidos tradicionais (HD) e discos sólidos (SSD).

I. HDs em geral são mais baratos.
II. SSDs em geral são mais rápidos.
III. SSDs são mais silenciosos.
Está correto o que se afirma em

(A) II, somente.
(B) I e II, somente.
(C) I e III, somente.
(D) II e III, somente.
(E) I, II e III.

HDs são os discos rígidos, que utilizam um disco de metal onde os dados são gravados e lidos, uma tecnologia um pouco mais antiga e de menor custo em relação aos SSDs, também conhecidos como discos de estado sólido, que possuem maiores velocidades de leitura e gravação além de serem mais silenciosos por possuírem menos partes móveis. Sendo assim, todas as afirmativas estão corretas e alternativa correta é a letra E.
Gabarito "E".

2. PACOTE OFFICE

2.1. Editores de Texto

(Técnico Enfermagem – GHC/RS – 2021 – FUNDATEC) Estamos trabalhando no Windows XP com um documento do Word aberto e sendo usado pelo usuário. Entramos no Windows Explorer e clicamos com o botão direito do mouse sobre o arquivo que está aberto no editor de texto, selecionamos a opção renomear. O que vai acontecer na sequência?

(A) O Sistema Operacional (SO) não deixa selecionar essa opção.
(B) O SO renomeia o arquivo solicitado.
(C) O SO salva o arquivo do Word com o nome novo, mantendo o antigo salvo também.
(D) O SO abre o espaço para renomear o arquivo. Quando se confirma o novo nome com ENTER, o sistema abre uma janela informando que não pode renomear o arquivo porque ele está aberto.
(E) O SO fecha o arquivo no Word e, depois de renomeado, ele abre novamente no Word.

Quando se está editando ou visualizando um arquivo no Windows, independentemente do tipo de arquivo em questão, não é possível realizar a renomeação de tal arquivo enquanto ele estiver aberto em algum programa de edição. Neste caso, ao tentar renomeá-lo, o sistema permite que seja digitado o novo nome, porém ao tentar concluir a ação, será exibida uma mensagem indicando a impossibilidade devido ao arquivo estar sendo editado por outro programa. Portanto apenas a alternativa D está correta.
Gabarito "D".

(Técnico Enfermagem – GHC/RS – 2021 – FUNDATEC) No Microsoft Word, trabalhamos com guias e com grupos de comandos. Dentro da Guia Página Inicial, temos o grupo Parágrafo que mostra vários botões de comandos. Entre esses botões, existe o comando Mostrar tudo. Esse comando é responsável por:

(A) Mostrar fontes, tamanho da fonte, cor, sublinhado e outras formatações do texto.
(B) Ativar e desativar o modo de Visualização de Impressão.
(C) Mostrar todas as margens dos documentos.
(D) Mostrar cabeçalho e rodapé quando estão ocultos.
(E) Mostrar marcas de parágrafos e outros símbolos de formatação ocultos.

No Microsoft Word, assim como em outros softwares de edição de texto como o LibreOffice ou OpenOffice, o comando Mostrar tudo permite visualizar diversos símbolos ocultos no texto, como marcadores de parágrafo, espaçamento entre palavras, tabulações e outros. Portanto apenas a alternativa E está correta.
Gabarito "E".

(Técnico Enfermagem – GHC/RS – 2021 – FUNDATEC) No Word, é possível inserir vários elementos como legendas, índice, citações e muitos outros elementos textuais. Para inserir "Notas de fim", devemos clicar em qual Guia?

(A) Guia Inserir.
(B) Guia Referências.
(C) Guia Revisão.
(D) Guia Layout.
(E) Guia Exibição.

No Microsoft Word, a opção para inserção de "Notas de fim", que permite a incluir comentários ou citações contendo informações sobre algo no documento, se encontra no grupo de comandos Notas de Rodapé, localizado na guia Referências. Portanto apenas a alternativa B está correta.

Gabarito "B".

(**Técnico Enfermagem – Pref. Morro Agudo/SP – 2020 – VUNESP**) Tem-se a imagem parcial da guia Página Inicial do Microsoft Word 2010, em sua configuração original.

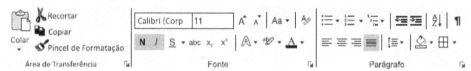

Em um documento em branco, ao iniciar a digitação, o texto estará alinhado _____ e formatado _____.
Assinale a alternativa que preenche, correta e respectivamente, as lacunas do texto.
(A) à esquerda ... tachado
(B) centralizado ... negrito e itálico
(C) justificado ... sublinhado
(D) justificado ... negrito e itálico
(E) à esquerda ... sublinhado

Conforme indicado pelo ícone ≡ , o alinhamento inicial é o justificado e as formatações aplicadas, são as de negrito e itálico, respectivamente indicadas pelos itens **N** e *I* selecionados (percebe-se pelo destaque na cor). Portanto apenas a alternativa D está correta.

Gabarito "D".

(**Técnico Enfermagem – Pref. Paulínia/SP – 2021 – FGV**) Considere um comando de localização no MS Word, onde o texto a localizar foi

vol

e as opções de busca avançada escolhidas foram:

"Diferenciar maiús./minúsc."

"Localizar apenas palavras inteiras"

O texto objeto da busca é exibido a seguir.

Lorem ipsum dolor sit amet. Eos voluptatem dolores id mollitia dolor ad necessitatibus quia aut libero sunt non voluptatem nisi! Et modi voluptas qui rerum voluptas eos amet dicta et consequatur amet aut eligendi voluptatem ea laudantium molestias.

Assinale o número de palavras localizadas.
(A) Zero.
(B) Uma.
(C) Duas.
(D) Três.
(E) Quatro.

Ao utilizar as opções mencionadas na busca avançada, o Word irá buscar pelo termo exatamente como foi digitado e ocorrendo como uma palavra única e não como parte de outra palavra. Como no texto informado não existe o termo "vol" como uma palavra única não seria encontrado nenhum registro, logo apenas a alternativa A está correta.

Gabarito "A".

4. INFORMÁTICA 61

(**Técnico Enfermagem – Pref. Paulínia/SP – 2021 – FGV**) No contexto do MS Word, os termos *Normal, Título 1, Título 2* são empregados para a identificação de

(**A**) Estilos.

(**B**) Fontes.

(**C**) Formas.

(**D**) Padrões ortográficos.

(**E**) Símbolos especiais.

O Microsoft Word apresenta uma série de formatações predefinidas que podem ser usadas pelo usuário para agilizar a formatação de um texto. Estes elementos são conhecidos como Estilos e podem ser encontrados na guia Página Inicial do MS Word, tendo como exemplos destes estilos as opções Normal, Título 1, Título 2, subtítulo, Ênfase, Citação, entre outros. Sendo assim apenas a alternativa A está correta.

Gabarito "A".

(**Técnico Enfermagem – Pref. Boa Vista/RR – 2020 – SELECON**) O texto mostrado a seguir foi digitado no Word 2019 BR. Ao texto, foram aplicados os recursos listados a seguir.

I. No título, foram usados os estilos negrito e itálico e o alinhamento centralizado, por meio da execução de atalhos de teclado existentes no editor.

II. Ao texto, foi aplicado o alinhamento justificado e usado o estilo negrito às referências "telefone é 40094915" e "Centro de Referência da Saúde da Mulher", por meio do acionamento de ícones do Word.

> ***CENTRO DE REFERÊNCIA***
> ***DA SAÚDE DA MULHER***
> **São Francisco - Boa Vista - RR**
> **Clínica Médica**
> **Centro de Especialidades Médicas**
>
> Para entrar em contato com a Clínica Médica, Centro de Especialidades Médicas e Centro de Referência da Saúde da Mulher o **telefone é 40094915**, e se você precisar de atendimento em geral ou outras informações sobre marcação de consultas, agendamento médico ou de exames, emissão de guias ou questões comerciais, o endereço do estabelecimento é Rua Rocha Leal. S/N - São Francisco, Boa Vista -RR.
> Confira todas as informações sobre o **Centro de Referência da Saúde da Mulher**, como o *horário de atendimento* e o mapa, para você saber como chegar até esse estabelecimento de saúde no *site https://cebes.com.br/centro-de-referencia-dasaude-da-mulher-3221172/*

O atalho de teclado para aplicar estilo negrito e o ícone para configurar o alinhamento justificado foram, respectivamente:

(**A**) Alt + N e

(**B**) Alt + N e

(**C**) Ctrl + N e

(**D**) Ctrl + N e

No MS Word, o atalho Alt + N abre a guia Correspondências, enquanto o atalho Ctrl + N aplica o efeito negrito à um texto. Quanto ao alinhamento, o ícone [≡] ativa o alinhamento centralizado e o ícone [≡] se refere ao alinhamento justificado, portanto apenas a alternativa C está correta.
Gabarito "C".

(Técnico Enf. – SES/RS - 2022 – FAURGS) Considere a figura a seguir, que reproduz uma parte dos ícones do Google Docs.

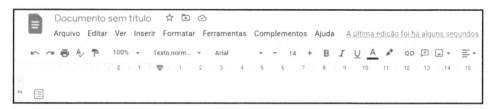

Para melhor visualização, destaca-se e numera-se, a seguir, apenas alguns dos ícones para identificação de suas funções.

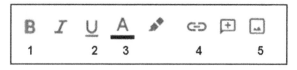

Assinale a alternativa que descreve corretamente a função ou denominação do ícone identificado pelo número.
(A) O ícone 1 serve para escolher a cor do texto.
(B) O ícone 2 serve para escolher a cor de destaque do texto.
(C) O ícone 3 serve para sublinhar um texto.
(D) O ícone 4 serve para retirar uma parte do texto.
(E) O ícone 5 serve para inserir uma imagem no documento.

O ícone 1 é usado para aplicar o efeito de Negrito ao texto. O ícone 2 é usado para aplicar o efeito de sublinhado ao texto. O ícone 3 é usado para alterar a cor do texto. O ícone 4 é usado para incluir um hyperlink ao texto. Por fim, o ícone 5 é usado para incluir imagens ao texto. Sendo assim, apenas a alternativa E está correta.
Gabarito "E".

(Técnico Enf. – SES/RS - 2022 – FAURGS) No Google Docs, tem-se operações como Espaçamento entre linhas e parágrafos, Marcadores e Numeração, Colunas, entre outras. Essas operações estão no menu
(A) Inserir.
(B) Formatar.
(C) Editar.
(D) Ferramentas.
(E) Ver

As funções mencionadas na questão são usadas para formatar trechos do texto em edição e podem ser encontradas no menu Formatar do Google Docs, portanto a alternativa B está correta.
Gabarito "B".

2.2. Editores de Planilha

(Técnico Enfermagem – Pref. Contagem/MG – 2022 – IBFC) Com base na planilha do MS-Excel, do Pacote Microsoft Office abaixo, assinale a alternativa que apresenta o resultado da fórmula:

=MÉDIA(A2:C2)+A1-MÍNIMO(B1:C1).

	A	B	C
1	1	5	10
2	3	6	9

(A) 0 (zero)

(B) 1 (um)

(C) 2 (dois)

(D) 3 (três)

A fórmula apresentada realiza o cálculo da média das células no intervalo entre A2 e C2 ((3 + 6 + 9) / 3), somado ao valor da célula A1 (1) subtraído do menor valor presente no intervalo de B1 até C1 (5), como ((3 + 6 + 9) / 3) + 1 - 5 é igual a 2, apenas a alternativa C está correta.
Gabarito "C".

(Técnico Enfermagem – GHC/RS – 2021 – FUNDATEC) No Excel, podemos montar várias fórmulas. O uso da função SE é muito usado pelos usuários, assim, conhecer essa função facilita a aplicação e a busca de resultados, o que muitas vezes é crucial para as empresas. Na figura abaixo, temos um pequeno exemplo de uso da função SE. Observe a figura e tente identificar a fórmula certa para calcular a porcentagem do imposto sobre o salário de acordo com a tabela da figura. Para salários até 1.800, o imposto é 0%, para salários acima de 1.800 até 3.600, o imposto é de 10%, para salários acima de 3.600 até 5.600, o imposto é de 15% e, para salários acima de 5.600, o imposto será de 25%. A fórmula deve ser digitada na célula B10 e testada na célula B9. O resultado deve mostrar somente a porcentagem que corresponde ao salário. A célula B10 já está com a formatação de porcentagem.

	A	B	C
1	Cálculo para Imposto de renda		
2			
3	**Salário**	**% de Imposto**	
4	0 - 1800	0%	
5	1800 - 3600	10%	
6	3600 - 5600	15%	
7	Acima de 5600	25%	
8			
9	**Digite o salário:**		
10	**% de Imposto:**		
11			

A resposta correta para função SE é:

(A) =SE(B9<=1800;0%;SE(B9<=3600;10%;SE(B9<=5600;15%;25%)))

(B) =SE(B9<1800;0%;SE(B9<3600;10%;SE(B9<5600;15%;25%)))

(C) =SE(B9<=1800>3600;0%;SE(B9<=3600>5600;10%;SE(B9>5600;15%;25%)))

(D) =SE(B9>1800;0%;SE(B9>3600;10%;SE(B9>5600;15%;25%)))

(E) =SE(B9<=0;0%;SE(B9<=1800;0%;SE(B9<=3600;10%;SE(B9<=5600;15%;SE(B9>5600;25%)))))

A fórmula SE permite realizar uma verificação lógica e retornar valores diferentes caso a verificação seja verdadeira ou falsa. Sua sintaxe é SE(condição;valor_se_verdadeiro;valor_se_falso). Considerando que o valor para verdadeiro também pode ser outra fórmula SE, podemos aninhá-las de forma a realizar várias verificações. Neste caso se o valor de B9 for menor ou igual a 1800 o valor retornado deve ser 0%; caso contrário se for menor ou igual a 3600 o valor a ser retornado é de 10%; caso contrário se for menor ou igual a 5600 deve-se retornar 15% e para todos os outros casos o resultado é 25%, logo a sintaxe correta é aquela exibida na alternativa A, que deve ser marcada.
Gabarito "A".

(Técnico Enfermagem – Pref. Morro Agudo/SP – 2020 – VUNESP) Tem-se a seguinte planilha criada no Microsoft Excel 2010, em sua configuração padrão.

	A
1	73
2	99
3	95
4	88
5	47
6	91
7	60
8	6
9	28
10	
11	0

A célula A11 contém a fórmula =CONTAR.VAZIO(A1:A9). Se o usuário alterar o conteúdo da célula A1 para um texto, apagar o conteúdo da célula A2, selecionando-a e pressionando a tecla DEL, alterar o conteúdo da célula A3 para o valor zero, alterar o conteúdo da célula A4 para um espaço em branco e, finalmente, ocultar a linha 5, assinale a alternativa que indica o conteúdo final da célula A11.

(A) 1

(B) 2

(C) 3

(D) 4

(E) 5

A função CONTAR.VAZIO() retorna o número de células sem nenhum conteúdo em um intervalo determinado, e neste caso todas as células presente no intervalo de A1 até A9 estão preenchidas com valores. Alterar o valor de uma célula para 0 ou inserir um espaço em branco faz com que a célula tenha algum conteúdo e esconder um linha não remove o valor inserido nas células. Entretanto, remover um valor através da função de delete faz com a ela fique vazia, portanto, das ações informadas, apenas uma tornará a célula sem conteúdo fazendo com que a função retorne o valor 1, logo apenas a alternativa A está correta.

Gabarito "A".

(Técnico Enfermagem – Pref. Paulínia/SP – 2021 – FGV) Considere uma planilha LibreOffice Calc na qual

1) as células A1, A2, A3 e A4 contêm, respectivamente, os valores 10, 20, 30 e 40;

2) as células B1, B2, B3 e B4 contêm, respectivamente, os valores 100, 200, 300 e 400;

3) na célula F1 foi digitada a fórmula "=SOMA(A1:D4)";

4) a célula F1 foi selecionada, copiada e colada na célula G2;

5) nenhuma outra célula foi preenchida.

Assinale o valor que passou a ser exibido na célula G2.

(A) 90

(B) 100

(C) 900

(D) 1.000

(E) 1.100

Ao copiar e colar uma fórmula de uma célula para outra sem o uso de referência absoluta, o Excel irá adaptar a mudança das linhas e colunas para a célula de destino. Neste caso como foi alterada uma coluna a mais (de F para G) e uma linha a mais (de 1 para 2), a fórmula passaria a ser =SOMA(B2:E5), neste intervalo apenas as células B2, B3 e B4 estão preenchidas, logo 200 + 300 + 400 = 900, sendo assim apenas a alternativa C está correta.

Gabarito "C".

(Técnico Enfermagem – Pref. Paulínia/SP – 2021 – FGV) Com relação à função *Limpar* do MS Excel 2010, disponível na guia *Página Inicial*, considere as opções presentes no menu *popup* exibido quando essa função é acionada.

Assinale a opção de limpeza que **não** faz parte das operações oferecidas.

(A) Limpar Comentários.

(B) Limpar Conteúdo.

(C) Limpar Formatos.

(D) Limpar Hiperlinks.

(E) Limpar Tabelas.

Entre as opções da função Limpar no Excel temos: Limpar Tudo, Limpar Formatos, Limpar Conteúdo, Desmarcar Comentários e Anotações e Limpar Hyperlinks, portanto apenas a alternativa E não é uma das opções e deve ser marcada.

Gabarito "E".

(Técnico Enfermagem – Pref. Paulínia/SP – 2021 – FGV) Analise o trecho de uma planilha MS Excel na qual foram aplicados filtros em quatro colunas.

	A	B	C	D
1	X	Y	W	Z
2	1	2	3	4
3	5	6	7	8
4	9	10	11	12
5	13	14	15	16
6				

Foram selecionados os seguintes valores.

Coluna A: 1, 5, 9;

Coluna B: 2, 10;

Coluna C: nenhum dos valores foi selecionado;

Coluna D: 4.

Assinale o número de linhas exibidas após as seleções, sem contar a linha de títulos.

(A) Zero.

(B) Uma.

(C) Duas.

(D) Três.

(E) Quatro.

Ao filtrar os valores 1, 5 e 9 na Coluna A a tabela passaria a exibir apenas as três primeiras linhas, em seguida ao filtrar os valores 2 e 10 da Coluna B, a primeira e a terceira linhas continuariam a ser exibidas e por fim, ao filtrar o valor 4 na Coluna D apenas a primeira linha continuaria a ser exibida, portanto apenas a alternativa B está correta.

Gabarito "B".

(Técnico Enfermagem – Pref. Boa Vista/RR – 2020 – SELECON) A planilha a seguir foi criada no Excel 2019 BR. Na célula E11, foi inserida uma expressão que usa a função SE, que mostra a mensagem "REPOR" quando o resultado do teste da condição é verdadeiro se a quantidade mínima é maior que a existente. Essa expressão mostra a mensagem "OK", em caso contrário. Para finalizar, a expressão inserida em E11 foi copiada para E12 e E13.

#	NOMENCLATURA	QUANTIDADE		SITUAÇÃO
		MÍNIMA	EXISTENTE	
1	Multifuncional	2	2	OK
2	Resma 500 fls	30	19	REPOR
3	Pendrive 16 GB	25	27	OK

Nessas condições, as expressões inseridas em E11 e em E12 foram, respectivamente:

(A) =SE(C11>D11;"REPOR";"OK") e
=SE(C12>D12;"REPOR";"OK")
(B) =SE(C11<D11;"REPOR";"OK") e
=SE(C12<D12;"REPOR";"OK")
(C) =SE(C11>=D11;"REPOR";"OK") e
=SE(C12>=D12;"REPOR";"OK")
(D) =SE(C11<=D11;"REPOR";"OK") e
=SE(C12<=D12;"REPOR";"OK")

A função realiza uma validação condicional para retornar valores diferentes em caso a condição seja verdadeira ou falsa, neste caso é necessário validar se os valores na coluna C são maiores que a da coluna D, portanto a sintaxe correta seria =SE(C11>D11;"REPOR";"OK") e =SE(C12>D12;"REPOR";"OK"), logo apenas a alternativa A está correta.
Gabarito "A".

(Técnico Enfermagem – Pref. Boa Vista/RR – 2020 – SELECON) A planilha abaixo foi elaborada no Excel 2019 BR, na qual foram realizados os procedimentos descritos a seguir.
• Em E13, foi inserida a expressão
=SOMA(A11:D11).
• Em E15, foi inserida a expressão
=CONT.SE(A11:D11;">=15")

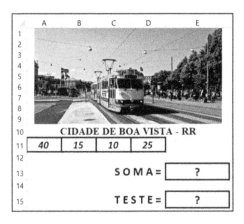

Os valores mostrados nas células E13 e E15 são, respectivamente:
(A) 65 e 2
(B) 65 e 3
(C) 90 e 2
(D) 90 e 3

A fórmula SOMA() permite somar os valores de uma ou mais células. Neste caso foi indicado o intervalo das células A11 até a D11, logo 40+15+10+25 é igual é 90. Já a fórmula CONT.SE() realiza a contagem de células que atendem à uma determinada condição, que neste considera apenas as células do intervalo de A11 até D11 cujo valor seja maior ou igual à 15, logo temos apenas 3 células que atendem à esta condição. Sendo assim, as respostas são 90 e 3 e apenas a alternativa D está correta.
Gabarito "D".

	A	B	C
1	População RS (vacinável)	8.887.984,00	
2			
3		Total Pessoas vacinadas	% Faltante a vacinar
4	Vacinados 1ª dose	8.474.993,00	4,65%
5	Vacinados 2ª dose/única	6.362.379,00	28,42%
6	Vacinados Reforço	266.260,00	97,00%

(Técnico Enf. – SES/RS - 2022 – FAURGS) Considere a planilha a seguir, produzida no Google Planilhas, que contém dados sobre a vacinação de COVID-19 no RS, em determinada data.

Foi digitada em C4 uma fórmula para calcular o percentual ainda faltante de pessoas a vacinar, sobre a população vacinável. Depois, esta fórmula vai ser copiada e colada nas células C5 e C6. Ao final, a coluna C é formatada para formato de percentual. A fórmula que foi digitada em C4 e permite obter o resultado mostrado é

(A) 100-(B4/B$1)
(B) 100%-(B4/B1)
(C) 100-(B4/B1)
(D) 1-(B4/B$1)
(E) 1-(B4/B1)

Considerando que o valor referente à população vacinável se encontra na célula B1 e na célula B4 temos o total de pessoas já vacinas, o cálculo do restante é feito pela diferença a todo e a divisão do número de pessoas já vacinadas pelo total de pessoas. Devemos levar em consideração que a fórmula será copiada e colocada em outras linhas, portanto a referência à célula B1 deve usar o indicador de referência absoluta para a linha (no formato B$1) para que se mantenha idêntica mesmo após ser colada em outra célula. Portanto a fórmula correta seria 1-(B4/B$1) e assim apenas a alternativa D está correta.
Gabarito "D".

(Técnico Enf. – SES/RS - 2022 – FAURGS) Deseja-se calcular quantas doses ainda faltam para vacinar 100% da população vacinável, que está na célula B1, com as 2 doses, sem considerar doses de reforço. A planilha, produzida no Google Planilhas, ficaria como se segue.

	A	B	C	D
1	População RS (vacinável)	8.887.984,00		
2				
3		Total Pessoas vacinadas	% Faltante a vacinar	Doses faltantes
4	Vacinados 1ª dose	8.474.993,00	4,65%	825.982,00
5	Vacinados 2ª dose/única	6.362.379,00	28,42%	2.525.605,00
6	Vacinados Reforço	266.260,00	97,00%	
7				Total --> 3.351.587,00

Para obter as doses faltantes na coluna D, as fórmulas para o cálculo de D4 e D5 seriam, respectivamente,
(A) =(B1-C4*100)*2 e =(B1-C5)
(B) =(B1-C4)*2   e =(B1-C5)
(C) =(B1-B4)*2   e =(B1-B5)
(D) =(B1-B4)   e =(B1-B5)*2
(E) =(B1- C4)   e =(B1-B5)

Para calcular o número de doses necessárias para quem ainda não tomou a primeira dose, considerando que estas pessoas precisarão ainda da segunda dose, é preciso calcular o número de pessoas faltantes e duplicar este valor, portanto a fórmula seria =(B1-B4)*2. Já para o segundo caso basta encontrar a diferença entre o número total de pessoas e o número de pessoas que já concluíram as duas doses, neste caso =(B1-B5). Portanto apenas a alternativa C está correta.
Gabarito "C".

2.3. Editores de Apresentação

(Técnico Enfermagem – Pref. Morro Agudo/SP – 2020 – VUNESP) Tem-se a seguinte imagem, do painel de animação de 5 AutoFormas em um slide criado no Microsoft PowerPoint 2010, em sua configuração original.

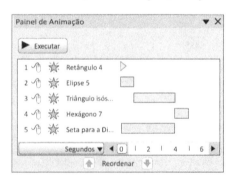

Assinale a alternativa que indica qual será a última AutoForma a ser exibida no slide.
(A) 1-Retângulo 4
(B) 2-Elipse 5
(C) 3-Triângulo isós...
(D) 4-Hexágono 7
(E) 5-Seta para a Di...

O Painel de Animação exibe as animações que serão aplicadas em um slide de uma apresentação, a ordem que serão executadas, o que irá disparar o início de cada animação, seu tipo e duração. O ícone indica que cada animação será disparada pelo clique do mouse, portanto como todas possuem o mesmo ícone elas serão exibidas na ordem que constam no Painel, portanto a última a ser exibida é a "Seta para a Di...", assim apenas a alternativa E está correta.
Gabarito "E".

3. SISTEMAS OPERACIONAIS

3.1. Windows

(Técnico Enfermagem – Pref. Morro Agudo/SP – 2020 –VUNESP) No Microsoft Windows 7, em sua configuração original, assinale a alternativa correta sobre a operação de minimizar uma janela, clicando no ícone Minimizar da Barra de Título, destacado na imagem a seguir.

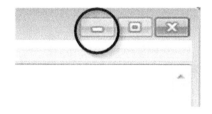

(A) Significa reduzi-la até que o programa seja encerrado.

(B) É a operação que converte a janela em um ícone na Área de Trabalho.

(C) Significa reduzi-la a um tamanho que ocupe uma área livre da Área de Trabalho.

(D) É a operação que converte a janela em um ícone na Barra de Tarefas.

(E) É a operação que encerra o programa em execução.

No Windows, independentemente da sua versão, a ação de minimizar uma janela consiste em esconder sua exibição e transformá-la em um ícone presente na Barra de Tarefas, que ao ser acionado, faz com que a janela volte a ser exibida. Portanto apenas a alternativa D está correta.
Gabarito "D".

(Técnico Enfermagem – Pref. Paulínia/SP – 2021 – FGV) João ligou seu computador para prosseguir no seu trabalho rotineiro, mas notou que o Windows 10 estava excessivamente lento, e decidiu investigar a causa do problema.

Assinale o componente do Windows que ajudaria João a descobrir os aplicativos e processos internos que estão ativos no sistema.

(A) Agendador de Tarefas.

(B) Configuração do Sistema.

(C) Gerenciador de Tarefas.

(D) Windows Defender.

(E) Windows Explorer.

A: Errada, o Agendador de Tarefas é usado para agendar a execução de uma aplicação com uma determinada frequência ou a partir de um gatilho. **B:** Errada, a Configuração do Sistema permite ao usuário modificar uma série de parâmetros do Sistema Operacional. **C:** Correta, o Gerenciador de Tarefas exibe informações sobre os processos em execução, seus respectivos consumos de memória e processamento além de outras informações sobre o desempenho do computador. **D:** Errada, o Windows Defender é um software antivírus que acompanha o Windows em sua configuração padrão. **E:** Errada, o Windows Explorer é um aplicativo usado para navegar no sistema de pastas do disco rígido.
Gabarito "C".

(Técnico Enfermagem – Pref. Paulínia/SP – 2021 – FGV) Assinale o tipo de arquivo (extensão) que em geral **não** apresenta redução significativa de tamanho quando compactado por aplicativos do tipo *WinZip* ou *WinRAR*.

(A) .csv

(B) .docx

(C) .jpg

(D) .txt

(E) .xlsx

Em geral, arquivos de texto, planilhas e apresentações de slide podem ter seu tamanho reduzido quando compactados em um arquivo do tipo zip ou rar, entretanto imagens e arquivos de áudio e vídeo não são tão afetados pois estes tipos de arquivo já são gerados utilizando técnicas de compressão e não há muito espaço para maiores ganhos. Portanto a alternativa C está correta.
Gabarito "C".

(Técnico Enfermagem – Pref. Boa Vista/RR – 2020 – SELECON) No uso dos recursos do Windows 10 BR, um funcionário da Prefeitura de Boa Vista excluiu um arquivo da pasta Documentos, que estava gravado no disco C. Esse procedimento fez com que o arquivo apagado fosse transferido para o recurso conhecido por . Logo em seguida, ele precisou do arquivo deletado e resolver voltar com o arquivo para a pasta Documentos. Para isso, deve acessar a , selecionar o arquivo e clicar com o botão direito do mouse sobre o nome do arquivo. Com isso, será exibida uma janela de diálogo na tela. Nessa janela, ele clica na seguinte opção:

(A) Retornar

(B) Recuperar

(C) Reabilitar

(D) Restaurar

No Windows, itens excluídos pelo usuário são enviados para a Lixeira até que sejam excluídos permanentemente ou restaurados pelo usuário. Para isso, uma das formas possíveis, consiste em clicar com o botão direito sobre o item desejado e escolher a opção Restaurar. Portanto apenas a alternativa D está correta.
Gabarito "D".

(Técnico Enf. – SES/RS - 2022 – FAURGS) Sobre o explorador de Arquivos do Sistema Operacional Microsoft Windows 10, é correto afirmar que

(A) a "Barra de Endereços", através do recurso clique-selecione, permite ao usuário mover a janela.

(B) a "Barra de Títulos" tem a função de exibir o endereço da pasta atualmente aberta.

(C) a "Caixa de Pesquisa", através do recurso clique--arraste, fornece uma navegação rápida para pastas e arquivos.

(D) a "Configuração de Exibição" permite que o usuário escolha como deseja exibir o conteúdo do explorador de arquivos.

(E) o "Painel de Navegação" permite que o usuário digite as palavras-chave para pesquisar a pasta desejada.

A: Errada, a Barra de Endereços é usada para identificar o caminho completo do diretório em exibição e permitir a navegação pelas pastas através da digitação do caminho para determinado diretório. **B:** Errada, a Barra de Títulos apenas exibe o nome do diretório em que o usuário se encontra. Caso o usuário faça um clique se segure o botão do mouse, é possível mover a janela. **C:** Errada, a Caixa de Pesquisa é usada para encontrar um arquivo ou pasta no diretório em exibição. **D:** Correta, a Configuração de Exibição permite que o usuário altere a forma como os arquivos e pastas são exibidos dentro do Windows Explorer. **E:** Errada, o Painel de Navegação mostra a hierarquia de pastas do disco, além de atalhos para diversos locais como itens de Acesso Rápido, locais de Rede, pastas do usuário como Documentos, Downloads, Imagens e outros discos do computador.
Gabarito "D".

4. REDE E INTERNET

4.1. Internet e Navegação

(Técnico Enfermagem – Pref. Contagem/MG – 2022 – IBFC) Quanto aos aplicativos que são executados na Internet, ou seja, os aplicativos web, analise as afirmativas abaixo e assinale a alternativa correta.

I. O conceito de aplicativos web está relacionado com o armazenamento na nuvem.

II. A rede social Facebook é um dos exemplos típicos de um aplicativo web.

III. Aplicativos web geralmente não precisam ser instalados no computador.

(A) Apenas as afirmativas I e II são tecnicamente verdadeiras

(B) Apenas as afirmativas II e III são tecnicamente verdadeiras

(C) Apenas as afirmativas I e III são tecnicamente verdadeiras

(D) As afirmativas I, II e III são tecnicamente verdadeiras

Aplicativos web são sistemas, programas ou serviços que são executados em servidores em nuvem e consumidos pelos usuários através da Internet, por este motivo não necessitam ser instalados no computador, sendo utilizados através de navegador web as redes sociais, incluindo o Facebook, são um exemplo desta categoria. Portanto todas as afirmativas estão corretas, e a alternativa D deve ser marcada.
Gabarito 'D'.

(Técnico Enfermagem – Pref. Contagem/MG – 2022 – IBFC) A Microsoft possui sua própria Ferramentas de Busca e é considerada como uma das mais utilizadas no mundo. Essa específica Ferramenta de Busca da Microsoft é denominada:

(A) Access

(B) Bing

(C) Ask

(D) Edge

A: Errada, o Microsoft Access é uma aplicação que faz parte do pacote Office e é usada como um banco de dados. **B:** Correta, o Bing é o nome do buscar desenvolvido pela Microsoft e utilizado por padrão por seu navegador, o Microsoft Edge. **C:** Errada, o Ask era um serviço de busca independente criado nos Estados Unidos em 1996 e encerrado em 2010. **D:** Errada, o Edge é um navegador web moderno, criado pela Microsoft para suceder o antigo Microsoft Internet Explorer.
Gabarito 'B'.

(Técnico Enfermagem – Pref. Contagem/MG – 2022 – IBFC) Quanto às principais características em comum dos principais navegadores (browsers) da Internet, analise as afirmativas abaixo e dê valores Verdadeiro (V) ou Falso (F).

( ) Existe a possibilidade de abrir várias abas.

( ) Não possuem espaço para ser digitado a URL.

( ) Descartam diariamente o histórico dos sites navegados.

Assinale a alternativa que apresenta a sequência correta de cima para baixo.

(A) V - F - F

(B) V - V - F

(C) F - V - V

(D) F - F - V

Os navegadores web modernos permitem a navegação através de abas, de forma com o usuário pode acessar várias páginas através de apenas uma janela do navegador. O acesso aos sites é feito através da digitação de sua URL na barra de endereços do software, que pode armazenar o histórico de navegação por vários dias a depender da configuração escolhida pelo usuário. Portanto apenas a primeira afirmativa está correta e a alternativa A deve ser marcada.
Gabarito 'A'.

(Técnico Enfermagem – Pref. Paulínia/SP – 2021 – FGV) Considere um grande banco comercial cujo domínio na Internet é *bancox.com.br*. Como é muito popular, há vários fraudadores que enviam mensagens falsas para clientes e não clientes do banco, inventando motivos e pedindo que cliquem num certo link.

Alguns desses links são exibidos a seguir.

www.atendimento.bancox.br.ouvidoria.com

www.bancox.com.br.atendimento.com

www.ouvidoria.atendimento.bancox.br

www.atendimento.bancox.com.br/dividas

Assinale o número de links que poderiam ser links genuinamente ligados ao referido banco.

(A) Zero.

(B) Um.

(C) Dois.

(D) Três.

(E) Quatro.

Um endereço da internet é formado por um subdomínio, seguido de um domínio e um domínio do topo, como por exemplo www. bancox.com.br ou minha.conta.bancox.com.br, onde minha.conta é um subdomínio, bancox é o domínio e com.br é o domínio de topo. Um mesmo domínio pode possuir vários subdomínios. Portanto das opções apresentadas, apenas a última utiliza o domínio e domínio de topo original do banco e portanto pode ser um link genuíno da instituição. Assim apenas a alternativa B está correta.
Gabarito 'B'.

(Técnico Enfermagem – Pref. Boa Vista/RR – 2020 – SELECON) No que diz respeito aos conceitos de internet e e-mail, é correto afirmar que:

I. um *software* é necessário para possibilitar a navegação em sites na internet, como o Google Chrome, o Firefox Mozilla, o Edge e o Internet Explorer;

II. uma caixa postal é padrão para armazenar os e-mails direcionados a um destinatário como *ouvidoria@boavista.rr.gov.br*, por exemplo, em uma infraestrutura de *webmail*.

Os termos pelos quais são conhecidos esse software e o nome dessa caixa postal são, respectivamente:

(A) *webmaster* e Entrada

(B) *browser* e Entrada

(C) *webmaster* e Msg

(D) *browser* e Msg

Os softwares utilizados para navegação em sites na internet são conhecidos como navegadores ou browsers. Em uma conta de e-mail as mensagens são separadas em caixas para melhor organização, por padrão as mensagens recebidas são enviadas para a caixa de entrada do usuário. Portanto, apenas a alternativa B está correta.

Gabarito "B".

(Técnico Enf. – SES/RS - 2022 – FAURGS) Considere as afirmações abaixo sobre o Disco Virtual – Google drive e OneDrive, *upload* de arquivos e pastas para o Google Drive.

I. – Quando o usuário faz upload de um arquivo para o Google Drive, ele consome espaço de armazenamento, mesmo se o upload for feito para uma pasta de outra pessoa.

II. – Se o usuário fizer upload de um arquivo com o mesmo nome de um arquivo do Google Drive, o arquivo será salvo como uma revisão do item existente.

III. – No computador, é possível fazer upload de arquivos para pastas particulares ou compartilhadas.

Quais estão corretas?

(A) Apenas I.

(B) Apenas II.

(C) Apenas III.

(D) Apenas I e II.

(E) I, II e III.

Em serviços de Disco Virtual como o Google Drive ou OneDrive é possível compartilhar uma pasta com outros usuários e permitem que estes também enviem ou modifiquem os arquivos nestas pasta. No Google Drive esta ação faz com que o espaço em disco usado pela pasta também seja consumido do usuário com quem a pasta foi compartilhada. Outra característica do Google Drive e permitir realizar o versionamento de um arquivo, de forma que se um arquivo é enviado para uma pasta que já contém um arquivo com aquele nome, este é transformado em uma nova versão ou revisão do arquivo existente. Portanto todas as afirmativas estão corretas e a alternativa E deve ser marcada.

Gabarito "E".

4.2. Correio Eletrônico

(Técnico Enfermagem – Pref. Contagem/MG – 2022 – IBFC) Nos Correios Eletrônicos é muito comum o uso do símbolo @ para ser utilizado nos endereços de e-mails. Por padrão, em um e-mail, após o caractere @ representa:

(A) o nome do destinatário que será enviado o e-mail

(B) o nome fantasia da rede social do destinatário

(C) o nome do aplicativo que foi desenvolvido o correio eletrônico

(D) o nome do provedor onde está hospedada a conta de e-mail

O padrão de um endereço de e-mail consiste no nome do usuário e o símbolo @ seguido do domínio ou provedor do serviço de e-mail. Neste contexto, o caractere @, em inglês pronunciado "at" (que significa "no" ou "em"), indica que se está enviado uma mensagem para determinado usuário no provedor indicado após o arroba, portanto apenas a alternativa D está correta.

Gabarito "D".

(Técnico Enfermagem – Pref. Morro Agudo/SP – 2020 – VUNESP) João recebeu uma mensagem de correio eletrônico por meio do aplicativo Microsoft Outlook 2010, em sua configuração padrão. No entanto, João era o único que estava relacionado no campo Cco. Isso significa que todos os demais destinatários não sabem que João recebeu a mensagem. Assinale a alternativa que indica a pasta em que, por padrão, a mensagem foi gravada no aplicativo de João.

(A) Rascunhos

(B) Caixa de Entrada

(C) Itens Lidos

(D) Caixa de Itens Ocultos

(E) Caixa Confidencial

---

ndependentemente de ser o destinatário principal, estar como cópia ou cópia oculta, ao receber uma mensagem eletrônica ela é alocada na Caixa de Entrada do usuário, a não ser que tenha sido identificada como lixo eletrônico pelo servidor responsável pelo serviço de e-mail, quando então pode ser enviada diretamente para uma pasta de lixo eletrônico ou spam. Portanto apenas a alternativa B está correta.

Gabarito "B".

5. Língua Portuguesa

Luciane Sartori

Texto 01 – Amor, estranho amor

Saí atrasado do apartamento e, como na maioria das vezes, o elevador estava preso no 5º andar. Ainda dava para ouvir a _____ (I-discussão- discursão) entre Sr. João e D. Marta:

D. Marta- "Vai embora, já vai tarde!!!"

Sr. João- "Vou, e vou levar a televisão!"

Desta vez a briga era por causa da televisão, 'novela x futebol'; ontem foi por causa do freezer, 'comida x cerveja'; e o casamento se arrastando por décadas.

Por fim, o elevador chegou. Sr. João estava irritado e nem me (II- _____ cumprimentou/ cumprimentou)!

Fiquei calado. O elevador foi tomado por um silêncio oprimindo os espelhos... e o térreo que não chegava!!!

Por fim, descemos, entrei no carro e fui trabalhar.

Mais à noite, parei no saguão para tomar um café, esquentar aquele frio de agosto. Já no elevador, encontrei com o Sr. João, voltando, sorridente e meio sem graça. Não compreendi nada, eis que vi, em uma das redes sociais, a foto do casal. Era a marca congelada a _____(III-selar/celar) aquele amor invisível, amor estranho que se esvai na memória do tempo.

O casal completava bodas de ouro naquele dia.

(Texto produzido especificamente para este concurso)

(Técnico Enfermagem – Pref. Contagem/MG – 2022 – IBFC) Volte ao texto 01 e escolha as palavras entre parênteses que preencham correta e respectivamente as lacunas.

(A) I- discussão – II- comprimentou – III- selar.

(B) I- discussão – II- cumprimentou – III- selar.

(C) I- discussão – II- comprimentou – III- celar.

(D) I- discursão – II- comprimentou – III- selar.

I – A grafia correta da palavra que preenche essa lacuna é "discussão", já que pelo contexto, Sr. João e D. Marta estavam discutindo. II – A grafia correta da palavra que preenche essa lacuna é "cumprimentou", pois o Sr. João não lhe deu um cumprimento. "Comprimento" tem relação com tamanho, extensão. III – A grafia correta da palavra que preenche essa lacuna é "selar", porque "cela" é diminutivo de quarto e, no contexto, o que se quer dizer é que havia algo que marcava, selava a relação do amor invisível entre Sr. João e D. Marta.

Gabarito "B".

(Técnico Enfermagem – Pref. Contagem/MG – 2022 – IBFC) Sobre o texto 01, assinale a alternativa correta em relação à sua compreensão e interpretação.

(A) O Sr. João foi quem contou a história.

(B) Após a briga, Sr. João estava eufórico.

(C) As redes sociais renovam os casamentos.

(D) As brigas entre o casal eram frequentes.

A: incorreto. O Sr. João foi quem contou a história. – errada, pois é o vizinho do casal que conta a história. **B:** incorreto. Após a briga, Sr. João estava eufórico. – errada, pois ele estava nervoso, ou seja, estado contrário de "eufórico". **C:** incorreto. As redes sociais renovam os casamentos. – errada, porque o texto não mostra renovação no casamento do Sr. João e da D. Marta, e sim uma foto de celebração por tempo de casamento. **D:** correto. As brigas entre o casal eram frequentes. – correta, já que o texto abre falando de uma briga do casal, mesmo no dia de comemoração de suas bodas de ouro; além disso, e principalmente, ao final do texto, o vizinho narrador aponta que o amor entre eles era invisível, ou seja, que não se percebia, um "amor estranho que se esvai na memória do tempo", o que nos permite inferir que havia muitos desentendimentos, o casal apenas estava junto, e o amor esquecido.

Gabarito "D".

(Técnico Enfermagem – Pref. Contagem/MG – 2022 – IBFC) Observe as palavras acentuadas no texto 01 "Amor, estranho amor", veja que apenas uma delas recebe o acento gráfico por ser uma oxítona. Assinale a alternativa que a apresenta.

(A) já.

(B) memória.

(C) térreo.

(D) década.

A: correto, já. – monossílaba tônica terminada em -a, condição de acentuação associada à das oxítonas no Novo Acordo Ortográfico, por isso é a resposta; **B:** incorreto, memória. – paroxítona terminada em ditongo crescente ou também proparoxítona acidental; **C:** incorreto, térreo. – paroxítona terminada em ditongo crescente ou também proparoxítona acidental; **D:** incorreto, década. – proparoxítona.

Gabarito "A".

(Técnico Enfermagem – Pref. Contagem/MG – 2022 – IBFC) Observe a estrutura em destaque baseada no texto 01: – "Mais à noite, já no elevador, encontrei Sr. João voltando, sorridente e <u>meio</u> sem graça." Analise as afirmativas abaixo e assinale a alternativa que contempla a palavra 'meio'.

I. Já andaram meio dia e ainda não chegaram na comemoração de bodas de ouro.

II. D. Marta estava meio preocupada.

III. Ela estava procurando outro meio para chegar lá no sítio.

Estão corretas as afirmativas:

(A) I apenas.

(B) II apenas.

(C) III apenas.

(D) I e III apenas.

A questão nos pede para reconhecer o emprego da palavra "meio" nos moldes da frase apontada do contexto do texto, ou seja, é preciso reconhecer que na frase do enunciado há um advérbio de intensidade, entendendo: Sr. João estava meio sem graça, um pouco sem graça – temos aqui um advérbio que modifica a formação adjetiva "sem graça". Assim, temos de analisar as três possibilidades colocadas na questão e reconhecer qual ou quais dela(s) tem ou têm o mesmo emprego de tal palavra.

Na I, temos a palavra "meio" empregada como numeral: metade do dia; na II, há um advérbio, já que ele modifica o adjetivo "preocupada" e se mantém invariável; por fim, na III, trata-se de um substantivo com sentido de "via", "forma".

Dessa forma, a única possibilidade que corresponde à frase do enunciado é a II.

Gabarito "B".

(**Técnico Enfermagem – Pref. Contagem/MG – 2022 – IBFC**) Observe esse fragmento do texto: "amor estranho que se '*esvai*' na memória do tempo." A palavra em destaque pode ser substituída, sem perder o sentido, por:

(A) mantém.

(B) revigora.

(C) dissipa.

(D) fortalece.

No contexto, o amor do casal fica esquecido, deixado de lado, relegado pelo cotidiano, pelas brigas, então ele "desaparece". Por isso, a melhor opção de substituição para "esvai" (desaparecer, desfazer-se) é *dissipa* (fazer desaparecer ou desaparecer; dispersar(-se), desfazer(-se), espalhar(-se)). As demais palavras colocadas nas outras alternativas (manter, revigorar, fortalecer) são todas opostas ao sentido do texto.

Gabarito "C".

(**Técnico Enfermagem – Pref. Contagem/MG – 2022 – IBFC**) Sobre o texto 1, encontre a estrutura oracional que condiz com a regência verbal indicada pela norma culta da Língua Portuguesa:

I. Depois do que ocorreu, todos os dias eu <u>assistia</u> outras brigas a longa distância, no alto da escada.

II. Devo confessar: sempre <u>aspirei</u> à mudança dos vizinhos.

III. Todas as noites, quando <u>chego ao</u> prédio, já espero por escândalos.

Estão corretas as afirmativas:

(A) I apenas.

(B) II apenas.

(C) III apenas.

I: Estrutura incorreta em relação à regência verbal, pois o verbo "assistir", com sentido de ver, presenciar, exige a preposição "a", que não foi empregada no contexto. II: Estrutura correta em relação à regência verbal, já que o verbo "aspirar", com sentido de almejar, pretender, exige a preposição "a", empregada no contexto juntamente com o artigo feminino e singular "a", determinante de "mudança", em forma de crase. III: Estrutura correta em relação à regência verbal, porque o verbo "chegar", com sentido de atingir um ponto ou local de uma trajetória, rege com a preposição "a", empregada junto do artigo masculino e singular "o", determinante de "prédio".

Gabarito "D".

(**Técnico Enfermagem – Pref. Contagem/MG – 2022 – IBFC**) No início do texto 01, encontra-se o excerto: "Saí atrasado do apartamento e, como na maioria das vezes, o elevador estava preso no 5º andar. Ainda dava para ouvir a briga entre Sr. João e D. Marta:

D. Marta – 'Vai embora, já vai tarde!!!'."

Em relação à pontuação constante nesse excerto, analise as afirmativas abaixo.

I. "O elevador estava preso no 5º andar."

II. "Ainda dava para ouvir a briga entre Sr. João e D. Marta:"

III. 'Vai embora, já vai tarde!!!

Assinale a alternativa correta.

(A) O uso do ponto final no excerto I ocorre para se ter uma pausa para respirar antes de continuar a falar ou a escrever.

(B) No excerto II, o sinal de dois-pontos é usado para negar algo que não é importante no diálogo.

(C) No excerto III, a exclamação é usada para evidenciar a entonação exclamativa.

(D) A vírgula, no excerto III, é usada para separar o sujeito do verbo em uma mesma oração.

A: incorreto. Não se usa sinal de pontuação de forma correlata à nossa respiração. **B:** incorreto. No excerto II, o sinal de dois-pontos não é usado para negar algo, mas sim para anunciar a fala de D. Marta. **D:** incorreto. Não se separa o sujeito do verbo de uma mesma oração.

Gabarito "C".

(**Técnico Enfermagem – Pref. Contagem/MG – 2022 – IBFC**) Assinale a alternativa que preencha correta e respectivamente as lacunas.

A história do texto 01 poderia mostrar o Sr. João como um homem _____(01), pois veio _____ (02), bateu no meu ombro e nem _____ (03) me disse 'olá'!

(A) (01) malcriado / (02) de encontro a mim / (03) sequer.

(B) (01) mal-criado / (02) de encontro a mim / (03) sequer.

(C) (01) mau criado / (02) ao meu encontro / (03) se quer.

(D) (01) mal criado / (02) ao meu encontro / (03) se quer

A grafia de "malcriado" é essa, as outras formas não existem. Lembrando o uso do hífen com **bem** e **mal**: após esses elementos, usa-se o hífen quando forem seguidos de elemento que se inicie por vogal ou *h*. Mas há uma ressalva, *bem* pode <u>não</u> se aglutinar a elementos que se iniciem por consoante. Sendo assim, teremos: <u>bem</u>-<u>estar</u> / <u>mal</u>-<u>estar</u>, <u>bem</u>-<u>humorado</u> / <u>mal</u>-<u>humorado</u>; porém <u>bem</u>-<u>criado</u> / <u>malcriado</u>, <u>bem</u>-<u>falante</u> / <u>malfalante</u>.

No contexto, Sr. João passou pelo vizinho, esbarrando nele, ou seja, "batendo" nele. Por isso, houve um choque entre eles, um confronto e, dessa forma, a expressão correta que representa esse sentido é "**de encontro** a mim".

"Sequer", nesse contexto, escreve-se assim "tudo junto", porque tem o sentido de "ao menos".

Gabarito "A".

(Técnico Enfermagem – Pref. Contagem/MG – 2022 – IBFC) Assinale a alternativa que contenha a palavra referente à definição: "palavra dissílaba e oxítona que contenha a tonicidade em sinal gráfico na última sílaba".

(A) bônus.
(B) cátedra.
(C) pontapé.
(D) café.

"Cátedra" e "pontapé" são palavras trissílabas, ou seja, têm três sílabas. A primeira é uma proparoxítona e a segunda é oxítona. "Bônus" e "café" são dissílabas, mas a primeira é paroxítona e a segunda é oxítona, ou seja, "café" contém a tonicidade em sinal gráfico na última sílaba.

Gabarito "D".

(Técnico Enfermagem – Pref. Contagem/MG – 2022 – IBFC) Leia o excerto do texto 01 - "Por fim, descemos, entrei no carro e fui trabalhar". A partir dele, pode-se afirmar que "por fim" é sinônimo de

I. "enfim".
II. "afim".
III. "finalmente".

Estão corretas as afirmativas:

(A) I apenas.
(B) II apenas.
(C) II e III apenas.
(D) I e III apenas.

"Por fim" significa "finalmente", sinônimo também de "enfim". Entretanto, "afim" tem sentido de afinidade.

Gabarito "D".

As questões a seguir referem-se ao texto, abaixo.

01. A hipótese dominante na medicina social até
02. meados dos anos 1970 era de que a elevação da renda
03. e a saída da pobreza assegurariam boas condições de
04. saúde aos indivíduos. A partir de 1985, alguns traba-
05. lhos passaram a admitir que o impacto das condições
06. socioeconômicas seria mais amplo, isto é, seus efeitos
07. não apareceriam apenas sob condições adversas,
08. associados _____pobreza, mas também sob condições
09. socioeconômicas mais favoráveis. Por exemplo, a
10. mortalidade tende a decrescer sistematicamente _____
11. melhoram as condições socioeconômicas, aferidas por
12. indicadores de escolaridade, ocupação ou renda, utili-
13. zados via de regra como marcadores intercambiáveis.
14. Discussão semelhante vem ocorrendo acerca da
15. relação entre diferenças raciais, étnicas e de gênero, e
16. condições de saúde. O caso dos Estados Unidos, onde
17. os negros apresentam taxas de mortalidade mais altas
18. para praticamente todas as principais causas de morte,
19. tornou-se emblemático. A partir de meados dos anos
20. 1990, em paralelo aos estudos que analisavam _____
21. condições de saúde partindo de atributos individuais
22. (renda, educação, ocupação, cor/raça, idade, gênero),
23. ganharam importância os estudos que destacavam os
24. efeitos da desigualdade interna aos países, estados ou
25. cidades sobre a saúde dos indivíduos. Estudos sobre os

74 LUCIANE SARTORI

26. Estados Unidos demonstraram que populações que
27. moram em áreas de maior desigualdade de renda vivem
28. menos, independentemente da renda dessas áreas. As
29. características da área de residência seriam melhores
30. preditores das taxas de morbidade e mortalidade dos
31. indivíduos do que suas características socioeconômicas.
32. Assim, os determinantes sociais da saúde ganharam
33. espaço no debate sobre os mecanismos que associam
34. determinantes econômicos, psicológicos, culturais, com-
35. portamentais e biológicos às condições de saúde dos
36. indivíduos.
37.   Paralelamente, as relações entre sistemas de saúde,
38. gasto em saúde e condições de saúde ganharam
39. importância. Um estudo comparando as províncias
40. canadenses constatou clara associação entre menor
41. gasto em saúde e maiores taxas de mortalidade infantil
42. e decréscimo na expectativa de vida.
43. Outro estudo analisou a relação entre gasto público em saúde e
44. condições de saúde em setenta países, em economias
45. em desenvolvimento ou em transição e concluiu que as
46. condições de saúde dos países pobres são significati-
47. vamente piores do que as dos não pobres; que os
48. primeiros são mais beneficiados pelo gasto público em
49. saúde; e que esse efeito é reforçado pela escolaridade
50. e pelo crescimento econômico.

Adaptado de: ARRETCHE, Marta (org.). Trajetórias das desigualdades: como o Brasil mudou nos últimos cinquenta anos. São Paulo: Editora da Unesp, 2015.

(Técnico Enf. – SES/RS - 2022 – FAURGS) Assinale a alternativa que preenche corretamente as lacunas das linhas 08, 10 e 20, respectivamente.

(A) a – na medida que – as
(B) à – na medida que – às
(C) a – na medida em que – às
(D) à – a medida que – às
(E) à – à medida que – as

Lacuna 1 – há a ocorrência da crase, pois a regência do particípio "associados" exige a preposição "a" que se funde ao artigo definido feminino singular "a" empregado para definir o substantivo "pobreza";
Lacuna 2 – a forma correta da expressão que evidencia relação de proporção entre a tendência de a mortalidade decrescer sistematicamente e a melhoria das condições socioeconômicas é a locução conjuncional "à medida que";
Lacuna 3 – não há a ocorrência da crase, porque o verbo "analisar" é transitivo direto, portanto não existe preposição na frase; assim, só há o artigo "as", que indica e define o substantivo "condições".
A alternativa de resposta, pois, é a E.

Gabarito 'E'.

(Técnico Enf. – SES/RS - 2022 – FAURGS) Assinale V (verdadeiro) ou F (falso) nas afirmações a seguir.

( ) No primeiro parágrafo do texto, a autora apresenta dois estudos que relacionam o impacto de condições socioeconônicas com questões de saúde pública.

( ) No segundo parágrafo do texto, a autora apresenta estudos que levam em consideração atributos individuais, como educação e idade, que estão associados a questões de saúde pública.

( ) No terceiro parágrafo do texto, a autora mostra que se tornaram relevantes estudos relacionando sistemas de saúde, condições de saúde e gasto em saúde.

A sequência correta de preenchimento dos parênteses, de cima para baixo, é

(A) V – V – V.
(B) V – F – F.
(C) F – V – F.
(D) F – V – V.
(E) F – F – V.

F – O primeiro item é falso, pois o texto apresenta apenas um estudo que relaciona o impacto de condições socioeconômicas com questões de saúde pública: "A hipótese dominante na medicina social até meados dos anos 1970" – 1 hipótese, ou seja, 1 estudo.
V – O segundo item, por sua vez, é verdadeiro, observe-se estas passagens do parágrafo: "Discussão semelhante vem ocorrendo acerca da relação entre diferenças raciais, étnicas e de gênero, e condições de saúde." e "...A partir de meados dos anos 1990, em paralelo aos estudos que analisavam as condições de saúde partindo de atributos individuais (renda, educação, ocupação, cor/raça, idade, gênero), ganharam importância os estudos...". Por essas passagens, fica claro que houve estudos que relacionavam os atributos individuais com a saúde pública.
V – O terceiro item também é verdadeiro, haja vista o tópico frasal do parágrafo já apontar que o cerne do assunto do terceiro parágrafo é justamente a relação entre sistemas de saúde, condições de saúde e gasto em saúde, que foi desenvolvido no decorrer do parágrafo: "Paralelamente, as relações entre **sistemas** de saúde, **gasto** em saúde e **condições** de saúde ganharam importância.".
Gabarito "D".

(Técnico Enf. – SES/RS - 2022 – FAURGS) Considere as seguintes afirmações.

I. Poderíamos inserir vírgulas depois de social (l. 01) e depois de *1970* (l. 02), preservando o significado original da frase e sua correção gramatical.
II. Poderíamos inserir vírgula depois de semelhante (l. 14), preservando o significado original da frase e sua correção gramatical.
III. Poderíamos excluir a vírgula que antecede ganharam (l. 23), preservando o significado original da frase e sua correção gramatical.

Quais estão corretas?

(A) Apenas I.
(B) Apenas III.
(C) Apenas I e II.
(D) Apenas II e III.

(E) I, II e III.

I: Item correto – as vírgulas intercalariam o adjunto adverbial longo "até meados dos anos 1970".
II: Item incorreto – porque a vírgula separaria o sujeito "Discussão" da locução verbal "vem ocorrendo".
III: Item incorreto – porque a vírgula separaria o verbo "ganharam" do seu sujeito "os estudos" e do seu objeto direto "importância".
Gabarito "A".

(Técnico Enf. – SES/RS - 2022 – FAURGS) Assinale a alternativa que apresenta a função sintática exercida pela oração que o impacto das condições socioeconômicas seria mais amplo (l. 05-06).

(A) Sujeito.
(B) Aposto.
(C) Objeto direto.
(D) Objeto indireto.
(E) Complemento nominal.

A oração mencionada no enunciado está neste trecho: "A partir de 1985, alguns trabalhos passaram a admitir **que o impacto das condições socioeconômicas seria mais amplo**, isto é, seus efeitos...". Observe-se que se trata de uma oração subordinada substantiva, já que ela serve para complementar sintaticamente o que "falta" de informação na frase anterior: "A partir de 1985, alguns trabalhos passaram a admitir..." — função própria das orações substantivas. Dessa forma, procedendo à análise sintática do período, temos o seguinte: "A partir de 1985" – adjunto adverbial de tempo; "alguns trabalhos" – sujeito; "passaram a admitir" – formação verbal, sendo que o verbo "admitir" é verbo transitivo direto, que exige, portanto, objeto direto.
A oração **que o impacto das condições socioeconômicas seria mais amplo** tem a função, neste caso, de objeto direto do verbo "admitir", porque é ela que completa o seu sentido. Por isso, o gabarito é o item C.
Gabarito "C".

(Técnico Enf. – SES/RS - 2022 – FAURGS) Assinale V (verdadeiro) ou F (falso) nas afirmações a seguir.

( ) A palavra *socioeconômicas* (l. 06) é formada por composição.

( ) A palavra *decrescer* (l. 10) é formada por derivação sufixal.

( ) A palavra *sistematicamente* (l. 10) é formada por derivação parassintética.

A sequência correta de preenchimento dos parênteses, de cima para baixo, é

(A) V – V – V.
(B) V – F – F.
(C) F – V – F.
(D) F – V – V.
(E) F – F – V.

V – A palavra *socioeconômicas* (l. 06) é formada por composição. – este item é verdadeiro, já que ocorre a junção de dois radicais: socio + econom.
F – A palavra *decrescer* (l. 10) é formada por derivação sufixal. – este item é falso, já que nessa palavra existe sufixo.

F – A palavra *sistematicamente* (l. 10) é formada por derivação parassintética. – este item é falso, já que temos apenas o acréscimo do sufixo ao radical, portanto derivação sufixal.

Gabarito "B".

(Técnico Enf. – SES/RS - 2022 – FAURGS) Assinale a alternativa que contenha apenas adjetivos retirados do texto.

(A) *dominante* (l. 01), *saúde* (l. 21), *interna* (l. 24), *saúde* (l. 37).
(B) *adversas* (l. 07), *individuais* (l. 21), *biológicos* (l. 35), *público* (l. 48).
(C) *mortalidade* (l. 10), *desigualdade* (l. 24), *características* (l. 29), *primeiros* (l. 48).
(D) *renda* (l. 22), *melhores* (l. 29), *canadenses* (l. 40), *desenvolvimento* (l. 45).
(E) *ocupação* (l. 22), *gênero* (l. 22), *psicológicos* (l. 34), *comportamentais* (l. 34-35).

A: incorreta. Neste item, "saúde", em seus dois empregos é substantivo. **B:** correta. Neste caso, todos são adjetivos, portanto é o gabarito. **C:** incorreta. Todos os vocábulos desempenham função de substantivo neste item. **D:** incorreta. Os vocábulos "renda" e "desenvolvimento" são substantivos. **E:** Os vocábulos "ocupação" e "gênero" são substantivos.

Gabarito "B".

(Técnico Enf. – SES/RS - 2022 – FAURGS) Se a palavra *condições* (l. 11) fosse substituída por **condição**, quantas outras palavras na mesma frase deveriam ser modificadas para que essa frase continuasse gramaticalmente correta?

(A) Duas.
(B) Três.
(C) Quatro.
(D) Cinco.
(E) Seis.

Quatro palavras teriam de ir para o singular "melhoram", "as", "socioeconômicas" e "aferidas"; já que o substantivo "condições" é sujeito de "melhoram" e as demais palavras são seus determinantes: ... **melhora a condição socioeconômica, aferida**...

Gabarito "C".

(Técnico Enf. – SES/RS - 2022 – FAURGS) Assinale a única alternativa INCORRETA.

(A) O pronome relativo *que* (l. 20) retoma *os estudos* (l. 20).
(B) O pronome relativo *que* (l. 26) retoma *populações* (l. 26).
(C) A expressão *dessas áreas* (l. 28) se refere a *áreas de maior desigualdade de renda* (l. 27).
(D) A palavra *as* (l. 47) deixa implícito *condições econômicas*.
(E) A expressão *os primeiros* (l. 47-48) se refere a *os países pobres* (l. 46).

A única alternativa incorreta é a D, porque o termo "as" deixa implícito "condições de saúde", e não "condições econômicas". As demais estão corretas.

Gabarito "D".

As questões a seguir referem-se ao texto, abaixo.

01. Nos últimos tempos, uma doença dos olhos vinha
02. me incomodando além da conta, de maneira que ler se
03. tornava muito difícil. E tudo se agravava quando tinha
04. que revisar meus textos, pois, além dos problemas de
05. vista, minha grafia se tornava cada vez pior. Eram
06. garranchos que eu _____ podia entender e que não
07. ousava enviar para o Ministério ou para os editores.
08. Nos bons tempos, era Carolina, com a paciência de
09. sempre, quem me passava tudo a limpo, mas, agora,
10. com os males dela, não tinha coragem de lhe pedir uma
11. coisa dessas. Foi, então, que tive a ideia de testar o
12. Hermenegildo. Trepado numa escada, ele arrumava os
13. tomos de uma enciclopédia nas alturas de uma estante.
14. – Hermenegildo, venha cá um instante.
15. Ele desceu, limpando as mãos no pano de espanar.
16. – Pois não, Sr. Machado.
17. – Como é o seu cursivo?
18. – O meu cursivo? – perguntou, coçando a cabeça.
19. – Sim, a sua letra.
20. – Acredito que não seja ruim, Sr. Machado.

5. LÍNGUA PORTUGUESA   77

21. – Então, escreva alguma coisa aí – disse, esten-
22. dendo-lhe um pedaço de papel e uma pena,
23. para avaliar o seu cursivo.
24. Ele pensou um pouco e redigiu. Peguei a folha de
25. papel e vi que ele havia escrito versos de "Navio
26. negreiro", de Castro Alves.
27. – Ah, então, gosta de poesia? – admirei-me, ao ver
28. que ele reproduzia de cor os versos.
29. – Gosto muito, Sr. Machado.
30. Vi que ele tinha um belo cursivo, o que o tornava
31. muito capaz de passar a limpo o documento.
32. – Tenho uma tarefa para você. Vá até a sala de
33. jantar, sente-se e copie isto para mim. Faça com
34. capricho, mas lembre que tenho um pouco de pressa.
35. Meia hora depois, ele voltava com o documento,
36. copiado sem nenhum erro, em que tive apenas que
37. apor minha assinatura.
38. – Meus parabéns, Hermenegildo!
39. – Obrigado, Sr. Machado. Quando precisar, é só
40. falar – disse, com satisfação.
41. – Não tenha dúvidas, logo, logo, precisarei de novo
42. de seus préstimos.
43. De fato, vinha elaborando um romance,_____*Esaú*
44. e *Jacó*, e as dificuldades com a minha letra impediam-me
45. que trabalhasse a contento com a revisão._____,
46. ficava empacado numa página, por conta dos garranchos
47. que rabiscara e que não conseguia, de forma alguma,
48. traduzir. Tomei uma decisão: seria o Hermenegildo a
49. passar a limpo as páginas de Esaú e Jacó. Foi o que lhe
50. propus uns dias depois:
51. – Queria que fosse passando a limpo este meu
52. romance – e completei com uma risada: – Como
53. poderá ver, está quase ilegível.

Adaptado de: GOMES, Álvaro Cardoso. Memórias póstumas de Machado de Assis. São Paulo: FTD, 2014.

(Técnico Enf. – SES/RS · 2022 – FAURGS) Assinale a alternativa que preenche corretamente as lacunas das linhas 06, 43 e 45, respectivamente.

(A) mau – intitulado – Às vezes.
(B) mal – intitulado – Às vezes.
(C) mal – entitulado – Às vezes.
(D) mau – entitulado – As vezes.
(E) mau – intitulado – As vezes.

A palavra "mal" neste texto tem função adverbial, já que se refere à locução verbal "podia entender", expressando ideia de modo, por isso deve ser grafada com "l".
A palavra "intitulado" é grafada com "i", não com "e".
E a locução "Às vezes" tem valor adverbial, portanto deve ser escrita com acento grave, já que é uma expressão formada com substantivo feminino.

Gabarito "B".

(Técnico Enf. – SES/RS - 2022 – FAURGS) Assinale a alternativa correta.

(A) O narrador se refere, em tom queixoso, aos problemas de saúde de Carolina, que o ajudava a redigir e revisar seus textos.

(B) O narrador chama Hermenegildo porque não consegue mais desenvolver sua criatividade por conta de seus problemas de saúde.

(C) O narrador se impressiona ao descobrir que Hermenegildo, assim como ele, é um poeta.

(D) O narrador tinha problemas de compreender sua própria letra, o que dificultava o trabalho de revisão de seus próprios textos.

(E) O narrador é Machado de Assis e Hermenegildo é seu principal colaborador e coautor.

A: incorreta. O tom queixoso do narrador é sobre ele não poder entender o que escreve e não poder mais contar com Carolina, que o ajudava, porém não se queixou dos problemas de saúde dela. **B:** incorreta. O narrador continua criativo, pois continua escrevendo, o que ele não consegue mais é escrever de forma legível. **C:** incorreta. O narrador não diz em momento algum ser poeta tampouco diz que Hermenegildo é poeta, mas sim que Hermenegildo gosta de poesia. Item **D:** correta. Esse é exatamente o centro do texto: o narrador não conseguia mais rever seus textos, pois sua letra estava ilegível. **E:** incorreto. O texto foi escrito e adaptado por Álvaro Cardoso Gomes, e Hermenegildo não era coautor, ele apenas escrevia o que o narrador personagem ditava.

Gabarito 'D'.

(Técnico Enf. – SES/RS - 2022 – FAURGS) Assinale V (verdadeiro) ou F (falso) nas afirmações a seguir.

( ) A palavra **textos** (l. 04) possui mais fonemas do que letras.

( ) A palavra **garranchos** (l. 06) possui mais letras do que fonemas.

( ) O nome **Hermenegildo** (l. 12) possui mais fonemas do que letras.

A sequência correta de preenchimento dos parênteses, de cima para baixo, é

(A) F – F – V.

(B) V – V – V.

(C) V – F – F.

(D) F – V – V.

(E) F – V – F.

F – A palavra **textos** (l. 04) possui 6 fonemas e 6 letras, portanto a mesma quantidade de fonemas e letras, observe a reprodução dos sons: /t/ /e/ /s/ /t/ /o/ /s/;

V – A palavra **garranchos** (l. 06) possui mais letras do que fonemas, porque nela existem três dígrafos: "rr", "an" e "ch". Isso mostra que a palavra possui 10 letras, porém apenas 7 fonemas: /g/ /a/ /r/ /ã/ /x/ /o/ /s/;

F – O nome **Hermenegildo** (l. 12) não possui mais fonemas do que letras, e sim mais letras do que fonemas, já que o "h" não tem som: /e/ /r/ /m/ /e/ /n/ /e/ /g/ /i/ /l/ /d/ /o/ = 11 fonemas e 12 letras.

Gabarito 'E'.

(Técnico Enf. – SES/RS - 2022 – FAURGS) Considere as seguintes afirmações.

I. – A CONJUNÇÃO POIS (L. 04) poderia ser substituída por **por que**, preservando o significado original da frase e sua correção gramatical.

II. – A CONJUNÇÃO MAS (L. 09) poderia ser substituída por **portanto**, preservando o significado original da frase e sua correção gramatical.

III. – A EXPRESSÃO DE FATO (L. 43) poderia ser substituída por **Com efeito**, preservando o significado original da frase e sua correção gramatical.

Quais estão corretas?

(A) Apenas I.

(B) Apenas II.

(C) Apenas III.

(D) Apenas I e II.

(E) Apenas I e III.

I: incorreta. A conjunção **pois** (l. 04) não poderia ser substituída por **por que** (preposição e pronome), já que a conjunção equivalente a ela é "porque"; portanto essa troca não preservaria o significado original da frase nem sua correção gramatical. **II:** incorreta. A conjunção **mas** (l. 09) não poderia ser substituída por **portanto**, pois "mas" marca o sentido da oposição, da adversidade, e "portanto" marca o sentido da conclusão; assim, essa troca não preservaria o significado original da frase. **III:** correta. A expressão **De fato** (l. 43) poderia ser substituída por **Com efeito**, preservando o significado original da frase e sua correção gramatical; já que ambas as locuções são usadas para o sentido de enfatizar, reiterar ou dar como verdadeiro o que foi dito ou escrito.

Gabarito 'C'.

(Técnico Enf. – SES/RS - 2022 – FAURGS) Assinale a alternativa correta, do ponto de vista gramatical, considerando a substituição das formas verbais **entender** (l. 06) e **enviar** (l. 07) por **mexer** e **entregar**, respectivamente.

(A) Eram garranchos aos quais eu mal podia mexer e que não ousava entregar para o Ministério ou para os editores.

(B) Eram garranchos em que eu mal podia mexer e que não ousava entregar para o Ministério ou para os editores.

(C) Eram garranchos com os quais eu mal podia mexer e dos quais não ousava entregar para o Ministério ou para os editores.

(D) Eram garranchos nos quais eu mal podia mexer e cujos quais não ousava entregar para o Ministério ou para os editores.

(E) Eram garranchos que eu mal podia mexer e de que não ousava entregar para o Ministério ou para os editores.

Em primeiro lugar, é importante entendermos que na frase apontada temos pronome relativo "que" nas duas ocorrências; em seguida, temos de nos lembrar que o relativo "que" equivale ao pronome relativo "qual", portanto cambiáveis, e o pronome "qual" é variável e vem acompanhado de artigo que varia junto com ele para concordar com o texto antecedente.

Fazendo a troca dos verbos mencionados, temos de avaliar que os relativos são complementos dos verbos empregados na frase, os quais devem ser substituídos por outros verbos: **mexer** e **entregar**, os quais são, respectivamente, transitivo indireto e transitivo direto neste contexto: "quem mexe, mexe EM algo" e "quem entrega, entrega algo para alguém (Ministério ou editores)".

Dessa forma, temos uma questão de regência verbal com o emprego dos pronomes relativos.

Como nessa frase os relativos se referiam a "garranchos", o pronome "que" pode ser substituído por "os quais":

Eram **garranchos em que** eu mal podia **mexer** / e **que** não ousava **entregar** para o Ministério ou para os editores.

Na oração "em que eu mal podia mexer", tem-se de analisar que "eu mal podia mexer nos (em +os) garranchos (=que), por isso o "que" tem de estar preposicionado por "em", obedecendo à regência de "mexer".

Na oração "que eu não ousava entregar para o Ministério ou para os editores", tem-se de analisar que "eu não ousava entregar (algo) os garranchos (=que) para (alguém) para o Ministério ou para os editores."

Por isso a letra B é a resposta. As demais não seguem a regência dos novos verbos empregados ou tem a substituição do "que" por "cujo", que dessa forma não é possível.

Gabarito "B".

(Técnico Enf. – SES/RS - 2022 – FAURGS) Assinale a alternativa que traz sinônimos das palavras **tomos** (l. 13), **apor** (l. 37) e **préstimos** (l. 42), tal como foram empregadas no texto.

(A) volumes – ajuntar – serviços

(B) capas – adir – empréstimos

(C) fascículos – suprimir – dotes

(D) livros – revisar – auxílios

(E) verbetes – anexar – serventias

Nesse contexto, "tomo" (na bibliologia) significa divisão editorial de uma obra e que corresponde a um **volume** do trabalho impresso.

Por sua vez, nesse contexto, "apor" significa pôr junto ou sobre; **ajuntar** .

E "préstimos" , nesse contexto, significa **serviços**, já que é nome relativo àquele que presta algo, que é útil.

Assim, a resposta com seus respectivos sinônimos é a alternativa A.

Gabarito "A".

(Técnico Enf. – SES/RS - 2022 – FAURGS) Assinale V (verdadeiro) ou F (falso) nas afirmações a seguir.

( ) O tempo verbal predominante no primeiro parágrafo do texto é o pretérito imperfeito do modo indicativo.

( ) Na frase da linha 20, o verbo da oração principal está conjugado no presente do indicativo, ao passo que o verbo da oração subordinada está conjugado no imperativo negativo.

( ) O verbo **precisar** (l. 39) está conjugado no futuro do subjuntivo.

A sequência correta de preenchimento dos parênteses, de cima para baixo, é

(A) V – F – F.

(B) F – V – F.

(C) F – V – V.

(D) F – F – V.

(E) V – F – V.

V – O tempo verbal predominante no primeiro parágrafo do texto é o pretérito imperfeito do modo indicativo, representado pelas formas verbais: *vinha, tornava, agravava, tornava, eram, podia, ousava, era, passava, tinha, arrumava.*

F – Na frase da linha 20, o verbo da oração principal "Acredito" está realmente conjugado no presente do indicativo, ao passo que o verbo da oração subordinada "que não seja ruim, Sr. Machado" não está conjugado no imperativo negativo, e sim no presente do subjuntivo.

V – O verbo **precisar** em "– Obrigado, Sr. Machado. Quando **precisar**, é só falar – disse, com satisfação." está realmente conjugado no futuro do subjuntivo.

Gabarito "E".

(Técnico Enfermagem – Pref. Paulínia/SP – 2021 – FGV) No interior dos bondes do Rio de Janeiro estava presente um pequeno cartaz que dizia:

Veja, ilustre passageiro,

O belo tipo faceiro

Que o senhor tem a seu lado.

Mas, no entanto, acredite

Quase morreu de bronquite

Salvou-o o Runcreosotado

Esse pequeno texto se enquadra, pelos seus versos, entre os textos de tipo

(A) argumentativo, narrativo, poético e publicitário.

(B) descritivo, narrativo, publicitário e poético.

(C) narrativo, publicitário, poético e informativo.

(D) publicitário, descritivo, normativo e narrativo.

(E) poético, didático, descritivo e argumentativo.

O pequeno cartaz no interior dos bondes, a que se refere o enunciado, trata-se de uma propaganda do produto Rhum Creosotado (como é o nome original), como se pode deduzir pelo contexto, já que uma pessoa com bronquite foi salva por ele.

A partir dessas observações, vemos que

1. há **descrição** sobre a pessoa que supostamente está ao lado do "Ilustre passageiro": "O belo tipo faceiro";

2. há **narração** no momento em que se conta que a pessoa quase morreu, não fosse o dito produto;

3. há **publicidade** no momento em que se nota o prestígio que se dá ao produto; já que ele salvou uma vida;

4. entende-se o tipo **poético** nessa estrutura porque o texto se apresenta em versos, há conotação e nos causa emoção.

Dessa forma, entende-se a alternativa B como resposta.

Gabarito "B".

(Técnico Enfermagem – Pref. Paulínia/SP – 2021 – FGV) Na história do nosso país, o primeiro escritor oficial foi Pero Vaz Caminha, que começa sua famosa Carta pelas seguintes palavras:

"Posto que o capitão-mor desta vossa frota e assim os outros capitães escrevam a Vossa Alteza a nova do

achamento desta vossa terra nova, que se ora nesta navegação achou, não deixarei de dar disso minha conta a Vossa Alteza, assim como eu melhor puder, ainda que, para bem contar e falar, o saiba pior que todos fazer."

Tendo em vista a situação de escrivão da frota e sua relação social em relação ao rei, podemos deduzir que Caminha

(A) demonstra conhecer o espírito crítico do Rei.

(B) mostra uma modéstia cortês diante do soberano.

(C) indica uma relação de intimidade com o poder.

(D) denuncia a competição entre ele e outros capitães.

(E) antecipa informações que provocam suspense.

O comando da questão nos pede para avaliar a relação social do escrivão com o rei.
A partir desse comando, temos de observar como ele se reporta ao rei: *não deixarei de dar disso minha conta a Vossa Alteza, assim como eu melhor puder, ainda que, para bem contar e falar...* Note-se a preocupação do escrivão em dizer o quanto ele preza a pessoa do rei, mostra também o quanto o rei é importante, tanto que quer passar todas as informações a ele, como melhor puder. Isso mostra que a alternativa que melhor evidencia essa relação é a alternativa B: *mostra uma modéstia cortês diante do soberano*. Analisemos os demais itens:
A: incorreta, demonstra conhecer o espírito crítico do Rei. – não há no texto essa demonstração; **B:** correta, mostra uma modéstia cortês diante do soberano. **C:** incorreta, indica uma relação de intimidade com o poder. – não há demonstração de intimidade, ao contrário, basta observar o tratamento dado ao rei pelo pronome. **D:** incorreta, denuncia a competição entre ele e outros capitães. – o texto não evidencia competição entre os capitães e ele. **E:** incorreta, antecipa informações que provocam suspense. – não há antecipação de informações.
Gabarito "B".

(Técnico Enfermagem – Pref. Paulínia/SP – 2021 – FGV) *"Posto que o capitão-mor desta vossa frota e assim os outros capitães escrevam a Vossa Alteza a nova do achamento desta vossa terra nova, que se ora nesta navegação achou, não deixarei de dar disso minha conta a Vossa Alteza, assim como eu melhor puder ainda que, para bem contar e falar, o saiba pior que todos fazer."*

Esse segmento inicial da Carta nos mostra como a linguagem muda com o tempo; assim, se, em lugar do século XVI, esse texto fosse adaptado para nossos dias, deveríamos substituir

(A) *Posto que* por *ainda que*.

(B) *capitães* por *capitãos*.

(C) *Vossa Alteza* por *Vossa Majestade*.

(D) *ora* por *outrora*.

(E) *nesta navegação* por *nessa navegação*.

A: incorreto. *Posto que* por *ainda que*. – em nossos dias, ou seja, nas publicações atuais o comum é o emprego de "ainda que"; "posto que" já foi bem mais usado. Portanto, essa troca seria inadequada quanto ao uso moderno. **B:** incorreto, *capitães* por

capitãos. – o plural de "capitão" é "capitães"; "capitãos" seria forma errada.

C: correto. *Vossa Alteza* por *Vossa Majestade*. – o escrivão se refere ao rei, que, em Portugal, até 1460, recebia o tratamento de Vossa Mercê; de 1468 até 1597 o tratamento a ele era Vossa Alteza (e assim está na carta de Pero Vaz de Caminha); por fim, a partir de 1597, o tratamento a ele passou a ser Vossa Majestade. Com a substituição o texto estaria sendo escrito em forma atualizada, moderna, portanto. In "Um guia sobre as graduações sociais na história", de Antônio Luiz M. C. Costa, editora Draco, SP, 2014. **D:** incorreto, *ora* por *outrora*. – "ora" tem sentido de "neste momento", já "outrora", "no passado", "antigamente". **E:** incorreto, *nesta navegação* por *nessa navegação*. – substituição gramaticalmente errada, pois "nesta" (pronome de 1ª pessoa) aponta a navegação em que eles estão, ao passo que "nessa" (pronome de 2ª pessoa) indicaria a navegação que o rei estaria.
Gabarito "C".

(Técnico Enfermagem – Pref. Paulínia/SP – 2021 – FGV) Um executivo de uma empresa recebeu a seguinte mensagem eletrônica:

"Guilherme participou da reunião dos diretores com Heitor, na sucursal de Belo Horizonte, na qual ele voltou a pedir unidade na empresa."

Assinale a opção que indica o problema de escritura dessa mensagem.

(A) Erros de ortografia.

(B) Pontuação inadequada.

(C) Ambiguidade de termos.

(D) Redundância de elementos.

(E) Má seleção vocabular.

A: incorreto. Erros de ortografia. – não existem erros de grafia no texto. **B:** incorreto. Pontuação inadequada. – a pontuação está adequada – a vírgula dupla marca a intercalação de um adjunto adverbial de lugar "longo".
C: correto. Ambiguidade de termos. – é o gabarito, pois a expressão "na qual", formada pelo pronome relativo 'qual' pode ser entendida como elemento de coesão referencial de "reunião" como também de "sucursal"; daí a ambiguidade. **D:** incorreto. Redundância de elementos. – não há repetição do que foi dito. **E:** incorreto. Má seleção vocabular. – os vocábulos estão adequados.
Gabarito "C".

(Técnico Enfermagem – Pref. Paulínia/SP – 2021 – FGV) As frases a seguir apresentam redundâncias desnecessárias. Assinale a opção que indica a frase que é redigida de forma adequada, evitando-se esse problema.

(A) João encarou de frente a namorada.

(B) O fato real é que isso acontece sempre.

(C) Possivelmente poderá ocorrer um terremoto.

(D) Grande multidão de pessoas invadiu o prédio.

(E) Nem todos os dias praticamos boas ações.

Redundância significa insistência desnecessária nas mesmas ideias. Em outras palavras, podemos dizer que há "repetição" do que foi dito desnecessariamente; o mesmo que prolixidade.
A: incorreto. João encarou de frente a namorada. – se João encarou (relativo a "cara", "rosto"), só pode ter sido de frente; **B:**

incorreto. O fato real é que isso acontece sempre. – se o fato é real, certamente ele acontece; **C:** incorreto. Possivelmente poderá ocorrer um terremoto. – se é de modo possível, então "poderá" ocorrer mesmo; **D:** incorreto. Grande multidão de pessoas invadiu o prédio. – se é uma "grande multidão", só pode ser de pessoas; **E:** correto. Nem todos os dias praticamos boas ações.– nesta frase, não há repetição de ideias. – é a resposta.

Gabarito "E".

(Técnico Enfermagem – Pref. Paulínia/SP – 2021 – FGV) Na escrita, frequentemente confundimos os vocábulos *mesmo* e *igual*, redigindo de forma inadequada.

Assinale a opção que indica a frase em que o vocábulo mesmo está bem empregado.

(A) O cliente assistiu ao mesmo filme de ontem.

(B) O freguês tomava o mesmo chope de sempre.

(C) A menina comeu o mesmo prato de dois dias atrás.

(D) Todos os dias o funcionário matava os mesmos insetos.

(E) A secretária sempre colhia o mesmo cravo pela manhã.

A: correto. Podemos assistir ao mesmo filme mais de uma vez, ou seja, o filme é de fato o mesmo; **B:** incorreto. Um chope, por sua vez, depois de tomado, não pode ser tomado novamente; **C:** incorreto. Um prato de comida não pode ser comido mais de uma vez, pode-se comer o mesmo tipo de prato apenas; **D:** incorreto. Não se pode matar os mesmos insetos todos os dias, pode-se matar o mesmo tipo de inseto apenas; **E:** incorreto. Um cravo, depois de colhido uma vez, não pode ser colhido novamente.

Gabarito "A".

(Técnico Enfermagem – Pref. Paulínia/SP – 2021 – FGV) Os maços de cigarros trazem o seguinte texto:

"As autoridades sanitárias advertem que o tabaco prejudica seriamente a saúde: fumar provoca câncer, bronquite crônica e outras enfermidades pulmonares."

Esse texto, para conseguir que algumas pessoas deixem de fumar, apela para

(A) a autoridade pública de saúde.

(B) a alta despesa trazida pelo vício.

(C) o aspecto estético do mau-gosto.

(D) a atemorização em relação a doenças.

(E) o incômodo social provocado pela fumaça.

Para conseguir que algumas pessoas deixem de fumar, apela para a atemorização em relação a doenças, haja vista a afirmação do maço de cigarro referir-se a doenças graves que o cigarro pode causar. Dessa forma, subentende-se que não é bom fumar, o bom é não fumar.
A: incorreto, a autoridade pública de saúde. – não é citada nenhuma autoridade desse segmento no texto do maço de cigarro. **B:** incorreto, a alta despesa trazida pelo vício. – o texto não faz referência ao custo do vício.
C: incorreto, o aspecto estético do mau-gosto. – o texto não faz abordagem estética. **D:** correto, a atemorização em relação a doenças. – gabarito já esclarecido acima. **E:** incorreto, o incômodo

social provocado pela fumaça. – o texto não faz referência ao incômodo que a fumaça causa.

Gabarito "D".

(Técnico Enfermagem – Pref. Paulínia/SP – 2021 – FGV) As frases a seguir apresentam termos destacados que são empregados como repetição ou substituição de termos anteriores.

Assinale a opção que indica o termo que tem emprego ***diferente***.

(A) O livro de Machado estava na primeira estante, mas a obra não estava em posição de destaque.

(B) De longe via-se o povoado e, em destaque, a torre da igreja; *os sinos* eram ouvidos ao longe.

(C) O automóvel ficou estacionado na porta da casa; *o veículo* estava bastante empoeirado.

(D) O delegado recebeu o marginal para interrogatório; *o bandido* negou-se a responder às perguntas.

(E) O professor já tinha bastante idade, mas continuava a lecionar; todos ainda respeitavam *o mestre*.

Na letra **A**, "a obra" substitui o termo antecedente "livro de Machado de Assis". Na letra **B**, "os sinos" não se reporta a nenhum termo antecedente – é a resposta. Na letra **C**, "o veículo" substitui o termo antecedente "automóvel". Na letra **D**, "o bandido" substitui o termo antecedente "o marginal". Na letra **E**, "o mestre" substitui o termo antecedente "o professor".

Gabarito "B".

(Técnico Enfermagem – Pref. Paulínia/SP – 2021 – FGV) Uma camiseta trazia estampada a seguinte frase:

"Não tomo juízo porque já tomo cerveja!"

O que provoca o humor na frase é

(A) a desconsideração de algo que devia ser levado a sério.

(B) o desprezo pelos conhecimentos tradicionais.

(C) o emprego de um sentido inesperado do verbo tomar.

(D) a repetição de palavras idênticas.

(E) a negação total de uma atitude positiva.

Na frase "*Não tomo juízo porque já tomo cerveja!*", o autor faz uma brincadeira com o verbo "tomar", empregando-o primeiramente como "passar a ter juízo" e depois como "beber". Claramente os sentidos são diferentes, porém a intenção do autor é causar uma relação de mesmo sentido entre os dois empregos, como beber juízo fosse equivalente e substituível por beber cerveja. E aí está o humor da frase.
A: incorreto, a desconsideração de algo que devia ser levado a sério. – não houve desconsideração de nada. **B:** incorreto, o desprezo pelos conhecimentos tradicionais. – não houve desprezo por conhecimento algum. **C:** correto, o emprego de um sentido inesperado do verbo tomar. – inesperado por pensarmos inicialmente em passar a ter juízo, no entanto ele assume o sentido de beber juízo. **D:** incorreto, a repetição de palavras idênticas. – houve repetição, mas não é ela a causadora do humor da frase. **E:** incorreto, a negação total de uma atitude positiva.– não se trata de negação de uma atitude, mas de uma escolha.

Gabarito "C".

82 LUCIANE SARTORI

01 O dia 28 de fevereiro de 2021, um domingo, já é um dia histórico para o programa espacial
02 brasileiro. Direto do Centro de Lançamento *Satish Dhawan Space Centre*, na Índia, o satélite
03 Amazônia-1 foi lançado exatamente às 10h24 (hora local), 1h54 (horário de Brasília). Sem
04 _____, a operação foi um sucesso, e esse primeiro satélite de observação da Terra – totalmente
05 projetado, integrado, testado e operado pelo Brasil – já está no espaço, situado numa altitude
06 média de 752 km acima da superfície terrestre.
07 Uma comitiva do governo brasileiro liderada pelo ministro da Ciência, Tecnologia e
08 Inovações, Marcos Pontes, acompanhou o lançamento direto da Índia. Também fizeram parte da
09 delegação o diretor do Instituto Nacional de Pesquisas Espaciais (INPE/MCTI), Clezio de Nardin,
10 o presidente da Agência Espacial Brasileira (AEB/MCTI) Carlos Moura, além de outras autoridades
11 brasileiras. Ao final do lançamento bem-sucedido, o ministro Pontes comentou a importância da
12 missão para o Brasil: "o satélite será fundamental para o monitoramento da Amazônia e de
13 outros biomas no Brasil, além de inaugurar uma nova era para a indústria brasileira de satélites",
14 ressaltou.
15 O diretor do INPE/MCTI, Clezio de Nardin, também comemorou o sucesso do lançamento
16 e confirmou a execução de procedimentos fundamentais para a operação do aparelho. "O satélite
17 executou as primeiras atividades previstas, como a abertura do painel solar, a _____ de sua
18 orientação em relação _____ Terra, a verificação inicial de seus subsistemas e a colocação no
19 modo de prontidão. Iniciaremos neste momento a fase de teste para verificação do satélite e
20 ajustes de sua câmera, o que permitirá obter as primeiras imagens de alta resolução geradas
21 pelo Amazônia-1.
22 O Amazônia-1 é o terceiro satélite brasileiro de sensoriamento remoto em operação, junto
23 com o CBERS-4 e CBERS-4A. O equipamento integra a Missão Amazônia, que tem por objetivo
24 fornecer dados para observar e monitorar especialmente a região amazônica, além de monitorar
25 a agricultura no país, a região costeira e os reservatórios de água e florestas (naturais e
26 cultivadas). Há, ainda, a possibilidade de uso para observações de possíveis desastres
27 ambientais. A Missão Amazônia pretende lançar, em data _____ ser definida, mais dois satélites
28 de sensoriamento remoto: o Amazônia-1B e o Amazônia-2.

(Disponível em: https://www.gov.br/mcti/pt-br/acompanhe-o-mcti/noticias/2021/02/amazonia-1-e- lancado-com-sucesso-
-e-satelite-ja-esta-em-orbita - texto adaptado especialmente para esta prova.)

(Técnico Enfermagem – GHC/RS – 2021 – FUNDATEC) Assinale a alternativa que preenche, correta e respectivamente, as lacunas das linhas 04, 17, 18 e 27.

(A) imprevistos – estabilização – à – a
(B) emprevistos – estabilização – a – a
(C) imprevistos – istabilização – à – à
(D) emprevistos – istabilização – à – há
(E) imprevistos – estabilisação – a – à

A grafia correta de "imprevistos" é com "i" e de estabilização é com "e". Na terceira lacuna, deve haver a ocorrência da crase, pois a expressão "em ralação" rege com preposição "a" e o substantivo "Terra" (planeta) aceita o artigo "a" para defini-lo; na última lacuna, entretanto, não há ocorrência de crase, pois a sintaxe aí exige apenas a preposição "a", mas o artigo não pode ser empregado, pois ele não se refere a verbo.

Gabarito: A.

(Técnico Enfermagem – GHC/RS – 2021 – FUNDATEC) Considere o que se afirma sobre o texto:

I. Depreende-se do texto que os satélites CBERS-4 e CBERS-4A, anteriores ao Amazônia-1, não foram totalmente projetados, integrados, testados e operados pelo Brasil.
II. O texto permite concluir que os dois satélites que a Missão Amazônia pretende lançar (o Amazônia-1B e o Amazônia-2) terão tecnologia e operacionalização totalmente nacionais.

III. O satélite Amazônia-1 desempenhará função muito importante na observação dos recursos naturais do Brasil, como florestas e fontes de água. Quais estão corretas?

(A) Apenas I.

(B) Apenas II.

(C) Apenas I e III.

(D) Apenas II e III.

(E) I, II e III.

I: Esse item está correto, pois, no primeiro parágrafo foi dito que o satélite Amazônia-1 é o **primeiro** satélite de observação da Terra – totalmente projetado, integrado, testado e operado pelo Brasil; logo os satélites CBERS-4 e CBERS-4ª, como podemos confirmar no último parágrafo, anteriores ao Amazônia-1, não foram totalmente projetados, integrados, testados e operados pelo Brasil.
II. Esse item está errado, porque, no texto, não encontramos informações que nos permitam tal conclusão. O texto nos diz que "A Missão Amazônia pretende lançar ... mais dois satélites de sensoriamento remoto: o Amazônia-1B e o Amazônia-2.", o que não nos permite concluir que serão feitos nos mesmos moldes que o Amazônia-1.
III. Esse item está correto, já que, no segundo parágrafo, temos o seguinte: "Ao final do lançamento (do Amazônia-1) bem--sucedido, o ministro Pontes comentou a importância da missão para o Brasil: "o satélite será fundamental para o monitoramento da Amazônia e de outros biomas no Brasil, além de inaugurar uma nova era para a indústria brasileira de satélites", ressaltou.", logo desempenhará função muito importante na observação dos recursos naturais do Brasil.
Gabarito "C".

(Técnico Enfermagem – GHC/RS – 2021 – FUNDATEC) A grafia de "subsistemas" segue regra do Acordo Ortográfico vigente (Decreto nº 7.875/2012). Assinale a alternativa em que as duas palavras estão grafadas segundo a ortografia oficial.

(A) extra-atmosférico – hiper-realista.

(B) arquiinimigo – supermulher.

(C) antissocial – inter-países.

(D) infra-estrutura – mão-de-obra.

(E) subaéreo – semi-círculo.

A: correto, extra-atmosférico – hiper-realista. – ambos estão corretos: 1. extra-atmosférico: o hífen é empregado, quando o segundo elemento (palavra primitiva) dessa formação se inicia pela mesma letra em que termina o prefixo ou o falso prefixo da formação. 2. hiper-realista: com o prefixo "hiper" há o emprego do hífen quando a palavra primitiva inicia-se por "r". **B:** incorreto, arquiinimigo – supermulher. 1. arqui-inimigo: com o prefixo "arqui" há o emprego do hífen quando a palavra primitiva inicia-se por vogal idêntica à do primeiro elemento ou por "h"; 2. supermulher: com o prefixo "super" há o emprego do hífen quando a palavra primitiva inicia-se por "h" ou "r" apenas. **C:** incorreto, antissocial – inter-países. 1. antissocial: quando o primeiro elemento termina em vogal e após essa vogal a primeira letra da próxima palavra começa com "r" ou "s", a letra "r" ou "s" deve ser dobrada, e não se emprega o hífen. 2. interpaíses: com o prefixo "inter" há o emprego do hífen quando a palavra primitiva inicia-se por "h" ou "r" apenas. **D:** incorreto,

infra-estrutura – mão-de-obra. 1. infraestrutura: com o prefixo "infra" há o emprego do hífen se a palavra primitiva iniciar-se por vogal idêntica à do primeiro elemento ou por "h"; 2. mão de obra: de acordo com a nova regra, não apresenta hífen, pois ele não é empregado mais em palavras ligadas por uma preposição, salvo nas composições de palavras que designam espécies botânicas e zoológicas, ligadas por preposição ou qualquer outro elemento de ligação. **E:** subaéreo – semi-círculo. 1. subaéreo: o prefixo "sub" será seguido de hífen para associar-se à palavra primitiva, quando esta palavra inicia-se por "b, h, r" apenas. 2. semicírculo: com o prefixo "semi" há o emprego do hífen somente se a palavra primitiva iniciar-se por vogal idêntica à do primeiro elemento ou por "h".
Gabarito "A".

(Técnico Enfermagem – GHC/RS – 2021 – FUNDATEC) Se a palavra "satélite" (l. 12) fosse passada para o plural, quantas outras alterações seriam obrigatórias, até o final da frase, para manter a concordância?

(A) Sete.

(B) Seis.

(C) Cinco.

(D) Quatro.

(E) Três.

A palavra "satélite" na frase: "o satélite será fundamental para o monitoramento da Amazônia e de outros biomas no Brasil, além de inaugurar uma nova era para a indústria brasileira de satélites", passada para o plural, faz que mais outras 4 palavras sejam flexionadas também no plural: *o, será, fundamental* e *inaugurar*, que são seus determinantes e o verbo do qual é sujeito: **os satélites serão fundamentais** para o monitoramento da Amazônia e de outros biomas no Brasil, além de **inaugurarem** uma nova era para a indústria brasileira de satélites.
Gabarito "D".

Ele quem mesmo?

Depois de um bom tempo dizendo que eu era a mulher da vida dele, um belo dia eu recebo um e-mail dizendo: "olha, não dá mais". Tá certo que a gente tava quase se matando e que o namoro já tinha acabado mesmo, mas não se termina nenhuma história de amor (e eu ainda o amava muito) com um e-mail, não é mesmo? Liguei pra tentar conversar e terminar tudo decentemente e ele respondeu: "mas agora eu tô comendo um lanche com amigos". Enfim, fiquei pra morrer algumas semanas até que decidi que precisava ser uma mulher melhor para ele. Quem sabe eu ficando mais bonita, mais equilibrada ou mais inteligente, ele não volta pra mim?

Foi assim que me matriculei simultaneamente numa academia de ginástica, num centro budista e em um curso de cinema. Nos meses que se seguiram eu me tornei dos seres mais malhados, calmos, espirituali-zados e cinéfilos do planeta. E sabe o que aconteceu? Nada, absolutamente nada, ele continuou não lembrando que eu existia. Aí achei que isso não podia ficar assim, de jeito nenhum, eu precisava ser ainda melhor pra ele. Sim, ele tinha que voltar pra mim de qualquer jeito!

Pra isso, larguei de vez a propaganda, que eu não suportava mais, e resolvi me empenhar na carreira de escritora. **Participei** de vários livros, **terminei** meu próprio livro, **ganhei** novas colunas em revistas, **quintupliquei** o número de leitores do meu site e nada aconteceu. Mas eu sou taurina com ascendente em Áries, lua em Gêmeos, filha única! Eu não desisto fácil assim de um amor, e então resolvi que tinha que ser uma super ultra mulher para ele, só assim ele voltaria pra mim.

Foi então que passei 35 dias na Europa, exclusivamente em minha companhia, conhecendo lugares geniais, controlando meu pânico em estar sozinha e longe de casa, me tornando mais culta e vivida. Voltei de viagem e tchân, tchân, tchân, tchân: nem sinal de vida.

Comecei um documentário com um grande amigo, aprendi a fazer strip, cortei meu cabelo 145 vezes, aumentei a terapia, li mais uns 30 livros, ajudei os pobres, rezei pra Santo Antônio umas 1.000 vezes, torrei no sol, fiz milhares de cursos de roteiro, astrologia e história, aprendi a nadar, me apaixonei por praia, comprei todas as roupas mais lindas de Paris. Como última cartada para ser a melhor mulher do planeta, eu resolvi ir morar sozinha. Aluguei um apartamento charmoso, decorei tudo brilhantemente, chamei amigos para a inauguração, servi bom vinho e comidinhas feitas, claro, por mim, que também finalmente aprendi a cozinhar. Resultado disso tudo: silêncio absoluto.

O tempo passou, eu continuei acordando e indo dormir todos os dias querendo ser mais feliz para ele, mais bonita para ele, mais mulher para ele.

Até que algo sensacional aconteceu...

Um belo dia eu acordei tão bonita, tão feliz, tão realizada, tão mulher, que eu acabei me tornando mulher DEMAIS para ele.

Ele quem mesmo?

(MEDEIROS, Martha. Ele quem mesmo? Disponível em:https:// www.pensarcontemporaneo.com/ele-quem-mesmo-cronica-de-martha-medeiros/. Acesso em: 05/12/2019.)

(Técnico Enfermagem – Pref. Formiga/MG – 2020 – Consulplan)
Após a leitura da crônica, analise as afirmativas a seguir.

I. Os verbos "participei", "terminei", "ganhei" e "quintupliquei" (3º§) são considerados exemplos de paralelismo.
II. Após receber uma correspondência eletrônica, a personagem realiza uma sequência de ações visando ao seu bem-estar.
III. A repetição das palavras "tchân, tchân, tchân, tchân" (4º§) foi utilizada pela autora para gerar uma expectativa no leitor.

IV. A palavra "demais" (8º§) aparece em destaque para mostrar ao leitor da crônica o sentimento de superioridade da personagem em relação ao ser amado e a possibilidade de querer reconquistá-lo.

Estão corretas apenas as afirmativas

(A) I e II.
(B) I e III.
(C) II e III.
(D) II e IV.

I: correto. Os verbos "participei", "terminei", "ganhei" e "quintupliquei" (3º§) são, de fato, considerados exemplos de paralelismo, já que constituem orações coordenadas, as quais revelam ações sequenciais da personagem no mesmo tempo e modo. II. incorreto. Após receber uma correspondência eletrônica, a personagem não realiza uma sequência de ações visando ao seu bem-estar, mas sim visando reconquistar seu namorado. III. correto. A repetição das palavras "tchân, tchân, tchân, tchân" (4º§) foi realmente utilizada pela autora para gerar uma expectativa no leitor. IV. incorreto. A palavra "demais" (8º§) aparece em destaque para mostrar ao leitor da crônica o sentimento de superioridade da personagem, como mulher, em relação ao ser amado, mas não com vistas a querer reconquistá-lo.
Gabarito "B".

(Técnico Enfermagem – Pref. Formiga/MG – 2020 – Consulplan)
A palavra "equilibrada" (1º§), quanto à posição da sílaba tônica, é considerada uma paroxítona. Assinale a alternativa em que todas as palavras devem ser pronunciadas como paroxítonas.

(A) Legal, capaz, sutil, pudico, bombom.
(B) Erudito, talvez, nobel, abacaxi, leucemia.
(C) Frenesi, filantropo, ureter, pudico, boletim.
(D) Erudito, filantropo, pegada, pudico, leucemia.

A: incorreto. Legal - oxítona, capaz - oxítona, sutil - oxítona, pudico - paroxítona, bombom - oxítona. B: incorreto. Erudito – paroxítona, talvez - oxítona, nobel - oxítona, abacaxi – oxítona, leucemia- paroxítona. C: incorreto. Frenesi - oxítona, filantropo - paroxítona, ureter - oxítona, pudico - paroxítona, boletim- oxítona. D: correto. Erudito, filantropo, pegada, pudico, leucemia. – todas são paroxítonas.
Gabarito "D".

(Técnico Enfermagem – Pref. Formiga/MG – 2020 – Consulplan)
Observe o emprego da palavra "cinéfilo" nas orações a seguir. Em qual delas essa palavra foi usada adequadamente?

(A) Pedro é cinéfilo, pois ama ir ao cinema.
(B) Pedro é cinéfilo, pois tem aversão a cinema.
(C) Pedro é cinéfilo, pois ama conhecer cidades diferentes.
(D) Pedro é cinéfilo, pois tem aversão a cidades diferentes.

"Cinéfilo" é aquele que ama o cinema como arte ou forma de lazer, que se interessa por sua evolução e suas realizações. Não tem relação com "cidade". Portanto a única possibilidade de resposta é a alternativa A.
Gabarito "A".

5. LÍNGUA PORTUGUESA

(Técnico Enfermagem – Pref. Formiga/MG – 2020 – Consulplan) Se a oração *"Aluguei um apartamento charmoso (...)"* (5°§) for transcrita para a voz passiva analítica, a resposta correta será:

(A) Se aluga um apartamento charmoso.

(B) Aluga-se um apartamento charmoso.

(C) Um apartamento charmoso, eu aluguei.

(D) Um apartamento charmoso foi alugado por mim.

Se a oração *"Aluguei um apartamento charmoso (...)"* (5°§), na voz passiva analítica fica assim: *Um apartamento charmoso foi alugado por mim.*; na sintética: *Alugou-se um apartamento charmoso.*
A: incorreto. Não se pode iniciar oração com pronome oblíquo e o verbo está no presente do indicativo, sendo que o verbo da oração original está no pretérito perfeito do indicativo. **B:** incorreto. O verbo da oração original está no pretérito perfeito do indicativo, e o verbo da alternativa B está no presente do indicativo. **C:** incorreto. A frase está na voz ativa, foi construída apenas em ordem inversa; além disso, a vírgula foi empregada incorretamente, já que não se separa com vírgula o objeto direto (um apartamento charmoso) do verbo (aluguei) que ele complementa. **D:** correto. Um apartamento charmoso foi alugado por mim. – é a resposta.
Gabarito "D".

(Técnico Enfermagem – Pref. Formiga/MG – 2020 – Consulplan) Sobre os pronomes destacados na oração "(...) <u>ele</u> não volta pra <u>mim</u>." (1°§), marque V para as afirmativas verdadeiras e F para as falsas.

( ) "Ele" é sujeito do verbo "voltar".

( ) "Ele" é um pronome pessoal reto.

( ) "Mim" é um pronome substantivo.

( ) "Mim" é um pronome pessoal oblíquo tônico.

A sequência está correta em

(A) F, F, F, F.

(B) F, V, F, V.

(C) V, F, F, V.

(D) V, V, V, V.

O pronome "ele" é pessoal do caso reto ou pessoal do caso oblíquo tônico, ou seja, nas frases sempre deve estar acompanhado de preposição. Sintaticamente, respectivamente, ele pode ser sujeito ou complemento do verbo ou do nome (objeto direto preposicionado, objeto indireto ou complemento nominal). Nesse texto, ele é sujeito da forma verbal "volta". Assim, os dois primeiros itens são verdadeiros.
O pronome "mim" é pessoal do caso oblíquo tônico, ou seja, nas frases sempre deve estar acompanhado de preposição. Sintaticamente, ele pode ser complemento do verbo ou do nome (objeto direto preposicionado, objeto indireto ou complemento nominal). Os dois são pronomes substantivos porque sempre representam um substantivo. Isso faz com que os dois últimos itens sejam verdadeiros também.
Gabarito "D".

(Técnico Enfermagem – Pref. Formiga/MG – 2020 – Consulplan) O prefixo "super" (3°§) deve ser hifenizado quando vier acompanhado de qual destas palavras?

(A) Amigo.

(B) Mulher.

(C) Homem.

(D) Exigente.

O prefixo "super" deve ser hifenizado quando a palavra primitiva, ou seja, o segundo elemento da formação for iniciada por "h" ou "r", por isso "homem" corresponde ao que foi solicitado pelo comando da questão: *super-homem*. Com as demais, não ocorre o emprego do hífen.
Gabarito "C".

(Técnico Enfermagem – Pref. Formiga/MG – 2020 – Consulplan) A palavra destacada em "Liguei pra tentar conversar e terminar tudo <u>decentemente</u>" (1°§) é classificada como:

(A) Adjetivo formado por um sufixo.

(B) Advérbio formado por um sufixo.

(C) Adjetivo formado por um prefixo.

(D) Advérbio formado por um prefixo.

"Decentemente" é advérbio de modo, formado pelo adjetivo "decente" mais o sufixo "mente".
Gabarito "B".

(Técnico Enfermagem – Pref. Formiga/MG – 2020 – Consulplan) A oração "Comecei um documentário com um grande amigo (...)" (5°§) apresenta um objeto direto como termo integrante. Assinale a oração em que tal fato também ocorre.

(A) Maria acordou muito cedo hoje.

(B) Maria está muito feliz com o carro novo.

(C) Maria não obedece aos seus professores.

(D) Ontem, Maria fez toda a lição de casa rapidamente.

A: incorreto. O verbo acordar é intransitivo, não exige complemento. **B:** incorreto. O verbo "estar" é verbo de ligação, não exige complemento, ou seja, objeto. **C:** incorreto. O verbo "obedecer" é verbo transitivo indireto, portanto seu complemento é um objeto indireto, ou seja, um complemento com preposição: *aos seus professores.* **D:** correto. O verbo "fazer" é verbo transitivo direto e seu complemento, portanto, é um objeto direto, ou seja, um complemento sem preposição: *toda a lição de casa.*
Gabarito "D".

(Técnico Enfermagem – Pref. Formiga/MG – 2020 – Consulplan) A oração destacada em "(...) decidi <u>que precisava ser uma mulher melhor para ele.</u>" (1°§) é classificada como oração subordinada:

(A) Adjetiva restritiva.

(B) Adjetiva explicativa.

(C) Substantiva subjetiva.

(D) Substantiva objetiva direta.

A oração em destaque "que precisava ser uma mulher melhor para ele" serve de objeto direto ao verbo "decidir", que é transitivo direto. A oração que serve como termo da oração principal, completando-lhe a estrutura ou explicando-lhe o sentido de um termo, é a oração substantiva. Portanto, a oração sublinhada é oração subordinada substantiva objetiva direta.

Gabarito 'D'.

(Técnico Enfermagem – Pref. Formiga/MG – 2020 – Consulplan)
Observe a regência do verbo "apaixonar" em "me apaixonei por praia" (5º§). Há ERRO de regência em:

(A) Meu primo assisti em Minas Gerais.

(B) O rei aspirou à libertação de seu povo.

(C) Chamaram-lhe de mentiroso e de hipócrita.

(D) Esqueci um livro de Camões na sua casa ontem.

A: incorreto. Estrutura correta em relação à regência verbal, já que o verbo "assistir", com sentido de *morar*, rege com a preposição "em". **B:** incorreto. Estrutura correta em relação à regência verbal, já que o verbo "aspirar", com sentido de almejar, pretender, exige a preposição "a", empregada no contexto juntamente com o artigo feminino e singular "a", determinante de "mudança", em forma de crase. **C:** correto. Estrutura não preferida pela norma culta quanto à regência verbal, pois o verbo "chamar", com a acepção de chamar "alguém" "de algo", dando a essa pessoa uma característica ou apelido, assume a regência de verbo transitivo direto e indireto + predicativo, mas pode também seguir a regência verbo transitivo indireto +predicativo. Simplificando, poderíamos ter *chamá-lo (de) + predicativo* ou *chamar-lhe (de) + predicativo*, porém a **forma culta** tem preferência por *chamá-lo (de) + predicativo* ou *chamar-lhe + predicativo*. Assim, para atender a forma culta, a frase do item C poderia ser *Chamaram-no de mentiroso e de hipócrita.* ou *Chamaram-lhe mentiroso e hipócrita.* **D**: incorreto. Estrutura correta em relação à regência verbal, pois o verbo "esquecer", quando não for empregado como pronominal, rege sem a preposição "de": *Esqueci um livro...* Caso o pronome fosse empregado, a estrutura ficaria assim: *Esqueci-**me do** livro...*

Gabarito 'C'.

Texto I

Publicidade de alimentos e obesidade infantil: uma reflexão necessária

A epidemia de obesidade e doenças crônicas é um problema que atinge, de maneira crescente, o mundo inteiro. E tornou-se consenso entre as principais organizações e pesquisadores em saúde pública que a regulação da publicidade de alimentos é uma das estratégias necessárias para combatê-la. As campanhas de marketing não apenas influenciam as escolhas alimentares na infância, mas também buscam fidelizar consumidores desde a mais tenra idade. O objeto preferencial são os alimentos ultraprocessados, feitos a partir de ingredientes industriais, com pouco ou nenhum produto fresco, e, geralmente, com alta quantidade de açúcar, gordura e/ou sódio.

Em 2010, a Organização Mundial da Saúde recomendou a redução da exposição das crianças à propaganda de alimentos, sobretudo aqueles com alta quantidade de açúcar, sal e gordura. Em 2012, a Organização Pan-Americana da Saúde aprofundou-se no tema e também apresentou recomendações de ações concretas por parte dos governos para reduzir a exposição das crianças à publicidade de alimentos.

Para especialistas, a autorregulamentação do setor não tem funcionado.

A mais recente publicação sobre obesidade do periódico Lancet, divulgada em fevereiro deste ano, indica que, até o momento, as iniciativas de regulação da propaganda não foram suficientes. Desde os avanços conquistados na proteção da amamentação, com a eliminação de anúncios que apresentam substitutos do leite materno, poucas ações efetivas foram implementadas para frear o massivo marketing da indústria de alimentos para crianças em todo o mundo.

No Brasil, apesar da proibição da publicidade abusiva (direcionada à criança) prevista no Código de Defesa do Consumidor (CDC) desde 1990, a falta de regulamentação específica para alimentos prejudica a efetivação da lei. Em 2010, a movimentação internacional em torno do tema motivou a elaboração da primeira regulação sobre publicidade de alimentos em geral, por parte da Anvisa (Agência Nacional de Vigilância Sanitária). A regulação, no entanto, foi suspensa logo após sua publicação, devido à pressão de diversas associações da indústria de alimentos. A Norma Brasileira de Comercialização de Alimentos para Lactentes e Crianças de Primeira Infância, Bicos, Chupetas e Mamadeiras (NBCAL) contribuiu muito para a proteção ao aleitamento materno, porém aguarda regulamentação, desde 2006, o que compromete a fiscalização e o cumprimento da lei.

Alguns avanços também precisam ser reconhecidos, como a Resolução 163/2014 do Conselho Nacional dos Direitos da Criança e do Adolescente (Conanda), que regulamentou a propaganda abusiva, descrevendo todos os casos em que o Código do Consumidor deve ser aplicado. Porém, os órgãos de fiscalização ainda não possuem força suficiente para colocá-la em prática, também por conta da grande pressão das associações da indústria e de publicidade. Assim como na suspensão da resolução da Anvisa, esses segmentos fazem pressão contra a resolução do Conanda, alegando que esses órgãos não têm competência legal para regular a publicidade ou que as regras ferem a liberdade de expressão das empresas. Argumentos que já foram refutados por renomados juristas e contestados pelas evidências científicas na área da saúde pública.

O novo Guia Alimentar para a População Brasileira, publicado pelo Ministério da Saúde em 2014, reconhece a influência e coloca a publicidade de alimentos como um dos obstáculos para a alimentação saudável. O guia destaca que a regulação é necessária, pois a publicidade estimula o consumo de alimentos ultraprocessados, induzindo a população a considerá-los mais saudáveis, com qualidade superior aos demais, e frequentemente associá-los à imagem de bem-estar, felicidade e sucesso.

5. LÍNGUA PORTUGUESA

Independentemente do tipo de alimento, a propaganda direcionada a crianças se aproveita da vulnerabilidade de indivíduos em fase de desenvolvimento para incentivar o consumo. Por isso, não deve ser permitida. Ainda temos um longo caminho pela frente para alcançar a garantia dos direitos à alimentação adequada e saudável e os direitos dos consumidores.

Ana Paula Bortoletto (https://epoca.globo.com/vida/noticia/2015/03/publicidade-de- alimentos-e-obesidade-infantil-buma-reflexao-necessariab.html)

Adaptado.

(Técnico Enfermagem – Pref. Boa Vista/RR – 2020 – SELECON) A partir da discussão do texto, é possível estabelecer entre as expressões "publicidade de alimentos" e "obesidade infantil", contidas no título, uma relação definida, respectivamente, pelo seguinte par de palavras:

(A) generalização/causa

(B) indicação/contraposição

(C) motivação/consequência

(D) exemplificação/refutação

Pela leitura do texto, observa-se que a publicidade de alimentos gera a obesidade infantil, já que a pretensão dessa publicidade é "fidelizar consumidores desde a mais tenra idade" com "são os alimentos ultraprocessados, feitos a partir de ingredientes industriais, com pouco ou nenhum produto fresco, e, geralmente, com alta quantidade de açúcar, gordura e/ou sódio.". Tendo em vista essa relação, a publicidade de alimentos, assumindo o valor de motivação, motiva as crianças a consumirem alimentos engordativos e a obesidade se torna o resultado, ou seja, a consequência desse consumo.
Gabarito "C".

(Técnico Enfermagem – Pref. Boa Vista/RR – 2020 – SELECON) Na argumentação da autora, o segundo parágrafo assume a função de:

(A) incentivar a liberdade de expressão

(B) rejeitar as orientações internacionais

(C) relativizar o papel do Estado no tema

(D) confirmar a importância da regulamentação

No segundo parágrafo, as Organizações Mundial da Saúde e Pan-Americana da Saúde passaram a atuar de forma contundente no tema, recomendando a redução da exposição das crianças a essa publicidade de alimentos e atuação concreta por parte do governo com o fim de alcançar a regulamentação do setor, haja vista a autorregulamentação não estar funcionado.
Não houve nenhum incentivo à liberdade de expressão, não houve rejeição de orientações internacionais, bem como nenhuma relativização da importância do papel do governo, ao contrário, o que se almeja é a regulamentação.
Gabarito "D".

(Técnico Enfermagem – Pref. Boa Vista/RR – 2020 – SELECON) Segundo a discussão apresentada no texto, um

aspecto a ser considerado acerca da publicidade dirigida às crianças se refere a:

(A) sugerir regulação

(B) propor supressão

(C) indicar motivação

(D) apontar satisfação

O texto mostra o que essa publicidade de alimentos tem feito contra a alimentação saudável da criança, tanto que o texto aponta a importância da regulamentação dessa publicidade porque a exploração da vulnerabilidade da criança pelo setor é muito grande. Sendo assim, um aspecto a ser considerado no texto é sugerir a regulação dessa publicidade, não é a supressão de fato e, ao contrário, não se considera motivação ou satisfação.
Gabarito "A".

(Técnico Enfermagem – Pref. Boa Vista/RR – 2020 – SELECON) De acordo com o texto, um aspecto negativo da publicidade infantil reside em:

(A) sugerir ações de desrespeito às leis vigentes no país

(B) apresentar cenas impróprias aos valores tradicionais

(C) expressar visões parciais sobre a atividade de consumo

(D) aproveitar-se da condição de vulnerabilidade do público

Um aspecto negativo da publicidade infantil reside em "aproveitar-se da condição de vulnerabilidade do público infantil", já que eles são facilmente seduzidos pelas propagandas apelativas. Não se trata de desrespeito às leis do país, ou cenas impróprias aos valores da nossa sociedade, ou apresentação de visões parciais sobre a atividade de consumo. O foco está mesmo em "fidelizar consumidores desde a mais tenra idade", ou seja, consumidores desde a infância de alimentos pouco saudáveis.
Gabarito "D".

Considere a frase a seguir e responda às 03 próximas questões:

"As campanhas de *marketing* não apenas influenciam as escolhas alimentares na infância, mas também buscam fidelizar consumidores desde a mais tenra idade." (1º parágrafo)

(TÉCNICO ENFERMAGEM – PREF. BOA VISTA/RR – 2020 – SELECON) O conectivo que melhor une essa frase à anterior no texto é:

(A) porque

(B) contudo

(C) apesar de

(D) ainda que

O período que antecede o período colocado no enunciado da questão é "E tornou-se consenso entre as principais organizações e pesquisadores em saúde pública que a regulação da publicidade de alimentos é uma das estratégias necessárias para combatê-la.", que deixa claro que é consenso a necessidade de regular a publicidade de alimentos para combater a epidemia de obesidade e doenças crônicas.

Na sequência, o texto apresenta o motivo, ou seja, a causa desse consenso: 'As campanhas de marketing não apenas influenciam as escolhas alimentares na infância, mas também buscam fidelizar consumidores desde a mais tenra idade.".

Assim o conectivo que pode unir esses períodos marcando a ideia da causa é o **porque**, já que ele é explicativo-causal. O "contudo" é adversativo e os "apesar de" e "ainda que" são concessivos.

Gabarito 'A'.

(Técnico Enfermagem – Pref. Boa Vista/RR – 2020 – SELECON) A vírgula delimita duas ideias consideradas, no trecho, como:

(A) alternativas

(B) contrapostas

(C) insuficientes

(D) convergentes

No período, encontramos orações aditivas, pois "As campanhas de *marketing* influenciam as escolhas alimentares na infância" e também "buscam fidelizar consumidores desde a mais tenra idade". Essa relação é revelada pelo "não só" e o "mas também". Dessa forma, a ideia apresentada nele é convergente, ou seja, se dirige para um ponto comum a um outro. O mesmo que adição ou soma.

Gabarito 'D'.

(Técnico Enfermagem – Pref. Boa Vista/RR – 2020 – SELECON) Como empregada no texto, a palavra "fidelizar" pressupõe a ideia de:

(A) afastar

(B) garantir

(C) destacar

(D) restringir

Como o foco da publicidade dos alimentos está em "fidelizar consumidores desde a mais tenra idade", ou seja, consumidores desde a infância de alimentos pouco saudáveis, o que essa publicidade almeja é "garantir" que seus consumidores nunca abandonem seus alimentos; jamais afastar ou restringir; e sem a menor relação de sentido com destacar.

Gabarito 'B'.

Considere a frase e responda às 02 próximas questões:

"Para especialistas, a autorregulamentação do setor não tem funcionado" (2º parágrafo)

(Técnico Enfermagem – Pref. Boa Vista/RR – 2020 – SELECON) A frase assume, no contexto do parágrafo, a função de:

(A) confirmar asserção

(B) propor comparação

(C) introduzir ponderação

(D) apresentar motivação

Essa frase no segundo parágrafo não confirma uma asserção, porque antes dela não havia uma afirmação categórica; também não há relação entre dois elementos, portanto não há comparação;

e não se trata de um motivo para o que foi dito antes; mas sim uma ponderação, já que exige reflexão.

Gabarito 'C'.

(Técnico Enfermagem – Pref. Boa Vista/RR – 2020 – SELECON) A palavra "para" pode ser substituída por:

(A) já

(B) onde

(C) quando

(D) conforme

A frase aponta o que os especialistas têm como ponto de vista; assim, conforme o que eles opinam "a autorregulamentação do setor não tem funcionado". Por isso a ideia é de conformidade, de acordo com o que eles opinam.

Gabarito 'D'.

Considere a frase e responda às questões 02 próximas questões:

"O objeto preferencial são os alimentos ultraprocessados, feitos a partir de ingredientes industriais, com pouco ou nenhum produto fresco, e, geralmente, com alta quantidade de açúcar, gordura e/ou sódio." (1º parágrafo)

(Técnico Enfermagem – Pref. Boa Vista/RR – 2020 – SELECON) Na frase, um termo que qualifica a expressão "objeto preferencial" encontra-se corretamente apresentado em:

(A) da publicidade

(B) da obesidade

(C) da legislação

(D) da pesquisa

Quando se fala em qualificar um termo, fala-se também em determinar este termo. Observe-se que no primeiro parágrafo, o texto fala sobre a publicidade de alimentos, a qual vem gerando obesidade, fidelizando consumidores desde a infância. E para isso o objeto preferencial dessa publicidade são os alimentos ultraprocessados. Dessa maneira, o termo que qualifica, determina a expressão "objeto preferencial" é o termo "da publicidade".

Gabarito 'A'.

(Técnico Enfermagem – Pref. Boa Vista/RR – 2020 – SELECON) A leitura do trecho permite considerar a presença de sódio em alimentos como:

(A) indispensável

(B) produtiva

(C) maléfica

(D) infalível

Se os alimentos ultraprocessados são feitos a partir de ingredientes industriais, com pouco ou nenhum produto fresco, e, geralmente, com alta quantidade de açúcar, gordura e/ou sódio, gerando obesidade, claramente, a presença do sódio é maléfica.

Gabarito 'C'.

(Técnico Enfermagem – Pref. Boa Vista/RR – 2020 – SELECON) "a publicidade estimula o consumo de alimentos ultraprocessados, induzindo a população a considerá-los mais saudáveis" (6º parágrafo).

Esse trecho encontra-se corretamente reformulado, mantendo o sentido global da frase, em:

(A) a publicidade estimula o consumo de alimentos ultraprocessados, apesar disso induza população a considerá-los mais saudáveis

(B) a publicidade estimula o consumo de alimentos ultraprocessados, entretanto induz a população a considerá-los mais saudáveis

(C) a publicidade estimula o consumo de alimentos ultraprocessados, por isso induz a população a considerá-los mais saudáveis

(D) a publicidade estimula o consumo de alimentos ultraprocessados, ainda assim induz a população a considerá-los mais saudáveis

A questão está baseada no emprego do conectivo que revele adequadamente a relação de sentido entre as frases. Observe que se a publicidade estimula o consumo de alimentos ultraprocessados, então ela induz a população a considerá-los mais saudáveis; logo temos aí uma relação de conclusão, que fica evidenciada pela conexão "por isso". As demais são de oposição.
Gabarito "C".

(Técnico Enfermagem – Pref. Boa Vista/RR – 2020 – SELECON) "Em 2010, a Organização Mundial da Saúde recomendou a redução da exposição das crianças à propaganda de alimentos, sobretudo aqueles com alta quantidade de açúcar, sal e gordura." (2º parágrafo).

O trecho sublinhado tem a função de:

(A) particularização
(B) generalização
(C) comparação
(D) ponderação

A expressão "sobretudo" significa "principalmente". Como neste contexto, realça aqueles com alta quantidade de açúcar, sal e gordura, sua função é particularizar esse tipo de alimento.
Gabarito "A".

(Técnico Enfermagem – Pref. Boa Vista/RR – 2020 – SELECON) "As campanhas de marketing não apenas influenciam as escolhas alimentares na infância" (1º parágrafo).

O termo sublinhado pertence à seguinte classe de palavras:

(A) adjetivo
(B) advérbio
(C) conjunção
(D) substantivo

"Alimentares" refere-se ao substantivo "escolhas", determinando--o, qualificando-o; portanto, trata-se de um adjetivo.
Gabarito "A".

(Técnico Enfermagem – Pref. Boa Vista/RR – 2020 – SELECON) O texto é construído com base no seguinte modo de organização do discurso:

(A) narrativo
(B) injuntivo
(C) descritivo
(D) argumentativo

A organização do discurso do texto apresentado nos leva a uma reflexão sobre a publicidade de alimentos, e a emergência da sua regulação. Trata-se, portanto, de um texto de análise e sugestão de resolução, ou seja, um texto dissertativo argumentativo.
Gabarito "D".

(Técnico Enfermagem – Pref. Boa Vista/RR – 2020 – SELECON) Em "para reduzir a exposição das crianças à publicidade de alimentos" (2º parágrafo), a expressão "à publicidade de alimentos" pode ser substituída, mantendo o acento grave, por:

(A) às imagens negativas
(B) à conteúdo desnecessário
(C) à seus desenhos preferidos
(D) à regulamentos excessivos

A regência de "reduzir" na frase exige a preposição "a" e, para que a crase seja mantida, é necessário que a preposição encontre outra vogal idêntica, neste caso, de acordo com as alternativas, um artigo feminino singular ou plural "a(s)". Sendo esse o artigo necessário, a referência dele tem de ser um substantivo feminino singular ou plural. Dessa forma, a resposta é a alternativa A, pois temos um artigo feminino e plural "as", que se une à preposição "a", fazendo referência a um substantivo feminino plural "imagens". Nas outras alternativas isso não acontece porque as referências são substantivos masculinos, logo não existe artigo feminino para ser contraído com a preposição "a", gerando crase.
Gabarito "A".

(Técnico Enfermagem – Pref. Boa Vista/RR – 2020 – SELECON) A expressão "Independentemente do tipo de alimento" (7º parágrafo) estabelece com o restante da frase o sentido de:

(A) negação
(B) concessão
(C) conclusão
(D) explicação

No 7º parágrafo temos a seguinte informação: "a propaganda direcionada a crianças se aproveita da vulnerabilidade de indivíduos em fase de desenvolvimento", "**independentemente** do tipo de alimento", ou seja, **mesmo que** ele não seja saudável. Assim, a relação de sentido estipulada é de contrariedade, marcadamente, de concessão. Afinal, se a criança é vulnerável, não se pode ofertar a ela qualquer tipo de alimento.
Gabarito "B".

(Técnico Enfermagem – Pref. Boa Vista/RR – 2020 – SELECON) Em "para combatê-la" (1º parágrafo), o pronome retoma a seguinte expressão:

(A) saúde
(B) epidemia
(C) publicidade
(D) organizações

A questão se refere a este trecho do 1º parágrafo: "A epidemia de obesidade e doenças crônicas é um problema que atinge, de maneira crescente, o mundo inteiro. E tornou-se consenso entre as principais organizações e pesquisadores em saúde pública que a regulação da publicidade de alimentos é uma das estratégias necessárias para combatê-la.". Entenda-se que a obesidade tornou-se epidemia e há um consenso de que a publicidade de alimentos sem regulação acentua esse efeito, por isso ela, a publicidade, tem de ser regulada a fim de combater esse efeito epidêmico, portanto, há se combater a epidemia.

Gabarito "B".

(Técnico Enfermagem – Pref. Boa Vista/RR – 2020 – SELECON) "Por isso, não deve ser permitida" (7º parágrafo). O verbo sublinhado tem a função de:

(A) interrogar ação passada

(B) paralisar ação presente

(C) indicar ação futura

(D) formular dúvida

A forma verbal do verbo "dever" é do presente do indicativo, o qual pode revelar ação presente, pretérita, futura, cotidiana ou atual. Neste caso, observe-se o trecho de referência: "Independentemente do tipo de alimento, a propaganda direcionada a crianças se aproveita da vulnerabilidade de indivíduos em fase de desenvolvimento para incentivar o consumo. Por isso, não deve ser permitida.", tal forma verbal se refere a algo que não pode mais acontecer, ao menos a partir da regulação da publicidade, a propaganda não pode mais se aproveitar da vulnerabilidade das crianças, por isso a ideia expressa indicação de ação futura. A forma verbal não se refere a algo passado, nem à paralisação do que ocorre no momento, tampouco expressa dúvida, já que no modo indicativo.

Gabarito "C".

(Técnico Enfermagem – Pref. Boa Vista/RR – 2020 – SELECON) A frase "Alguns avanços também precisam ser reconhecidos" poderia ser reescrita do seguinte modo:

(A) Alguns avanços também precisam reconhecer

(B) Alguns avanços também reconhecem que precisam

(C) Alguns avanços também reconhecem a necessidade

(D) Alguns avanços também precisam de reconhecimento

No trecho sublinhado a seguir: "Alguns avanços também precisam ser reconhecidos", há a estrutura de uma oração reduzida na voz passiva analítica e sem obediência à regência do verbo "precisar". A reescrita da letra **A** muda o sentido da frase para voz ativa e não obedece à regência do verbo "precisar". A reescrita da letra **B** altera a ordem dos verbos "precisar" e "reconhecer", o que alterou o sentido e não obedeceu à regência do verbo "precisar" que, com o pronome relativo, seria obrigatória: "de que precisam". A reescrita da letra **C** alterou o verbo principal da oração e a voz verbal para ativa, alterando o sentido. A reescrita da letra **D** alterou a estrutura verbal para uma estrutura nominal, mantendo o sentido passivo do ato de "reconhecer", e também a regência do verbo "precisar" foi obedecida: "precisam de".

Gabarito "D".

Leia o texto para responder às questões a seguir.

Doenças crônicas mentem

Percepções inadequadas de enfermidades silenciosas podem trazer danos

Julio Abramczyk

A percepção inadequada pelos pacientes de uma doença crônica que atinge de 2% a 4% dos adultos nos Estados Unidos e no Reino Unido é o tema de editorial da revista *The Lancet Rheumatology* deste mês.

O editorial aborda o desafio da doença denominada gota, inflamação nas articulações causada por depósitos de cristais de urato produzidos pelo organismo do paciente.

As taxas de prescrição de remédios para manter níveis normais do ácido úrico no sangue são baixas, assim como a adesão dos pacientes ao remédio.

A adesão à terapia, principalmente quando a doença parece inativa, diz o editorial, é influenciada pelo grau de confiança do doente em seu médico, que deve insistir na manutenção do tratamento mesmo na ausência de dor.

A crise de gota, desencadeada por dor no local da inflamação, interfere na ação da articulação e diminui a qualidade de vida do paciente.

No Brasil, V. Feijó Azevedo e colaboradores da Universidade Federal do Paraná abordam, na Revista Brasileira de Reumatologia, a importância da campanha "Sua gota mente".

Eles afirmam que, apesar do tratamento nas crises dolorosas com anti-inflamatórios acabar momentaneamente com a dor, os cristais de urato responsáveis pela dor continuam presentes. E, a longo prazo, podem provocar tofos e graves danos nas articulações.

Também assinalam a importância de os médicos contribuírem para o conhecimento do paciente sobre a doença para bons resultados a longo prazo.

(Julio Abramczyk, Doenças crônicas mentem, Folha de S.Paulo, 25.10.2019. Acesso em 04.11.2019)

(Técnico Enfermagem – Pref. Morro Agudo/SP – 2020 – VUNESP) Com base nas informações apresentadas no texto, é correto afirmar que

(A) a confiança excessiva no resultado do tratamento determina a baixa adesão à terapia.

(B) o tratamento só terá êxito, caso realizado com anti-inflamatórios exclusivamente nas crises dolorosas.

(C) há pouca adesão ao tratamento porque os médicos não prescrevem os remédios corretos.

(D) o compromisso mútuo entre médico e paciente contribui para se chegar a bons resultados.

(E) a doença é causada principalmente pela falta de conhecimento do paciente sobre as formas de tratamento.

A: não é a resposta, porque o texto não fala de confiança excessiva no resultado do tratamento e, por isso, a baixa adesão à terapia, mas sim que a adesão à terapia depende do grau de confiança que o paciente tem no médico. B: não é a resposta, pois o texto diz que o tratamento com anti-inflamatórios acaba momentaneamente com a dor, e não traz, portanto, êxito no tratamento. C: a baixa adesão ao tratamento se dá pela percepção equivocada dos pacientes, e não pela não prescrição equivocada de remédios pelos médicos, até porque a prescrição é baixa e não que os remédios prescritos estão errados. D: o compromisso mútuo entre médico e paciente contribui para se chegar a bons resultados está correto, porque o texto diz que o tratamento depende da insistência do médico "na manutenção do tratamento mesmo na ausência de dor", além de eles terem de contribuir "para o conhecimento do paciente sobre a doença", como também do "grau de confiança do doente em seu médico"; **por esse motivo esta é a resposta**. E: este item está errado, porque o texto não aponta a causa da gota.
Gabarito "D".

(Técnico Enfermagem – Pref. Morro Agudo/SP – 2020 – VUNESP)
Leia os seguintes trechos:

* **A percepção inadequada** pelos pacientes de uma doença crônica que atinge de 2% a 4% dos adultos nos Estados Unidos e no Reino Unido... (1º parágrafo)

* As taxas de **prescrição** de remédios para manter níveis normais do ácido úrico no sangue são baixas... (3º parágrafo)

* A crise de gota, **desencadeada** por dor no local da inflamação, interfere na ação da articulação... (5º parágrafo)

Considerando-se o contexto, assinale a alternativa que substitui, correta e respectivamente, os termos destacados, sem alteração de sentido.

(A) O discernimento impreciso; indicação; iniciada.

(B) A falta de entendimento; vencimento; liberada.

(C) A ausência de inépcia; vigência; provocada.

(D) A perspicácia inapropriada; formulação; determinada.

(E) O entendimento equivocado; recomendação; rompida.

A: esta é a resposta, pois "discernimento" e "percepção" dizem respeito ao entendimento da ocorrência da doença e, por isso, são correlatos, enquanto "inadequada" pode ser entendida como "imprecisa", já que se trata de um mau entendimento da doença "gota"; "prescrição" e "indicação" podem ser tidos como sinônimos, visto que se trata dos remédios indicados pelo médico; e, por fim, "desencadeada" e "iniciada" são palavras responsivas, pois traduzem o início da crise da doença que se dá com a dor no local da inflamação. B: não é a resposta, pois "percepção inadequada" não é falta de entendimento, mas sim entendimento mal feito; "prescrição" não é "vencimento", mas indicação; "prescrição" é "indicação", mas não "vencimento"; e "desencadeada" não significa "liberada". C: também não está correto, porque "inépcia" é "incapacidade", o que não tem nada a ver com "percepção

inadequada"; "prescrição" não é "vigência", que significa "duração"; e "desencadeada", por sua vez, pode ser entendida como "provocada". D: não é este o item de resposta, porque "percepção" não significa "perspicácia", que significa "inteligência"; "prescrição" não é "formulação"; e "desencadeada" não é o mesmo que "determinada", já que a dor dá início à crise, mas não a determina. E: "percepção inadequada" é o mesmo que "entendimento equivocado" no contexto; "prescrição" pode ser entendida como uma "recomendação" médica; mas "desencadeada" é o contrário de "rompida", por isso este item não é a resposta.
Gabarito "A".

(Técnico Enfermagem – Pref. Morro Agudo/SP – 2020 – VUNESP)
Leia as seguintes passagens:

* ... são baixas, **assim como** a adesão dos pacientes ao remédio. (3º parágrafo)

* ... principalmente **quando** a doença parece inativa... (4º parágrafo)

* Eles afirmam que, **apesar do** tratamento nas crises dolorosas... (7º parágrafo)

Os termos destacados organizam as informações textuais e expressam, no contexto, correta e respectivamente, sentido de

(A) concessão; finalidade; condição.

(B) comparação; tempo; concessão.

(C) condição; conformidade; adversidade.

(D) explicação; condição; alternância.

(E) proporção; alternância; contrariedade.

A expressão "assim como" revela uma relação de comparação entre "as taxas de prescrição de remédios", que são baixas, com "a adesão dos pacientes ao remédio"; a expressão "quando" marca o tempo, o momento em que "a adesão à terapia ...é influenciada pelo grau de confiança do doente em seu médico"; por fim, a expressão "apesar de" marca entre as partes do texto a relação de concessão. Assim, a resposta a esta questão é o item B.
Gabarito "B".

(Técnico Enfermagem – Pref. Morro Agudo/SP – 2020 – VUNESP)
Assinale a alternativa que apresenta uma leitura livre do texto em pleno acordo com a norma-padrão da língua portuguesa quanto à regência.

(A) Os níveis de pacientes que assumem ao tratamento das chamadas doenças crônicas de modo integral são baixos.

(B) A crise de gota, provocada por inflamação local, prejudica à qualidade de vida do paciente.

(C) Em média, 3% dos adultos nos Estados Unidos e no Reino Unido são acometidos por alguma doença crônica.

(D) A campanha denominada por "Sua gota mente", pretende conscientizar o brasileiro acerca das doenças crônicas.

(E) O desafio contra a gota foi publicado ao editorial da revista *The Lancet Rheumatology* deste mês.

A: Alternativa errada. O verbo "assumir" é transitivo direto, assim a frase deveria estar escrita desta forma: ... assumem o tratamento...
B: Alternativa errada. O verbo "prejudicar" é transitivo direto, assim

a frase deveria estar escrita desta forma: ... prejudica a qualidade, somente com artigo "a". **C:** Está totalmente correta. **D:** Alternativa errada. O particípio "denominada" não está em formação de voz passiva, por isso a preposição "por", empregada na frase, está equivocada. Dessa forma a frase deveria estar escrita assim: ... denominada (de) "Sua gota mente"..., com a preposição "de" facultativa, como manda a regência desse verbo. **E:** Alternativa errada. O particípio "publicado" rege, neste caso, com a preposição "em", assim a frase deveria estar escrita desta forma: ... publicado ao editorial da revista...

Gabarito "C".

(Técnico Enfermagem – Pref. Morro Agudo/SP – 2020 – VUNESP)
Assinale a alternativa que apresenta livre reescrita de um trecho do texto de acordo com a norma-padrão da língua portuguesa quanto ao emprego e à colocação do pronome.

(A) Quanto a uma parte dos adultos nos Estados Unidos e no Reino Unido, atinge-lhes uma doença crônica.

(B) A gota tem relação com os cristais de urato. Os produzem, o organismo do paciente.

(C) As baixas taxas de adesão dos pacientes ao tratamento não produzem-lhes resultados mais efetivos.

(D) É preciso observar o grau de confiança do doente em seu médico. Reforçá-lo é fundamental para o tratamento.

(E) Quando julgam-na inativa, pela ausência de dor, a doença passa a agir silenciosamente.

A: Alternativa errada. O verbo "atingir" é transitivo direto, assim a forma direta do pronome oblíquo deveria ter sido empregada "os" (adultos), e não a forma indireta "lhes". **B:** Alternativa errada. O pronome oblíquo não deve iniciar a oração, por isso ele deveria estar enclítico, lembrando que a forma verbal terminada em som nasal exige o acréscimo do "n" ao pronome, desta forma: "Produzem-**nos**..." **C:** Alternativa errada. O verbo "produzir", neste caso, é transitivo direto e indireto: "as taxas produzem algo (resultados= objeto direto) a alguém (aos pacientes= objeto indireto")". Por isso a forma "lhes" está correta, porém sua colocação está equivocada, pois palavras negativas antes dos verbos atraem o oblíquo para antes do verbo, forma proclítica, assim a escrita correta seria: "...não lhes produzem resultados..." **D:** Alternativa correta. Início de frase, há de se fazer uso da forma enclítica; o pronome "o" neste caso teve o acréscimo do "l" devido ao fato de a forma verbal terminar em "r". Além disso, é importante observar o emprego do acento agudo no "a", presente na sílaba tônica final. **E:** Alternativa errada. O verbo "julgar", neste caso, é transitivo direto predicativo: "...julgam-na inativa", assim a forma direta "na" é correta. Entretanto sua colocação está equivocada, pois conjunções subordinativas antes dos verbos atraem o oblíquo para antes do verbo, forma proclítica, assim a escrita correta seria: "Quando a julgam inativa...".

Gabarito "D".

(Técnico Enfermagem – Pref. Morro Agudo/SP – 2020 – VUNESP)
Assinale a alternativa correta quanto à pontuação.

(A) Colaboradores da Universidade Federal do Paraná afirmaram: "Os cristais de urato podem provocar graves danos nas articulações.".

(B) A prescrição de remédios e a adesão, ao tratamento, por parte dos pacientes são baixas.

(C) É uma inflamação, que desencadeia a crise de gota; diagnosticada a partir do reconhecimento de intensa dor, no local.

(D) A ausência de dor não pode ser motivo para a interrupção do tratamento conforme o editorial diz: – (é preciso que o doente confie em seu médico).

(E) A qualidade de vida, do paciente, diminui pois a dor no local da inflamação é bastante intensa!

A: Alternativa correta. Os dois-pontos indicam a fala dos colaboradores, que foi corretamente indicada pelas aspas duplas; o primeiro ponto final indica encerramento da fala dos colaboradores, e o segundo indica o encerramento da frase toda. **B:** Alternativa errada. A expressão "ao tratamento" é complemento nominal de "adesão", por isso não poderia estar separada do nome que completa: "...a adesão ao tratamento por parte..."; já a expressão "por parte dos pacientes" poderia estar entre vírgulas, já que não é completiva, ela é explicativa. **C:** Alternativa errada. O ponto e vírgula empregado está incorreto, deveria ser empregada uma vírgula em seu lugar, a qual faria uma dupla com a primeira, marcando assim a oração subordinada adjetiva explicativa. Além disso, a última vírgula está errada, não há por que separar elementos que se completam construindo a informação, observe: "...reconhecimento de intensa dor no local.". **D:** Alternativa errada. Errada a colocação do travessão para indicar a citação, que já havia sido, inclusive, indicada corretamente pelos dois-pontos. Os parênteses também estão errados, em seu lugar, deveria haver a colocação das aspas duplas, marcando a citação. **E:** Alternativa errada. A expressão "do paciente" é adjunto nominal de "vida", por isso não poderia estar separada do nome a que se refere: "...A qualidade de vida do paciente..."; já a conjunção "pois" coordenativa explicativa deveria estar precedida de vírgula, como reza a norma das orações coordenadas: "...A qualidade de vida do paciente, pois...".

Gabarito "A".

(Técnico Enfermagem – Pref. Morro Agudo/SP – 2020 – VUNESP)
Assinale a alternativa que reescreve passagem do texto com a concordância adequada à norma-padrão da língua portuguesa.

(A) Adultos nos Estados Unidos e no Reino Unido, atingidos por uma doença crônica, chega a 4%.

(B) A baixa adesão dos pacientes aos remédios prejudicam o tratamento da gota.

(C) Os depósitos de cristais de urato produzidos pelo organismo do paciente constitui a principal causa da gota.

(D) A contribuição dos médicos para que os pacientes conheçam a doença resultam tratamentos mais exitosos.

(E) Confiança, prescrição de remédios, manutenção de tratamento, tudo é necessário para a recuperação do paciente.

A: Alternativa errada. O verbo "chegar" deveria estar no plural, em concordância com seu sujeito "adultos". **B:** Alternativa errada. O verbo "prejudicar" deveria estar no singular, em concordância com seu sujeito "adesão". **C:** Alternativa errada. O verbo "constituir" deveria estar no plural, em concordância com seu sujeito "depósitos". **D:** Alternativa errada. O verbo "resultar" deveria estar no singular, em concordância com seu sujeito "contribuição". **E:** Alternativa correta. A expressão "é necessário" está em concordância com o pronome "tudo", expressão resumitiva da enumeração anterior a ele.

Gabarito "E".

(Técnico Enfermagem – Pref. Morro Agudo/SP – 2020 – VUNESP)
Considerando o emprego do acento indicativo de crase, assinale a alternativa que respeita a norma-padrão da língua portuguesa para completar o enunciado: "Percepções inadequadas de enfermidades silenciosas podem trazer danos à

(A) quem necessita de tratamento preventivo".

(B) qualidade de vida de uma parte significativa da sociedade".

(C) tratamentos que procurem diminuir as inflamações".

(D) pacientes acometidos por gota".

(E) pessoas displicentes com a medicina preventina".

A crase ocorre em decorrência da fusão entre a preposição "a" e o artigo "a(s)" ou entre a preposição "a" e o pronome demonstrativo "aquilo, aquele(s), aquela(s), a(s)".
Nesta questão, a cobrança foi feita com base na primeira fusão: preposição e artigo. Por isso o início da frase, no enunciado da questão já aponta a ocorrência de crase em "danos à", o que significa que a preposição foi exigida pela regência de "trazer" (trazer danos a quê?) e o artigo definido feminino singular foi empregado. O artigo só pode definir um substantivo, no caso, feminino e singular, por isso a alternativa de resposta só pode ser a B, que se inicia com o nome "qualidade" – substantivo feminino e singular.
Na alternativa A, existe o pronome "quem", que não é indicado por artigo nunca; na C, há "tratamentos" – substantivo masculino e plural; na D, há "pacientes" – substantivo masculino e plural; e na E, há "pessoas" – substantivo feminino e plural.
Dessa forma, a única possibilidade de resposta é a alternativa B, em que há o substantivo "qualidade" feminino e singular.

Gabarito "B".

(Técnico Enfermagem – Pref. Morro Agudo/SP – 2020 – VUNESP)
Assinale a alternativa em que há palavra ou expressão empregada em sentido figurado.

(A) Manter os níveis normais de ácido úrico no sangue ajuda o paciente a controlar as consequências da doença.

(B) As taxas de prescrição de remédios para manter níveis normais do ácido úrico no sangue são baixas.

(C) A adesão à terapia é influenciada pelo grau de confiança do doente em seu médico.

(D) Colaboradores da Universidade Federal do Paraná chamam a atenção para a importância da campanha "Sua gota mente".

(E) A doença provoca dor no lugar da inflamação, diminuindo a qualidade de vida do paciente.

A única alternativa que apresenta claramente expressão com sentido figurado é a letra D, pois como a doença gota pode mentir se não é ser humano. Trata-se inclusive da figura de linguagem chamada personificação ou prosopopeia, que é a atribuição de caracterísitcas humanas a seres não humanos ou inanimados. As demais alternativas apresentam linguagem denotativa.

Gabarito "D".

Leia o texto para responder às questões aseguir.

O QUE DEVO SABER ANTES DE USAR ESTE MEDICAMENTO?

Fenilcetonúricos – os comprimidos de desintegração oral contêm pequena quantidade de fenilalanina, um componente do aspartamo, portanto devem ser administrados com cautela nesses pacientes.

Fenilcetonúricos: contém fenilalanina.

Atenção: Este medicamento contém corantes que podem, eventualmente, causar reações alérgicas.

Gravidez – Este medicamento não deve ser utilizado por mulheres grávidas sem orientação médica ou do cirurgião-dentista.

Lactação – Recomenda-se cautela no uso de ondansetrona em mulheres que estão amamentando.

Pediatria – É recomendado a administração de Vonau Flash® em crianças acima de 2 anos de idade.

Geriatria (idosos) – Não é necessário ajuste de dose em pacientes idosos, embora observe-se uma redução na depuração e um aumento na meia-vida de eliminação em pacientes acima de 75 anos de idade. Em estudos clínicos de pacientes com câncer, a segurança e eficácia foram comprovadas mesmo em pacientes acima de 65 anos.

Insuficiência hepática/renal – Em pacientes com insuficiência hepática (função alterada do fígado) grave, não se recomenda exceder a dose diária 8 mg.

Não se considera que a insuficiência renal (função alterada do rim) influencie significativamente na eliminação ondansetrona do organismo. Portanto, não é necessário ajuste de dose nesses pacientes.

A ondansetrona, princípio ativo de Vonau Flash®, é metabolizada por enzimas do fígado, portanto, drogas indutoras ou inibidoras dessas enzimas podem alterar a sua eliminação. De acordo com os dados disponíveis, não há necessidade de ajuste de dose desses medicamentos em caso de uso ao mesmo tempo. Não são conhecidos relatos de interferência da ondansetrona em testes laboratoriais.

(MODELO DE BULA DO PACIENTE Vonau Flash® ondansetrona cloridrato. Item 4. http://www.anvisa.gov.br/. Acesso em 06.11.19)

94 LUCIANE SARTORI

(Técnico Enfermagem – Pref. Morro Agudo/SP – 2020 – VUNESP) Os termos destacados em

- ... devem ser administrados **com cautela** nesses pacientes. (1º parágrafo)
- ... contém corantes que podem, **eventualmente**, causar reações alérgicas. (3º parágrafo)
- ... a segurança e eficácia foram comprovadas **mesmo** em pacientes acima de 65 anos. (7º parágrafo)

indicam no contexto, correta e respectivamente, as circunstâncias de

(A) exclusão; afirmação; modo.

(B) dúvida; ordem; afirmação.

(C) modo; tempo; inclusão.

(D) intensidade; dúvida; oposição.

(E) meio; hipótese; causa.

1º parágrafo – "com cautela" indica circunstância de modo, ou seja, a maneira como "devem ser administrados";
3º parágrafo – "eventualmente" indica circunstância de tempo, revelando a frequência com que corantes podem causar reações alérgicas;
7º parágrafo – "mesmo" indica circunstância de inclusão, já que a segurança e a eficácia foram comprovadas "até" em pacientes acima de 65 anos.
Assim, o gabarito é a C.
Gabarito "C".

(Técnico Enfermagem – Pref. Morro Agudo/SP – 2020 – VUNESP) Assinale a alternativa em que a palavra **por** tem o mesmo emprego que o do trecho do texto – A ondansetrona, princípio ativo de Vonau Flash®, é metabolizada por enzimas do fígado...

(A) Ficou à espera de novos tratamentos, **por** orientação médica.

(B) O medicamento só pode ser manipulado **por** laboratórios autorizados.

(C) Evitavam o medicamento **por** pura ignorância sobre reações alérgicas.

(D) O mais recomendável é a ingestão de apenas uma dose **por** dia.

(E) Pesquisara **por** horas a fio, na internet, sobre o medicamento.

A preposição "por", na frase do enunciado, foi empregada para marcar o agente da passiva, na construção da voz passiva analítica, o que se nota facilmente pela locução formada pelo verbo "ser" + o particípio do verbo "metabolizar": "é metabolizada". A única alternativa que apresenta a mesma construção como mesmo sentido passivo é a alternativa B: "...ser manipulado por..." **A**: Nesta alternativa, "por" revela o sentido de causa. **B:** É a resposta: sentido agente, como a frase do enunciado apresenta. **C:** Nesta alternativa, "por" revela o sentido de causa. **D:** Nesta alternativa, "por" revela o sentido de tempo. **E:** Nesta alternativa, "por" revela o sentido de tempo.
Gabarito "B".

(Técnico Enfermagem – Pref. Morro Agudo/SP – 2020 – VUNESP) Antes de usar, _____ o aspecto do medicamento. Caso ele _____ no prazo de validade e você _____ alguma mudança no aspecto, consulte o farmacêutico para saber se_____utilizá-lo.

(Vonau Flash® – Biolab. Bula aprovada pela Anvisa em 14.01.2019. Adaptado)

Em conformidade com a norma-padrão da língua portuguesa, as lacunas do enunciado devem ser preenchidas, respectivamente, com:

(A) observes ... esteja ... constata ... pode

(B) observe ... esteje ... constatar ... poderá

(C) observa ... estiver ... constate ... pudesse

(D) observeis ... esteje ... constatou ... poderia

(E) observe ... esteja ... constate ... poderá

Pelo contexto, na
1ª lacuna, o verbo deve ser empregado no modo imperativo, como mostra o contexto injuntivo e, em terceira pessoa, já que o tratamento dado ao leitor é "você", portanto a forma verbal adequada é "observe";
2ª lacuna, a forma verbal "esteje" não existe, a forma forma "estiver", no futuro do subjuntivo, não é correlata à conjunção "caso", de condição, assim, a forma correta para essa construção sintática de frase é "esteja", no presente do subjuntivo;
3ª lacuna, como esta frase é coordenada à anterior pelo conectivo "e", as formas verbais devem estar na mesma flexão, assim o correto é "constate";
4ª lacuna, a forma verbal adequada é a do futuro do presente "poderá", já que se trata de algo que, neste contexto, deverá ocorrer depois da consulta ao farmacêutico.
Gabarito "E".

Leia os quadrinhos que compõem a tira de André Dahmer para responder às questões a seguir.

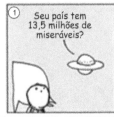

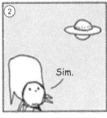

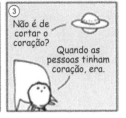

(*Folha de S.Paulo* 09.11.2019. Acesso em 11.11.2019)

(Técnico Enfermagem – Pref. Morro Agudo/SP – 2020 – VUNESP)
Assinale a alternativa que reescreve o diálogo do último quadrinho sem alterar o seu sentido original, utilizando apenas expressões em sentido próprio e de acordo com a norma-padrão da língua.

(A) "Não é triste?" "Era. Quando as pessoas tinham alguma sensibilidade.".
(B) "Não é cruel?" "Talvez, mas hoje em dia ninguém dá a mínima.".
(C) "Não é de chorar por todos os poros?" "Se as pessoas ainda fossem honestas, seria.".
(D) "Não é revoltante?" "Revolta não é artigo da moda.".
(E) "Não é deprimente?" "Sim, claro, mas os novos tempos exigem novas atitudes.".

A única alternativa que apresenta linguagem denotativa é a **A**. Além disso, frases apresentadas apresentam formas que seguem a norma padrão. Na **B**, a expressão "ninguém dá a mínima" tem sentido figurado, apesar de correta pela norma. Na **C**, a expressão "chorar por todos os poros" tem sentido figurado, apesar de correta pela norma. Na **D**, a expressão "Revolta não é artigo da moda" tem sentido figurado, apesar de correta pela norma. Na **E**, a expressão "os novos tempos exigem" tem sentido figurado, apesar de correta pela norma.

Gabarito "A".

(Técnico Enfermagem – Pref. Morro Agudo/SP – 2020 – VUNESP)
Assinale a alternativa que apresenta uma palavra que, no desenrolar do diálogo, estabelece o sentido de **posse**.

(A) de
(B) o
(C) Seu
(D) Quando
(E) é

Dentre as possibilidades apresentadas, claramente a palavra que estabelece sentido de posse é o pronome possessivo "Seu". A resposta, portanto, é a alternativa C.
Na **A**, a preposição "de" inicia um complemento. Na **B**, o artigo "o" define o substantivo "coração". Na **D**, "Quando" estabelece sentido de tempo. Na **E**, a forma verbal "é" serve apenas estado: "de cortar o coração".

Gabarito "C".

6. Matemática e Raciocínio Lógico

Elson Garcia

1. RACIOCÍNIO LÓGICO

(Técnico Enfermagem – Pref. Contagem/MG – 2022 – IBFC) Sejam as proposições simples p: Carlos é dentista; q: Ana é advogada e r: José tem dinheiro e considerando os símbolos (~), (^) e (v) para representar, nessa ordem, os conectivos lógicos da negação, e, ou, então a frase que representa a proposição composta ~[(p v q) ^ r], é:

(A) Carlos não é dentista ou Ana não é advogada, mas José tem dinheiro

(B) É falso que: Carlos não é dentista ou Ana não é advogada, mas José tem dinheiro

(C) Carlos não é dentista e Ana não é advogada ou José tem dinheiro

(D) Não é verdade que: Carlos é dentista ou Ana é advogada, mas José tem dinheiro

Analisando as alternativas:
A está incorreta, pois Carlos é dentista, pois é negado que Carlos é dentista.
B está incorreta, pois é negado que José tem dinheiro.
C está incorreta, pois Carlos é dentista.
D está correta, pois José tem dinheiro. O "mas" representa o conectivo "e".
Gabarito "D".

(Técnico Enfermagem – Pref. Contagem/MG – 2022 – IBFC) De acordo com o raciocínio lógico proposicional, assinale a alternativa incorreta.

(A) Se o valor lógico de uma proposição simples é verdade, e o valor lógico de uma outra proposição simples é falso, então o valor lógico do condicional entre as duas proposições, nessa ordem, é falso

(B) Se o valor lógico de uma proposição simples é verdade, e o valor lógico de uma outra proposição simples é falso, então o valor lógico da disjunção entre as duas proposições, nessa ordem, é falso

(C) Se o valor lógico de uma proposição simples é verdade, e o valor lógico de uma outra proposição simples é falso, então o valor lógico do bicondicional entre as duas proposições, nessa ordem, é falso

(D) Se o valor lógico de uma proposição simples é verdade, e o valor lógico de uma outra proposição simples é falso, então o valor lógico da conjunção entre as duas proposições, nessa ordem, é falso

Analisando as alternativas:
A está correta, pois, trata-se de condicional, ou seja: p → q = F
Tabela verdade:

p → q		Condicional
V	V	V
V	**F**	**F**
F	V	V
F	F	V

Portanto não é a alternativa que procuramos.
B está incorreta pois, trata-se de disjunção, ou seja: p v q = F
Tabela verdade:

p v q		Disjunção
V	V	V
V	F	V
F	V	V
F	**F**	**F**

Portanto é a alternativa que procuramos.
C também está correta pois, trata-se de bicondicional, ou seja: P ↔ F = F
Tabela verdade:

p ↔ q		Bicondicional
V	V	V
V	**F**	**F**
F	V	V
F	F	V

Portanto não é a alternativa que procuramos.
D também está incorreta pois, trata-se de conjunção, ou seja: P ^ F = F
Tabela verdade:

p ^ q		Conjunção
V	V	V
V	**F**	**F**
F	V	V
F	F	V

Portanto não é a alternativa que procuramos.
Gabarito "B".

(Técnico Enfermagem – Pref. Contagem/MG – 2022 – IBFC) Se Paulo é marceneiro e Cristina não é professora, então Carlos não é biólogo. Assinale a alternativa a que apresenta, através dos símbolos lógicos, a frase anterior.
(A) (p ∧ ~q) → ~r
(B) (p ∧ ~q) ↔ ~r
(C) (p v ~q) → ~r
(D) (p → ~q) ∧ ~r

Paulo é marceneiro, vamos representar por p.
Cristina não é professora, vamos representar por ~q
Carlos não é biólogo, vamos representar por ~r
Portanto, (p ∧ ~q) →~r, a alternativa que apresenta a frase acima é letra a.
Gabarito "A".

(Técnico Enfermagem – Pref. Contagem/MG – 2022 – IBFC) Considerando os conectivos lógicos proposicionais, assinale a alternativa correta.
(A) O valor lógico da disjunção é falso somente se os valores lógicos de duas proposições forem verdades
(B) O valor lógico do condicional é falso somente se os valores lógicos de duas proposições forem iguais
(C) O valor lógico do bicondicional é falso somente se os valores lógicos de duas proposições forem diferentes
(D) O valor lógico da conjunção é falso somente se os valores lógicos de duas proposições forem falsos

Analisando as alternativas:

A: Trata-se de disjunção, ou seja: p v q = F

Tabela verdade:

p v q	Disjunção
V V	V
V F	V
F V	V
F F	**F**

A está incorreta pois, p v q = F, se as duas primeiras proposições forem falsas.

B: Trata-se de condicional, ou seja: p → q = F

Tabela verdade:

p → q	Condicional
V V	V
V F	**F**
F V	V
F F	V

B está incorreta pois, p→ q = F, se a primeira proposição for verdadeira e a segunda for falsa.

C: Trata-se de bicondicional, ou seja: P ↔ F = F

Tabela verdade:

p ↔ q	Bicondicional
V V	V
V F	**F**
F V	V
F F	V

C está correta pois p ↔ q = F, se as duas primeiras proposições forem diferentes

D Trata-se de conjunção, ou seja: P ∧ F = F

Tabela verdade:

p ∧ q	Conjunção
V V	V
V F	**F**
F V	V
F F	V

D está incorreta pois p ∧ q = F, se as duas primeiras proposições forem falsas.
Gabarito "C".

(Técnico Enfermagem – Pref. Contagem/MG – 2022 – IBFC) Noventa pessoas opinaram uma única vez sobre a preferência entre dois produtos A e B. Se 23 preferem os dois produtos e 18 nenhum dos dois, então o total de pessoas que preferem somente um dos dois produtos é:
(A) 45
(B) 23
(C) 49
(D) 26

Das 90 pessoas que opinaram 18 não preferem nenhum dos produtos, portanto restarão 90 – 18 = 72 pessoas, que se manifestaram favoravelmente pelos produtos.
Com base no diagrama abaixo, das 72 pessoas, 23 preferem os dois produtos.
Portanto, o total de pessoas que preferem somente um dos dois produtos será de 72 – 23 = 49.

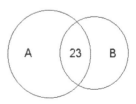

Gabarito "C".

2. RAZÕES E PROPORÇÕES

Técnico Enfermagem – Pref. Paulínia/SP – 2021 – FGV) De certo concurso para funcionários de um hospital temos os dados a seguir:

Profissão	Carga horária	Remuneração	Remuneração por hora de trabalho
Técnico de enfermagem	30 h	R$ 5.100,00	X
Técnico de radiologia	20 h	R$ 3.600,00	Y
Técnico administrativo	40 h	R$ 6.000,00	Z

Em relação à remuneração por hora de trabalho é correto afirmar que

(A) X > Y > Z.
(B) Y > X > Z.
(C) X > Z > Y.
(D) Y > Z > X.
(E) Z > X > Y.

X = 5100/30 = 170, Y = 3600/20 =180 e Z = 6000/40 = 150, portanto Y>X>Z

Gabarito "B".

(Técnico Enfermagem – Pref. Paulínia/SP – 2021 – FGV) Certa quantia foi repartida entre os irmãos Alceu, Breno e Caio. Alceu recebeu a terça parte do total e Breno recebeu dois quintos do total.

A fração do total que coube a Caio é

(A) 3/8.
(B) 5/8.
(C) 11/15.
(D) 9/15.
(E) 4/15.

Chamando a quantia de Alceu com A, de Breno com B e de Caio como C:
Fração de A = 1/3, fração de B = 2/5 e fração de C = x
A soma de 1/3 + 2/5 + x é igual a 1, portanto, x = 1 – (1/3 + 2/5), ou:

$x = 1 - \dfrac{1}{3} - \dfrac{2}{5}$ Utilizando o mínimo múltiplo comum dos denominadores, teremos:

$x = \dfrac{15}{15} - \dfrac{5}{15} - \dfrac{6}{15} = \dfrac{4}{15}$

Gabarito "E".

(Técnico Enfermagem – Pref. Morro Agudo/SP – 2020 – VUNESP) Um agente comunitário de saúde visitou 36 famílias. Desse total, 5/12 eram no bairro A, 1/3 era no bairro B, e as demais famílias, no bairro C. O número de famílias visitadas no bairro C, em relação ao número total de famílias visitadas, corresponde à fração:

(A) 1/2
(B) 1/3
(C) 1/4
(D) 1/5
(E) 1/6

Total de famílias (T) =36
Bairro A: (5/12) (36) = 15; Bairro B: (1/3) (36) = 12.
Portanto, o número de famílias do Bairro C é: 36 – 15 – 12 = 9.

A fração do bairro C será igual a 9/36. Simplificando: 1/4.

Gabarito "C".

3. OPERAÇÕES EM CONJUNTOS NUMÉRICOS

(Técnico Enfermagem – Pref. Paulínia/SP – 2021 – FGV) Com os elementos do conjunto C = {1, 2, 3, ... , 18, 19} devemos formar dois conjuntos A e B tais que:

• $A \cup B = C$

• $A \cap B = \varnothing$

• Os elementos de A e de B têm mesma soma.

O número de elementos de A é, no mínimo, igual a

(A) 5.
(B) 6.
(C) 7.
(D) 8.
(E) 9.

Considerando que:
– O conjunto C é igual a {1,2, 3 ....18,19}.

– A ∪ B é o conjunto união de A e B e que os elementos de A e de B têm mesma soma.
– A ∩ B é o conjunto interseção de A e B e é igual a zero.

O conjunto A poderia ser = {19,18,17,16,15}, cuja soma é 85.
E o conjunto B ser = {1, 2, 3, 4, 5, 6, 7, 8, 9,10,11,12,13,14}, cuja soma é 105.

Tirando o número 10 do conjunto B e passando o número 10 para o conjunto A:

O conjunto A passaria a ser = {19,18,17,16,15,10}, cuja soma será 95.
E o conjunto B passaria a ser = {1, 2, 3, 4, 5, 6, 7, 8, 9,11,12,13,14}, cuja soma também será 95.

Portanto, o número mínimo de elementos de A é 6.
Gabarito "B".

4. FUNÇÃO ALGÉBRICA DE PRIMEIRO GRAU

(TÉCNICO ENFERMAGEM – PREF. PAULÍNIA/SP – 2021 – FGV) Em uma oficina de artesanato, 3 artesãos fazem o total de 3 vasos em 3 dias.
O número de dias que 12 artesãos levarão para fazer 12 vasos é
(A) 3 dias.
(B) 4 dias.
(C) 6 dias.
(D) 12 dias.
(E) 24 dias.

Vamos resolver a questão por dois métodos, por raciocínio lógico e por regra de três composta.

Raciocínio lógico:

3 artesãos fazem 3 vasos em três dias, ou seja, cada artesão faz um vaso em 3 dias.
Portanto, como cada artesão faz um vaso por dia, 12 artesãos farão 12 vasos em 3 dias.

Por regra de três composta:

```
  3 A ↑  3 V ↑  3 D
|
↓ 12 A   12 V    x
```

Temos que inverter a primeira coluna, portanto:

$\frac{3}{x} = \frac{3}{12} \cdot \frac{12}{3}$ e: $\frac{3}{x} = 1$ e x = 3

Gabarito "A".

(Técnico Enfermagem – Pref. Morro Agudo/SP – 2020 – VUNESP)
Um posto de saúde de determinada região realizou exames em 120 moradores locais, para verificar se estavam infectados por determinado tipo de bactéria. Os exames mostraram que a razão do número de moradores infectados por essa bactéria para o número de moradores não infectados por essa bactéria era

de 2/3. O número de moradores infectados por essa bactéria era
(A) 72.
(B) 66.
(C) 60.
(D) 54.
(E) 48.

Chamando o número de infectados de "I" e de não infectados de "N", teremos:

I + N = 120 e I/N = 2/3. Portanto, N = 3.I/2 e

I + $\frac{3.I}{2}$ = 120. 2.I + 3.I = 240 -> 5.I = 240 e I = 48.

Gabarito "E".

(Técnico Enfermagem – Pref. Morro Agudo/SP – 2020 – VUNESP)
Uma pessoa comprou determinada quantidade de guardanapos de papel. Se ela utilizar 2 guardanapos por dia, a quantidade comprada irá durar 15 dias a mais do que duraria se ela utilizasse 3 guardanapos por dia. O número de guardanapos comprados foi
(A) 60.
(B) 70.
(C) 80.
(D) 90.
(E) 100.

Seja G a quantidade de guardanapos comprados e D o número de dias que os guardanapos durarão.
Portanto G é igual a 3D. G será também igual a 2(D + 15).

G = 3D = 2(D + 15) ➜ 3D = 2D + 30 e D = 30 dias e G = 3x30 = 90 guardanapos
Gabarito "D".

(Técnico Enfermagem – Pref. Morro Agudo/SP – 2020 – VUNESP)
Marcos e Pedro foram a um rodízio de pizzas e, juntos, comeram 14 pedaços. Sabendo-se que Marcos comeu 2 pedaços a mais do que Pedro, o número de pedaços de pizzas que Marcos comeu foi
(A) 6.
(B) 7.
(C) 8.
(D) 9.
(E) 10.

Marcos e Pedro comeram no total 14 pedaços de pizza. Chamando a quantidade de pizzas que o Marcos comeu de M e de P a quantidade de pizzas que o Pedro comeu, teremos M + P = 14.

Como Marcos comeu mais 2 pedaços que Pedro, M = (P + 2) e P = M – 2.

Substituindo P na primeira equação: M + M – 2 = 14 e 2M = 14 + 2 M = 16/2 = 8.
Gabarito "C".

(Técnico Enfermagem – Pref. Morro Agudo/SP – 2020 – VUNESP)
O gráfico apresenta algumas informações sobre o número de domicílios visitados por agentes de saúde, em 4 regiões, A, B, C e D, de um mesmo município.

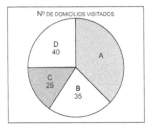

Sabendo que cada visita a um domicílio leva, aproximadamente, 15 minutos, e que o tempo gasto para visitar todos os domicílios, dessas 4 regiões, foi de 40 horas, então, o número de domicílios visitados na região A foi

(A) 60.
(B) 55.
(C) 50.
(D) 45.
(E) 40.

Vamos representar a situação numa tabela:

	A	B	C	D	Soma
Nº de visitas	X	35	25	40	X +100
Tempo, min.	T_a	35x15	25x15	40x15	40x60

Inicialmente vamos calcular T_A.

T_a = (40.60) − (35x15 + 25x15 + 40x15) = 2.400 −15x (35 + 25 + 40) = 2.400 − 1.500 = 900

Se T_a = 900 min, X = 900/15 = 60.

Gabarito "A".

5. SEQUÊNCIAS E PROGRESSÕES

(Técnico Enfermagem – Pref. Paulínia/SP – 2021 – FGV) A figura abaixo mostra uma seta fixa e uma placa hexagonal regular, com vértices numerados e que pode girar em torno do ponto central.

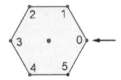

Fazer um *movimento* nessa placa significa efetuar uma rotação de 60° no sentido horário. Assim, aplicando um movimento na placa acima, a seta passará a apontar para o número 1.

A partir da situação inicial da figura acima, após 2021 movimentos da placa, a seta apontará para o número

(A) 1.
(B) 2.
(C) 3.
(D) 4.
(E) 5.

Após uma rotação completa (360°), a seta volta a apontar para o número "0", ou seja, ela avançou 6 setores.

Vamos fazer uma divisão de 2.021 por 6:

2.021 | 6
  22   336
  41
   5

Ou seja, a placa faz 336 rotações completas e avança para o número 5.

Gabarito "E".

6. PORCENTAGENS E JUROS

(Técnico Enfermagem – Pref. Paulínia/SP – 2021 – FGV) Uma torradeira que custava R$ 160,00 pode ser comprada com desconto por R$ 115,20.

O percentual do desconto foi de

(A) 22%.
(B) 26%.
(C) 28%.
(D) 32%.
(E) 45%.

A torradeira custava R$ 160 (preço normal, sem desconto) e o preço com desconto foi de R$112,20.

Por regra de três: R$ 160 corresponde a   100%
R$ 115,20 corresponde a   x
x = 115,20x100/160 = 72%

Portanto, o desconto em porcentagem vai ser de 100 − 72 = 28 %

Gabarito "C".

(Técnico Enfermagem – Pref. Morro Agudo/SP – 2020 – VUNESP)
Um hospital atendeu, em um mesmo dia, 40 pessoas, das quais 20% eram adultos e as demais, crianças. Sabendo-se que 50% desses adultos e 75% dessas crianças estavam com intoxicação alimentar, então, entre essas 40 pessoas, aquelas que não estavam com intoxicação alimentar correspondiam a:

(A) 30%
(B) 35%
(C) 40%
(D) 45%

(E) 50%

Do total de 40 pessoas, 20% são adultas e 80% são crianças. Portanto, (20x40) (100) = 8 são adultas e (80x40) (100) = 32 são crianças.

50% dos adultos têm intoxicação alimentar, portanto 50% dos adultos não têm intoxicação alimentar.
75% das crianças têm intoxicação alimentar, portanto 25% das crianças não têm intoxicação alimentar.

O número de adultos sem intoxicação alimentar será de (8x50) / (100) = 4 pessoas e o número de crianças sem intoxicação alimentar será de (32x25) / (100) = 8 pessoas.

Portanto o número total de pessoas sem intoxicação será de 4 + 8 = 12 e a porcentagem dos que não estavam com infecção hospitalar será de (12x100) / (40) = 30 %.

Gabarito: A.

7. PLANO CARTESIANO

(Técnico Enfermagem – Pref. Paulínia/SP – 2021 – FGV) Os funcionários A, B, C, D e E moram perto do hospital H onde trabalham. No plano cartesiano podemos representar (em certa escala) o hospital e as casas dos cinco funcionários por

H(0, 0), A(5, 0), B(4, 2), C(3, 3), D(2, 4), E(1, 4).

Considerando distâncias em linha reta, quem mora mais perto do hospital é

(A) A.
(B) B.
(C) C.
(D) D.
(E) E.

No plano cartesiano:

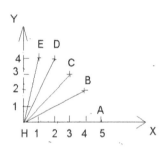

Utilizando o teorema de Pitágoras para triângulos retângulos, onde as coordenadas são os catetos e as distâncias são as hipotenusas.

Distâncias	AH	BH	CH	DH	EH
Fórmulas	$\sqrt{5^2 + 0}$	$\sqrt{2^2 + 4^2}$	$\sqrt{3^2 + 3^2}$	$\sqrt{4^2 + 2^2}$	$\sqrt{1^2 + 4^2}$
Cálculos	$\sqrt{25}$	$\sqrt{20}$	$\sqrt{18}$	$\sqrt{20}$	$\sqrt{17}$

A menor distância é EH que é igual a $\sqrt{17}$

Gabarito: E.

8. ESTATÍSTICA E PROBABILIDADE

(Técnico Enfermagem – Pref. Paulínia/SP – 2021 – FGV) Em uma caixa há 2 bolas brancas e 4 bolas pretas. Retirando, ao acaso 2 bolas, a probabilidade de que elas sejam de cores diferentes é de

(A) 2/5.
(B) 5/8.
(C) 5/9.
(D) 7/12.
(E) 8/15.

Retirando duas bolas ao acaso, sem reposição, a probabilidade "P" será de:
Nota: B: Branca, P: Preta.
   B P   P B
$P = \frac{2}{6} \cdot \frac{4}{5} + \frac{4}{6} \cdot \frac{2}{5} = \frac{8}{30} + \frac{8}{30} = \frac{16}{30} = \frac{8}{15}$

Notas: B: Branca, P: Preta
"." significa "e" + significa "ou".
Gabarito "E".

(Técnico Enfermagem – Pref. Morro Agudo/SP – 2020 – VUNESP) A tabela apresenta algumas informações sobre o número de latas compradas, de alguns produtos, e o preço unitário da lata.

Produto	Nº de latas compradas	Preço por lata
Milho	3	R$ 1,50
Ervilha	2	R$ 1,95
Mix de legumes	5	R$ 3,20
Molho de tomate	2	R$ 2,80

Considerando-se o número total de latas compradas, na média, cada lata saiu por

(A) R$ 2,40.
(B) R$ 2,50.
(C) R$ 2,60.
(D) R$ 2,70.
(E) R$ 2,80.

Trata-se de um exercício de cálculo de média ponderada.

Produto	Nº de latas compradas	Preço por lata	Preço total por produto, R$
Milho	3	R$ 1,50	4,50
Ervilha	2	R$ 1,95	3,90
Mix de legumes	5	R$ 3,20	16,00
Molho de tomate	2	R$ 2,80	5,60
Número total de latas	12	-	30,00

O preço médio de cada lata será o resultado da divisão do preço total pelo número total de latas compradas:
R$ 30,00/12 = R$ 2,50.
Gabarito "B".

9. PRINCÍPIOS DE CONTAGEM

(Técnico Enfermagem – Pref. Paulínia/SP – 2021 – FGV) No quadriculado da figura abaixo, o lado de cada quadradinho é de 1 unidade.

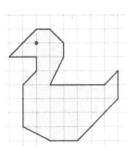

Considerando a superfície de cada quadradinho como 1 unidade de área, a figura desenhada acima tem área igual a

(A) 31.
(B) 32.
(C) 33.
(D) 34.
(E) 35.

Contando as áreas os quadradinhos inteiros:

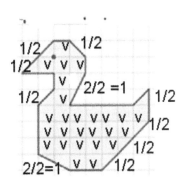

Quadradinhos inteiros:

Linha	1ª	2ª	3ª	4ª	5ª	6ª	7ª	8ª	9ª
Área	0	1	3	1	1	7	6	5	2

Total de quadradinhos inteiros: 26.

Meios-quadradinhos:

Linha	1ª	2ª	3ª	4ª	5ª	6ª	7ª	8ª	9ª
Área	0	2	1	0	2	0	1	1	1

Total de meios-quadradinhos: 8, ou 4 quadradinhos a mais.

Finalmente temos mais 2/2 quadradinho na 4ª coluna e 2/2 quadradinho na 9ª linha, perfazendo 2 quadradinhos.

A soma total de quadradinhos é 26 + 4 + 2 = 32.

Gabarito "B".

10. FATORAÇÃO

(Técnico Enfermagem – Pref. Morro Agudo/SP – 2020 – VUNESP) Em uma palestra, estavam presentes 48 mulheres e 42 homens. Ao término dessa palestra, todas essas pessoas foram divididas em grupos, para a realização de uma atividade, de modo que todos os grupos tinham o mesmo número de pessoas e na maior quantidade possível. Sabendo-se que não tinham homens e mulheres juntos, em um mesmo grupo, então o número de grupos formados somente com mulheres foi

(A) 9.
(B) 8.
(C) 7.
(D) 6.
(E) 5.

Teremos que calcular os máximos divisores comuns, simultaneamente das quantidades de mulheres e homens, ou seja, o mdc de (48,42).

Para tanto, vamos fatorar os dois números:

48 , 42	2
24 , 21	3
8 , 7	

Portanto o mdc de (48,42) = 2x3 = 6 e o número de grupos formados de mulheres será de 48/6 = 8.

Gabarito "B".

11. CONHECIMENTOS GEOMÉTRICOS

(Técnico Enfermagem – Pref. Paulínia/SP – 2021 – FGV) Um retângulo possui 16 m de perímetro e 15 m2 de área. Um retângulo semelhante a esse possui 64 m de perímetro.

A área desse retângulo é

(A) 60 m².
(B) 120 m².
(C) 180 m².
(D) 240 m².
(E) 300 m².

Vamos representar os dois retângulos conforme abaixo:

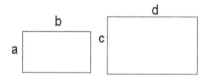

P_1 = 16 m. A_1 = 15 m² P_2 = 64 m. A_2 = a calcular

Para o primeiro retângulo, P_1 = 16 = 2a + 2b e a + b = 8
A_1 = 15 = a.b portanto b = 15/a e a +15/a = 8 → a² + 15 = 8a ou a² – 8a + 15 = 0.

Resolvendo a equação de 2º grau: a = $\frac{8+/-\sqrt{8.8-4.15}}{2}$ = (8 +/-2) / 2 → a_1 = 5 e a_2 = 3

Considerando a = 3, b = 15/3 = 5. Se considerássemos a = 5, b =15/5 = 3

Para o segundo retângulo: P_2 = 64 = 2c + 2d e c + d = 32.

Como os retângulos 1 e 2, são semelhantes: $\frac{c}{a} = \frac{d}{b}$ = e como a = 3 e b = 5

$\frac{c}{3} = \frac{d}{5}$ = e d = $\frac{5c}{3}$ → c + $\frac{5c}{3}$ = 32   3c +5c = 96 → 8c = 96 → c = 12 e d = 20

Portanto a área do retângulo 2 = A_2 = 12x20 = 240m²

Gabarito "D".

(Técnico Enfermagem – Pref. Morro Agudo/SP – 2020 – VUNESP) Em um espaço retangular ABCD, com 6 m de largura, foi feito um pequeno galpão retangular, e o restante do espaço foi utilizado para uma horta comunitária, conforme mostra a figura.

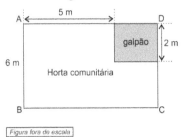

Sabendo-se que o perímetro do galpão é de 10 m, a área
da horta comunitária é igual a
(A) 34 m2.
(B) 36 m2.
(C) 38 m2.
(D) 40 m2.
(E) 42 m2.

Chamando de x o lado superior do galpão e sabendo-se que o seu perímetro P_g é de 10 m:

$P_g = 10 = 2(2 + x)$ → $2 + x = 5$ e $x = 3$.

Calculando a área do galpão: $A_g = 3.2 = 6\ m^2$ e a área do terreno ABCD: $6(5 + 3) = 48\ m^2$.

Portanto, a área da horta comunitária será igual a $48 - 6 = 42\ m^2$
Gabarito "E".

(Técnico Enfermagem – Pref. Morro Agudo/SP – 2020 – VUNESP) Um reservatório de água, com capacidade máxima para 6 000 litros, tem a forma de um prisma reto de base retangular, cujas medidas internas, em metros, estão indicadas na figura.

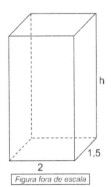

Lembrando que 1 m3 = 1 000 litros, a altura desse reservatório, indicada na figura pela letra h, é igual a
(A) 0,5 m.
(B) 1,0 m.
(C) 1,5 m.
(D) 2,0 m.
(E) 2,5 m.

O volume do reservatório é $2 \times 1,5 \times h = 3h = 6.000\ L = 6\ m^3$
Então $h = 6/3 = 2\ m$
Gabarito "D".

7. Ética na Administração Pública

Paula Morishita

(Técnico Enfermagem – Pref. Boa Vista/RR – 2020 – SELECON)
Eleutério pertence à comunidade que estimula que as pessoas somente mantenham relacionamento íntimo após o casamento. Nessa perspectiva, como parâmetro moral aceitável deve ser observado o:

(A) patriarcado
(B) individualizado
(C) socializado
(D) celibato

Alternativa correta letra **D**, pois o celibato é a condição que significa não manter qualquer forma de relacionamento íntimo até que ocorra o casamento. PM

Gabarito "D".

(Técnico Enfermagem – Pref. Boa Vista/RR – 2020 – SELECON)
Hemengarda é estudiosa da civilização grega e empreende pesquisas quanto à perspectiva moral adotada pelos clássicos. Nessa visão do pensamento grego, o mal poderia ser identificado com a:

(A) coragem
(B) altivez
(C) submissão
(D) força

Os gregos antigos entendiam que força e fraqueza estavam diretamente ligados aos fatores de bondade e ruindade, diante disso, a submissão era sinal de fraqueza, consequentemente, ser fraco significava indivíduo ruim, mau homem. PM

Gabarito "C".

(Técnico Enfermagem – Pref. Boa Vista/RR – 2020 – SELECON)
Andreas Espartacus é grego e cioso da tradição da Grécia como influenciadora do progresso democrático. Na modernidade, quando o tema educação é posto como vínculo ético com a democracia, a busca ocorre por proporcionar ao cidadão a sua:

(A) identificação
(B) autonomia
(C) restrição
(D) limitação

Alternativa correta letra **B**, de acordo com a Constituição Federal, art. 205: *A **educação**, direito de todos e dever do Estado e da família, será promovida e incentivada com a colaboração da sociedade, visando ao pleno desenvolvimento da pessoa, seu preparo para o exercício da cidadania e sua qualificação para o trabalho.* Desta forma, conclui-se que o desenvolvimento da pessoa pela educação garante autonomia. PM

Gabarito "B".